中医养生经典
白话解丛书

U0230223

中医养生经典白话解丛书

总主编 郑洪

《千金方》养生名篇

白话解

译注
李计筹
郭强

人民卫生出版社
北京

图书在版编目（CIP）数据

《千金方》养生名篇白话解/李计筹,郭强译注
. —北京：人民卫生出版社, 2022.8
（中医养生经典白话解丛书）
ISBN 978-7-117-33432-7

Ⅰ.①千… Ⅱ.①李… ②郭… Ⅲ.①《千金方》–
养生（中医）②《千金方》–译文③《千金方》–注释
Ⅳ.①R289.342

中国版本图书馆 CIP 数据核字（2022）第 144526 号

人卫智网	www.ipmph.com	医学教育、学术、考试、健康， 购书智慧智能综合服务平台
人卫官网	www.pmph.com	人卫官方资讯发布平台

中医养生经典白话解丛书
《千金方》养生名篇白话解
Zhongyi Yangsheng Jingdian Baihuajie Congshu
《Qianjinfang》Yangsheng Mingpian Baihuajie

译　　注：李计筹　郭　强
出版发行：人民卫生出版社（中继线 010-59780011）
地　　址：北京市朝阳区潘家园南里 19 号
邮　　编：100021
E - mail：pmph @ pmph.com
购书热线：010-59787592　010-59787584　010-65264830
印　　刷：廊坊一二〇六印刷厂
经　　销：新华书店
开　　本：710×1000　1/16　印张：28
字　　数：417 千字
版　　次：2022 年 8 月第 1 版
印　　次：2022 年 10 月第 1 次印刷
标准书号：ISBN 978-7-117-33432-7
定　　价：85.00 元

打击盗版举报电话：**010-59787491**　**E-mail：WQ @ pmph.com**
质量问题联系电话：**010-59787234**　**E-mail：zhiliang @ pmph.com**
数字融合服务电话：**4001118166**　**E-mail：zengzhi @ pmph.com**

序　言

　　中医养生是具有中国特色的保健方式,是中国优秀传统文化的组成部分。当前人民生活水平不断提高,健康和保健备受关注,养生在卫生健康事业中的作用受到越来越多的重视。《"健康中国 2030"规划纲要》提出"发展中医养生保健治未病服务",要求大力传播中医药知识和易于掌握的养生保健技术方法,加强中医药非物质文化遗产的保护和传承运用,实现中医药健康养生文化创造性转化、创新性发展。这意味着养生文化的普及和推广已成为国家战略的一个组成部分。

　　要实现中医药健康养生文化的"双创",首先要继承好前人的优秀思想与实践经验。中医药健康养生文化源远流长,古代养生名家与名著众多,是非常珍贵的文化遗产,有待研究与挖掘。广大人民群众也迫切希望学习和实践传统养生经验精华。但由于古代养生著作均用文言文写成,不便于普通读者阅读。其中一些养生古籍名著虽然有现代学者的点校本和整理本,仍显得过于艰深。有鉴于此,本丛书编委会意图精选古代中医养生的经典名著与名篇,加以白话译解,为大众提供一套以古代经典为依托的通俗性养生读本,使普通读者能更好地认识中华民族的健康理念与养生智慧。

　　本丛书精选了 7 种最具代表性的中医养生经典,从普及的角度进行白话译解。包括《〈黄帝内经〉养生名篇白话解》《〈千金方〉养生名篇白话解》《〈寿亲养老新书〉白话解》《〈东坡养生集〉白话解》《〈遵生八笺〉养生名篇白话解》《〈老老恒言〉白话解》《〈抱朴子〉养生名篇白话解》7 种。这 7 种著作的成书时间涵盖了从秦汉到明清,内容在养生学术方面也最具代表性。通览本丛书,对中医药健康养生文化可以有较系统全面的了解。

　　本丛书中的著作,有的并不是专门的养生著作。像《黄帝内经》《千金方》有大量医学内容,《抱朴子》有大量道教内容,《东坡养生集》《遵生八笺》中有不少与养生关系不大的篇章。因本丛书旨在普及养生文化,故在编撰时作了甄选,具体情况在各分册中已有说明。此外,古代养生著作难免会有不符合现代价值精神的内容,为尽量保持原貌,只删去个别明显不妥的篇章,大部分原文仍然保留。读者们在阅读时应注意批评性地继承。

　　本丛书的译解,注意吸收学术界对相关著作的研究成果,力求准确理解与通俗表达,体现学术性与普及性的统一。但由于水平有限,一定还存在不足之处,诚望批评指正。

《中医养生经典白话解丛书》编委会
2021 年 12 月

前　言

孙思邈,京兆华原(今陕西省铜川市耀州区)人,唐代著名医学家。他是一位极富传奇色彩的人物,关于他的生卒年就有几种不同说法,学界一般认为他生于隋开皇元年(581年),卒于唐永淳元年(682年),享年101岁。此外还有观点认为他活了120多岁,甚至超过140岁。不过101岁在当今也是高寿了,何况是在1000多年前的唐代。据《旧唐书·孙思邈传》记载:唐太宗即位后,召孙思邈到京城去,当时孙思邈已经年近五十,但他的容貌气色显得非常年轻,太宗颇为赞叹。孙思邈去世后,"经月余,颜貌不改,举尸就木,犹若空衣,时人异之"。这些都很好地证明了他通晓养生之术,正因如此,他被尊称为"孙真人"。他才高德隆,隋唐几位皇帝征召他去做官,他都坚决推辞,坚持隐居山林,故人们又称其为"孙处士"。不过,最能代表他在医药学方面的成就,也最为人们所熟知的是他"药王"的美誉。在全国各地的药王庙中,大多供奉着他的神像。

孙思邈的《备急千金要方》(简称《千金要方》)和《千金翼方》是我国医学史上的巨著,后世常将两书合称为《千金方》。孙氏认为"人命至重,有贵千金,一方济之,德逾于此,故以为名也"。《千金要方》凡30卷,分232门,载方5 300余首,是我国现存最早的一部临床实用百科全书。《千金翼方》是《千金要方》的续编,与其互为"羽翼",亦30卷,分189门,载方2 900余首。两书主要论述妇、儿、内、外、杂病等的预防、诊断和治疗,涵盖本草、方剂、针灸、养生等方面。《千金要方》和《千金翼方》既汇集初唐以前医药之大成,又融入孙思邈个人的临证经验,为历代医家所推崇,在国外也有广泛的影响,日本的《医心方》和朝鲜的《医方类聚》均以其为参考。

养生(又称摄生、养性、保生、寿世等)是《千金要方》和《千金翼方》中重要的学术内容。孙思邈继承了唐代之前的各种养生学说,尤其是道家的养生思想,并且吸收了民间流传的养生经验,总结出独特的孙氏养生学,至今仍对我们的养生实践起着积极的指导作用。

孙思邈认为养性之大要:"一曰啬神,二曰爱气,三曰养形,四曰导引,五曰言论,六曰饮食,七曰房室,八曰反俗,九曰医药,十曰禁忌。"概括起来主要有调摄情志、食疗、服食、运动、养老、房事等几个方面。

孙思邈强调养生首先要修养心性、调摄情志。人要长寿,必须淡泊名利,抛却俗念,心中不存杂念妄想,才能使真气顺畅,气血固守。同时还要修治品行,"百行周备,虽绝药饵,足以遐年。德行不克,纵服玉液金丹,未能延寿"。而积德行善可谓养性的一大法宝,因为它既可以提高个人修养,又能愉悦身心,故要常存善心,常修善事,常说善语。人的情志与身体健康息息相关。精神愉快,情志安和,能促进身心健康,若喜怒不节,则"荣卫失度,血气妄行,丧生之本也"。"故善摄生者,常少思少念,少欲少事,少语少笑,少愁少乐,少喜少怒,少好少恶"。他还指出人们的一个误区:有的人纵情恣欲,无所不作,自以为是顺适性情,其实这样做会损伤元神、精气,也是后来生病的根源。

"安身之本,必资于食",食疗是养生最基本也是最高明的方法,还是疾病初起时优先考虑的治疗手段,"食疗不愈,然后命药"。孙思邈曰:"食能排邪而安脏腑,悦神爽志,以资血气,若能用食平疴、释情遣疾者,可谓良工,长年饵老之奇法,极养生之术也。"所以养生之人必须了解食物的性味及相克关系,五脏所宜食及不可食等。他在《食治》一篇专门记述了各种果实、菜蔬、谷米和鸟兽的性味和养护功能。另外,孙思邈还提出在饮食方面应该遵循"食不欲杂""食欲数而少""先饥而食,先渴而饮""热无灼唇,冷无冰齿"以及不吃不卫生的食物等原则,而且吃饭时要保持精神愉悦,切忌愤怒惊恐等不良情绪,否则会影响消化。他还强调饭后要坚持漱口、散步和摩腹。饭后漱口,既可防止产生龋齿,又能消除口臭,而饭后散步和对腹部进行按摩,则有助于促进食物消化。

孙思邈把服食补益精气的药物作为食疗的补充手段。《千金要方》的《养性》,《千金翼方》的《养性》《辟谷》《退居》等篇章都涉及服食药物的内容。服食的药物主要分为草木药和矿石药两大类,前者如茯苓、地黄、黄精、杏仁、松脂、松子等,后者如云母、钟乳石、石英、赤石脂等。孙氏在书中对服食的品种和具体制作方法有较详细的介绍。他建议人们"先服草木以救亏缺,后服金丹以定无穷",但是要注意服食必须根据个人体质的不同,"不可见彼得力,我便服之"。

运动对于身体健康的作用不言而喻,古人早就认识到了"流水不腐,户枢不蠹,动也"的道理。孙思邈主张"养性之道,常欲小劳,但莫大疲,及强所不能堪耳",与华佗"人体欲得劳动,但不当使极尔"的思想如出一辙。孙氏在《按摩法》中介绍了天竺国按摩法和老子按摩法两套动功,即便是老人,只要能坚持每日做三遍,一个月便可见成效,长期坚持有助于补益延年,消除百病。孙氏同时十分重视呼吸吐纳、调气按摩在养生中的作用。在《调气法》一节中记述了调神导气的具体方法,以及根据五脏六腑病变部位的不同,分别采用吹、呼、唏、呵、嘘、呬六字诀法,简便易行,效果良好。此外,他在书中还介绍了许多保健方法,如:"朝旦未起,早嗽津令满口,乃吞之,琢齿二七遍,如此者,乃名曰练精","每食讫,以手摩面及腹,令津液通流","凡言语读诵,常想声在气海中"等。

孙思邈尤其重视老年人的养生,有专门的章节论述。人过了五十岁以后,阳气衰减,心力减退,因此无论饮食起居、行止坐卧还是言谈语笑等,都应加以调节。他指出:"养老之道,无作博戏,强用气力,无举重,无疾行,无喜怒,无极视,无极听,无大用意,无大思虑,无吁嗟,无叫唤,无吟吃,无歌啸,无啼啼,无悲愁,无哀恸,无庆吊,无接对宾客,无预局席,无饮兴。能如此者,可无病长寿,斯必不惑也。"他认为人步入老年之后,性情会有很大改变,一方面老人要调整自己的情绪,家庭琐事交与子女,尽量不参与宴饮庆吊之事,避免外界不良因素的刺激;另一方面,子孙们亦应顺应老人的性情,尽力满足老人物质和精神上的需求。他还告诫老人不可静而勿动,除轻微的体力劳作外,还要进行按摩、导引、散步等活动。饮食方面,因为老年人的肠胃功能较弱,注意每次进餐食物不要太杂,也不要吃太多,而且不能吃生冷的食物,可以多进食牛乳、奶酪、酥蜜等。

古人对于房事与养生的关系,存在两种截然不同的观点:一种认为房中术乃养生的手段之一;另一种认为欲养性长生,当禁房事。这两种观点在孙氏书中并存。如《千金翼方》之《养性禁忌第一》云"一岁之忌者,暮须远内"。不过,从总体来看,孙思邈对房事的认识主要尊崇道教房中修炼的思想,认为房事可以"补益以遣疾"。他指出如果不想因房事而伤身,奥秘就在于"闭固"二字,就是不泄精,因为泄精损人血脉髓脑。善于养生的人，凡是觉得性欲旺盛，必定小心抑制，不纵心竭意自残身体。但是孙氏也指出不能过分抑制性欲，这样会使人患漏精和尿浊的病证，甚至患梦交之病。孙氏在书中还介绍了不少性卫生和性禁忌的知识，有的在今天看来还是有一定的参考价值的。

除以上几个方面，《千金要方》和《千金翼方》中还记述了大量美容方面的内容，既有美容理论，也有美容方药和方法。孙思邈将中医理论灵活运用于皮肤病的防治和美容方药的研究中，通过治疗影响面容肤色的疾病、调节病人的饮食起居和调畅情志等方法来达到美容的目的。两书中收录的美容方剂有几百首，其中治疗美容涉及黑斑、雀斑、黑痣、粉刺、酒渣鼻、疣目、湿疮、白驳风、皲裂疮等 10 余种损容性疾病，此外还有大量保健美容方，包括润面、洁面、美白、防皱、去皱、明目、洁齿、固齿、润唇、艳唇、除口臭、乌发、固发、生发、香身、熏衣等。这些方剂既有内服的丸、散、膏、汤、酒等，也有外用的面脂、面膜、面膏、口脂、洗手液、沐药、洗头液、染发剂等，还有针刺美容法，反映了孙思邈在美容方面的卓越认识和当时的整形美容、化妆美容的水平。

本书收载《千金方》（包括《千金要方》《千金翼方》）部分养生名篇内容进行白话译注，以便读者更好地学习、了解孙思邈的养生思想和方法。读者在阅读本书时，应注意以下几点：第一，由于时代的限制，书中不可避免地存在一些需要我们理性分析的内容，如对某些药物的过分推崇、对房中术的盲目崇尚等，我们在选文时已尽量避开，但有时为保持古书的原貌，有个别这样的内容没有删除，读者应取其精华，弃其糟粕，不要迷信效仿。第二，书中的药方、养生方，是前人的经验总结，但毕竟距今已逾千年，对于某些疾病的治疗或美容手段，如今已有更便捷的方法，故原著方药仅供参考。第三，某些方子的功用有待科学的验证。第四，必须强调的是，医药养生乃专门之术，切勿自行按方抓药，应在医生的指导下对症下药，以免产生严重后果。

本次整理，《备急千金要方》选用日本嘉永二年（1849 年）江户医学馆影刻宋本为底本，以元刻本、《正统道藏》本、明正德影元刊本，文渊阁四库本和《新雕孙真人千金方》为校本。《千金翼方》选用元大德梅溪书院刻本为底本，以明万历本为校本。成书比《千金要方》《千金翼方》稍晚的王焘编纂的《外台秘要》,引用两书逾千条,更多地保存了两书的本来面目,因此也作为重要的参校本。因译者水平有限,译注中存在的缺点和不足,敬请广大读者和中医药专家不吝指正。

译注者　李计筹　郭　强

2021 年 10 月

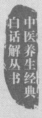

中医养生经典白话解丛书

目录

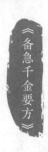

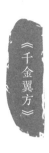

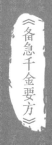

《备急千金要方》

卷第六上七窍病上

目病第一

论曰：凡人年四十、五十[1]以后，渐觉眼暗，至六十以后，还渐自明[2]。治之法：五十以前，可服泻肝汤；五十以后，不可泻肝。目中有疾，可敷石胆散药等，无病不可辄敷散，但补肝而已。自有肝中有风热，令人眼昏暗者，当灸肝俞，及服除风汤丸散数十剂，当愈。

【注释】

[1] 五十："十"字原脱，据《外台秘要》卷二十一《眼暗令明方》补。

[2] 自明：孙真人本、元本、明本、道藏本、四库本、《外台秘要》卷二十一《眼暗令明方》并作"目明"。

【白话解】

有言道：大凡人到四五十岁以后，就会渐渐感觉到眼睛昏暗，到六十岁以后，又会渐渐复明。治疗的方法是：五十岁以前，可服用泻肝汤；五十岁以后，就不能服用泻肝汤了。眼中有病，可敷石胆散药等，没有病不可总是敷散药，只要补肝就行了。因为肝中有风热而使人眼睛昏暗的，应当灸肝俞，以及服用除风汤丸散几十剂，就会痊愈。

生食五辛[1]，接热饮食，热餐面食，饮酒不已，房室无节，极目远视，数看日月，夜视星火，夜读细书，月下看书，抄写多年，雕镂细作，博弈不休，久处[2]烟火，泣泪过多，刺头出血过多。上十六件[3]，并是丧明之本[4]，养性之士，宜熟慎焉。又有驰骋田猎，冒涉风霜，迎风追兽，日夜不息者，亦是伤目之媒也。恣一时之浮意，为百年之痼疾，可不慎欤！凡人少时不自将慎，年至四十，即渐眼昏。若能依此慎护，可得白首无他。所以人年四十已去，常须瞑目，勿顾他视，非有要事，不宜辄开。此之一术，护慎之极也。其读书博弈等过度患目者，名曰肝劳，若欲治之，非三年闭目不视，不可得瘥。徒自泻肝，及作诸治，终是无效。人有风疹，必多眼暗，先攻其风，其暗自瘥。

【注释】

[1] 五辛：五种具有辛辣刺激气味的蔬菜。佛教一般以葱、薤、韭、蒜、兴渠（阿魏）为五辛，道教以韭、薤、蒜、芸薹、胡荽为五辛。

[2] 久处：《外台秘要》卷二十一《眼暗令明方》作"不避"。

[3] 上十六件：《外台秘要》卷二十一《眼暗令明方》尚有"日没后读书、雪山巨睛视日、极目瞻视山川草木"十九字，"十六"作"十九"。

[4] 本：《外台秘要》卷二十一《眼暗令明方》作"由"。

【白话解】

生吃五种辛味的蔬菜，饮食时让热气冲犯眼睛，吃很热的面食，不停饮酒，房事没有节制，极目远望，常常凝视日月，夜晚注视星星与灯火，夜间阅读很细小的字，在月下看书，从事抄写工作多年，雕刻精细的艺术品，无休止地下棋赌博，常常处在有烟火的地方，流泪过多，刺头出血过多。以上十六种因素，都是使眼睛失明的主要原因，养生人士应当十分谨慎对待。还有奔驰打猎，触冒风霜，迎风追捕野兽，日夜不休的，也是失明的间接因素。放纵一时的轻浮放荡,造成一生积久难治的病,难道不应谨慎吗！凡是人在年轻时不当心保养的,到了四十岁,眼睛就渐渐昏暗。如果能依照这些方法谨慎保养,可以到老也不会患眼病。所以人到四十岁以后,应常闭眼,不要张望别的事物,不是有要紧的事,不宜总是睁大眼睛。这种方法,是谨慎爱护眼睛的最佳方法。那些因为读书下棋过度而患目疾的,名叫肝劳,要想治好,除非三年闭目不看东西,否则不能痊愈。只是泻肝或者用其他治法,终究是无效的。有风疹的人,一定常眼目昏暗,先治好他的风疹,他的眼目昏暗自然会痊愈。

【原文】

神曲丸　主明目,百岁可读注书方。

神曲四两　磁石二两　光明砂一两

上三味末之,炼蜜为丸如梧子,饮服三丸,日三。不禁。常服益眼力,众方不及,学者宜知此方神验不可言,当秘之。

【白话解】

神曲丸主明目,服了到百岁还能读有注释小字的书。

神曲四两　磁石二两　光明砂（朱砂）一两

以上三味药研成末,用炼制过的蜜调和成梧桐子大的丸,每次用水送服三丸,每日三次。没有禁忌。经常服用有益眼力,是其他方子比不上的,学医的人应该了解此方有着难以描述的神奇效验,应当秘而不传。

补肝,治眼漠漠^[1]不明,瓜子散方,亦名十子散方。

冬瓜子　青葙子　茺蔚子　枸杞子　牡荆子　蒺藜子　菟丝子　芜菁子　决明子　地肤子　柏子仁各二合^[2]　牡桂二两　蕤仁一合,一本云二两　细辛半两,一本云一两半　蘡薁^[3]根二两　车前子一两

上十六味治下筛,食后以酒服方寸匕^[4],日二,神验。

【注释】

［1］漠漠:视物模糊不清貌。

［2］合(gě):容量单位,十合为一升。

［3］蘡薁(yīng yù):葡萄科葡萄属落叶藤本植物,别名山葡萄、山蒲桃、野葡萄等,其入药有清热解毒,祛风除湿的功效。

［4］方寸匕:古代量取药末的器具。一方寸匕相当于现在的一小勺,约1~2g。

【白话解】

补肝,治疗眼睛视物模糊不清,可用瓜子散方,又名十子散方。

冬瓜子　青葙子　茺蔚子　枸杞子　牡荆子　蒺藜子　菟丝子　芜菁子(蔓菁子)　决明子　地肤子　柏子仁各二合　牡桂(肉桂)二两　蕤仁一合,一本云二两　细辛半两,一本云一两半　蘡薁根二两　车前子一两

以上十六味药碾细过筛,每次在饭后用酒送服方寸匕,每日二次,效验非凡。

补肝丸　治眼暗方。

青葙子　桂心　葶苈子　杏仁　细辛　茺蔚子　枸杞子　五味子各一两　茯苓　黄芩　防风　地肤子　泽泻　决明子　麦门冬　蕤仁各一两六铢　车前子　菟丝子各二合　干地黄二两　兔肝一具

上二十味末之，蜜丸，饮下二十丸，如梧子，日再，加至三十丸。

【白话解】

补肝丸是治疗视力模糊不清的方。

青葙子　桂心　葶苈子　杏仁　细辛　茺蔚子　枸杞子　五味子各一两　茯苓　黄芩　防风　地肤子　泽泻　决明子　麦门冬　蕤仁各一两六铢　车前子　菟丝子各二合　干地黄二两　兔肝一具

以上二十味药研成末，用蜜调和成丸，每次服用像梧桐子大的二十丸，每日二次，渐渐增加至每次三十丸。

补肝散　治目失明漠漠方。

青羊肝一具，去上膜薄切之，以新瓦瓶子未用者净拭之，纳肝于中，炭火上炙之令极干汁尽，末之　决明子半升　蓼子一合，熬令香

上三味合治下筛，以粥饮食后服方寸匕，日二，稍加至三匕，不过两剂。能一岁服之，可夜读细书。

补肝散是治眼睛失明视物模糊不清的方。

青羊肝一具,除去上膜切成薄片,将没有用过的新瓦瓶子擦拭干净,把青羊肝放入其中,在炭火上炙烤,烤至非常干,没有汁液,研成末　决明子半升　蓼子一合,炒香

以上三味药一起碾细过筛,在饭后用粥送服方寸匕,每日二次,渐渐增加至三匕,不超过两剂。能连续不断服用一年的,可以在晚上读字很小的书。

【原文】

补肝芜菁子散　常服明目方。

芜菁子三升净淘,以清酒三升煮令熟,曝干,治下筛。以井花水[1]和服方寸匕,稍加至三匕。无所忌。可少少作服之,令人充肥,明目洞视。水煮酒服亦可。《千金翼》同,用水煮,三易水。

【注释】

[1] 井花水: 早晨第一次汲取的井泉水。性甘寒无毒,能镇心安神,清热助阴。

【白话解】

补肝芜菁子散经常服用可以明目。

芜菁子三升淘洗干净,用清酒三升煮熟,晒干,碾细过筛。用早晨第一次汲取的井泉水调和服方寸匕,渐渐加至三匕。没有什么要禁忌的。少量制作服用,可以使人丰满壮实,眼睛明亮视物清楚。用水煮酒送服也可以。《千金翼方》与此相同,用水煮,换水三次。

又方 胡麻一斗,蒸三十遍,治下筛,每日酒服一升。

【白话解】

又方:胡麻一斗,蒸三十遍,碾细过筛,每日用酒送服一升。

又方 服小黑豆,每日空心吞二七粒。

【白话解】

又方:服小黑豆,每日空腹吞十四粒。

又方 三月三日采蔓菁花,阴干,治下筛,空心井花水服方寸匕。久服长生明目,可夜读细书。

【白话解】

又方:三月三日采蔓菁花,阴干,碾细过筛,空腹用早晨第一次汲取的井泉水送服方寸匕。长期服用能延年益寿,使眼睛明亮,可在晚上读字很小的书。

补肝散　治男子五劳七伤[1]，明目方。

地肤子一斗，阴干末之　生地黄十斤，捣取汁

上二味，以地黄汁和散，曝干，更为末，以酒服方寸匕，日二服。

【注释】

[1] 五劳七伤：指心、肝、脾、肺、肾等五脏劳损的疾病及阴寒、阴痿、里急、遗精滑精、精少阴下湿、精液清冷、早泄等肾气亏损的症状。

【白话解】

补肝散是治男子五脏劳损肾气亏虚，明目的方。

地肤子一斗，阴干研成末　生地黄十斤，捣烂取汁

以上两味药，地肤子用地黄汁和散，晒干，一起研成末，用酒送服方寸匕，每日服二次。

【原文】

又方　白瓜子七升，绢袋盛，搅沸汤中三遍，曝干，以醋五升浸一宿，曝干，治下筛。酒服方寸匕，日三服之，百日夜写细书。

【白话解】

又方：白瓜子七升，用绢袋装好，在沸腾的热水中搅拌三遍，取出晒干，用醋五升浸泡一夜，取出晒干，碾细过筛。用酒送服方寸匕，每日服三次，服用百日后可以在晚上写小字。

常服芜菁子,主轻身益气明目方。

芜菁子一升,以水四升煮令汁尽出,曝干,复以水四升煮如前法,三煮三曝,治下筛,饮服方寸匕。《千金翼》云:百日身热疮出,不久自瘥。

【白话解】

常服芜菁子,可轻健身体,补益元气,明目。

芜菁子一升,用水四升煮到汁液完全煎干,取出晒干,再用水四升像前面的方法煮,三煮三晒,碾细过筛,用水送服方寸匕。《千金翼方》说:百日身热生疮,不久自行痊愈。

明目令发不落方。

十月上巳日收槐子,纳新净瓷中,以盆密封口,三七日发封,洗去皮取子,从月一日服一枚,二日二枚,日别加,计十日服五十五枚,一月日服一百六十五枚,一年服一千九百八十枚,小月减六十枚。此药主补脑,早服之,发不白,好颜色,长生益寿。先病冷人勿服之。《肘后》云:扁鹊方。

【白话解】

明目使头发不脱落的方。

将十月上旬巳日采收的槐子放入新净的瓮中,用盆密封住瓮口,二十一日后开封,洗去槐子的皮取里面的子,按照每月一日服一枚,二日二枚,每日增加,共计十日服五十五枚,一个月服一百六十五枚,一年服一千九百八十枚,小月(指农历一个月为二十九日的月份)减六十枚。这种药的主要功效是补脑,早服用可以使头发不白,面色好,延年益寿。之前患有冷症的人不要服用。《肘后》说是扁鹊方。

【原文】

又方 牛胆中渍槐子,阴干百日,食后吞一枚,十日身轻,三十日白发再黑,至百日通神。

【白话解】

又方:将槐子放在牛胆中浸泡,取出阴干百日,饭后吞一枚,服用十日身体轻健,三十日白发变黑,服用百日可以通神。

口病第三

【原文】

五香丸 治口及身臭,令香,止烦散气方。

豆蔻 丁香 藿香 零陵香 青木香 白芷 桂心各一两 香附

子二两　甘松香　当归各半两　槟榔二枚

上十一味末之，蜜和丸，常含一丸如大豆，咽汁，日三夜一。亦可常含咽汁。五日口香，十日体香，二七日衣被香，三七日下风人闻香，四七日洗手水落地香，五七日把他手亦香。慎五辛。下气去臭。

【白话解】

五香丸是治疗口和身体臭，令其香，消除烦闷、散气的方。

豆蔻　丁香　藿香　零陵香　青木香　白芷　桂心各一两　香附子二两　甘松香　当归各半两　槟榔二枚

以上十一味药研成末，用蜜调和成丸，常含如大豆那么大的一丸，咽汁，白天三次，晚上一次。也可以常含咽汁。五日后口香，十日后体香，十四日后衣被香，二十一日后处于下风的人也能闻到香，二十八日后洗手的水倒到地上也香，三十五日后握别人的手也香。注意不要吃五辛。此药可以下气去除臭味。

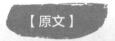
【原文】

治口气臭秽，常服含香丸方。

丁香半两　甘草三两　细辛　桂心各一两半　芎𦶎一两

上五味末之，蜜和，临卧时服二丸如弹子大。

【白话解】

治疗口气臭秽，经常服用含香丸方。

丁香半两　甘草三两　细辛　桂心各一两半　芎𦶎一两

以上五味药研成末，用蜜调和，临睡时服用如弹子大的二丸。

又方　桂心　甘草　细辛　橘皮。

上四味等分,治下筛,以酒服一钱匕[1],瘥止。

【注释】

[1]钱匕:计量单位。以汉代五铢钱抄取药物不落为度。

【白话解】

又方:桂心　甘草　细辛　橘皮。

以上四味药各等份,碾细过筛,用酒服一钱匕,病好了为止。

又方　芎䓖　白芷　橘皮　桂心各四两　枣肉八两。

上五味末之,次纳枣肉,干则加蜜,和丸如大豆,服十丸,食前食后常含之,或吞之,七日大香。

【白话解】

又方:芎䓖　白芷　橘皮　桂心各四两　枣肉八两。

以上五味药,前四种研成末,再放入枣肉,如果干就加蜜,和成如大豆大的药丸,每次服十丸,饭前饭后经常口含,或吞食,七日口气大香。

治口中臭方。

桂心《古今录验》用细辛　甘草各等分

上二味末之，临卧以三指撮酒服，二十日香。

【白话解】

治口中有臭味的方。

桂心《古今录验》用细辛　甘草各等份

以上两味药研成末，临睡用三根手指撮取用酒送服，二十日口气香。

又方　细辛、豆蔻含之，甚良。

【白话解】

又方：细辛、豆蔻含在口中，很有效。

又方　蜀椒　桂心各等分。

上二味末之，酒服三指撮。

【白话解】

又方：蜀椒　桂心各等份。

以上两味药研成末，用酒送服三根手指撮取的量。

【原文】

主口香去臭方。

甘草三十铢　芎劳二十四铢　白芷十八铢

上三味治下筛，以酒服方寸匕，日三服，三十日口香。

【白话解】

主要功效为使口气清香，去除臭味的方。

甘草三十铢　芎劳二十四铢　白芷十八铢

以上三味药碾细过筛，用酒送服方寸匕，每日服三次，三十日口香。

【原文】

又方　松根白皮　瓜子仁　大枣。

上三味治下筛，以酒服方寸匕，日二，一百日衣被香。

【白话解】

又方：松根白皮　瓜子仁　大枣。

以上三味药碾细过筛，用酒送服方寸匕，每日二次，一百日衣服被子都香。

又方　瓜子仁　芎䓖　藁本　当归　杜蘅各六铢　细辛半两　防风二两。

上七味治下筛,食后饮服方寸匕,日三服。五日口香,十日身香,二十日肉香,三十日衣被香,五十日远闻香。一方加白芷十八铢。

【白话解】

又方:瓜子仁　芎䓖　藁本　当归　杜蘅各六铢　细辛半两　防风二两。

以上七味药碾细过筛,饭后用水送服方寸匕,每日服三次。五日口香,十日身香,二十日肉香,三十日衣服被子香,五十日远远能闻到香味。一方加白芷十八铢。

又方　橘皮二十铢　桂心十八铢　木兰皮一两　大枣二十枚[1]。

上四味治下筛,酒服方寸匕,日三,久服身香。亦可以枣肉丸之,服二十丸如梧子大,稍加至三十丸。一方有芎䓖十八铢。

【注释】

[1] 大枣二十枚:《外台秘要》卷二十二《口臭方》作"芎䓖六分"。

又方：橘皮二十铢　桂心十八铢　木兰皮一两　大枣二十枚。

以上四味药碾细过筛，用酒送服方寸匕，每日三次，长时间服用身体香。也可以用枣肉调制成丸药，每次服用如梧桐子大的二十丸，逐渐加至三十丸。一方有芎䓖十八铢。

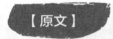

又方　浓煮细辛汁，含之，久乃吐之。

【白话解】

又方：将细辛煮成浓汁，含在嘴里，长时间才吐出。

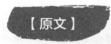

又方　香薷一把，水一斗煎取三升，稍稍含之。

【白话解】

又方：香薷一把，用水一斗煮成三升，渐渐含服。

又方　甜瓜子作末,蜜和,每日空心洗漱讫,含一丸如枣核大,亦敷齿。

【白话解】

又方:甜瓜子研成末,用蜜调和,每日空腹洗漱完毕,含如枣核大的一丸,也可以敷在牙齿上。

又方　熬大豆令焦,及热醋沃取汁,含之。

【白话解】

又方:熬大豆使之焦,用热醋浇在大豆上取汁含服。

治七孔臭气,皆令香方。

沉香五两　藁本三两　白瓜瓣半升　丁香五合　甘草　当归　芎
劳　麝香各二两

上八味末之,蜜丸,食后服如小豆大五丸,日三,久服令举身皆香。

治疗口鼻等七窍的臭气，使之都变香的方。

沉香五两　藁本三两　白瓜瓣半升　丁香五合　甘草　当归　芎劳

麝香各二两

以上八味药研成末，用蜜调和成丸，饭后服用如小豆大的五丸，每日三次，长时间服用令全身都香。

【原文】

治身体臭，令香方。

白芷　甘子皮各一两半　瓜子仁二两　藁本　当归　细辛　桂

心各一两

上七味治下筛，酒服方寸匕，日三，五日口香，三七日身香。

【白话解】

治身体臭，使之清香的方。

白芷　甘子皮各一两半　瓜子仁二两　藁本　当归　细辛　桂心各一两

以上七味药碾细过筛，用酒送服方寸匕，每日三次，五日口香，二十一日身香。

【原文】

又方　甘草　松根皮　甜瓜子　大枣。

上四味各等分，治下筛，食后服方寸匕，日三。七日知，一百日大香。

又方：甘草　松根皮　甜瓜子　大枣。

以上四味药各等份，碾细过筛，饭后服方寸匕，每日三次。七日开始有效果，一百日大香。

【原文】

熏衣香方。

鸡骨煎香[1]　零陵香　丁香　青桂皮　青木香　枫香　郁金香各三两　薰陆香　甲香　苏合香　甘松香各二两　沉水香五两　雀头香　藿香　白檀香　安息香　艾纳香各一两　麝香半两

上十八味末之，蜜二升半煮肥枣四十枚令烂熟，以手痛搦，令烂如粥，以生布[2]绞去滓，用和香，干湿如捻麨[3]，捣五百杵，成丸，密封七日乃用之。以微火烧之，以盆水纳笼下，以杀火气，不尔必有焦气也。

【注释】

[1]鸡骨煎香：沉香之次品。《新修本草》："沉香、青桂、鸡骨、马蹄、笺香等，同是一树。"《本草拾遗》："其枝节不朽，沉水者为沉香；其肌理有黑脉，浮者为煎香。鸡骨、马蹄，皆是煎香，并无别功，止可熏衣去臭。"

[2]生布：织成后没有经过印染加工的布。

[3]麨：米、麦等炒熟后磨粉制成的干粮。

【白话解】

熏衣香方。

鸡骨煎香　零陵香　丁香　青桂皮　青木香　枫香　郁金香各三两

薰陆香（乳香）　甲香　苏合香　甘松香各二两　沉水香五两　雀头香（香附）　藿香　白檀香　安息香　艾纳香各一两　麝香半两

　　以上十八味药研成末，用蜜二升半煮多肉的大红枣四十枚使之烂熟，以手用力揉按使之烂如粥，用织成后还没有经过印染加工的布绞去渣滓，用来和香，干湿的程度如同用手重按炒熟的米粉或面粉，捣五百杵，做成丸，密封七日才用。用微火烧烤，将一盆水放在笼下，以减少火气，不这样的话一定有焦气。

【原文】

　　又方　沉香　煎香各五两　雀头香　藿香　丁子香各一两。
　　上五味治下筛，纳麝香末半两，以粗罗之，临熏衣时，蜜和用。

【白话解】

　　又方：沉香　煎香各五两　雀头香　藿香　丁子香各一两。
　　以上五味药碾细过筛，加入麝香末半两，用孔眼大的罗过筛，要熏衣时，用蜜调和使用。

【原文】

　　又方　兜娄婆香　薰陆香　沉香　檀香　煎香　甘松香　零陵香　藿香各一两　丁香十八铢　苜蓿香二两　枣肉八两。
　　上十一味粗下，合枣肉总捣，量加蜜，和用之。

【白话解】

又方：兜娄婆香（广藿香） 薰陆香 沉香 檀香 煎香 甘松香 零陵香 藿香各一两 丁香十八铢 苜蓿香二两 枣肉八两。

以上十一味药碾成粗末过筛，与枣肉和在一起捣烂，酌量加入蜜调和来使用。

湿香方。

沉香二斤七两九铢 甘松 檀香 雀头香一作藿香 甲香 丁香 零陵香 鸡骨煎香各三两九铢 麝香二两九铢 薰陆香三两六铢

上十味末之，欲用以蜜和，预和歇不中用。

【白话解】

湿香方。

沉香二斤七两九铢 甘松 檀香 雀头香一作藿香 甲香 丁香 零陵香 鸡骨煎香各三两九铢 麝香二两九铢 薰陆香三两六铢

以上十味药研成末，要用的时候用蜜调和，预先调和好的放置后不能用。

又方 沉香三两 零陵香 煎香 麝香各一两半 甲香三铢 薰陆香 甘松香各六铢 檀香三铢 藿香 丁子香各半两。

上十味粗筛，蜜和，用熏衣瓶盛，埋之久窨佳。

又方：沉香_{三两}　零陵香　煎香　麝香_{各一两半}　甲香_{三铢}　薰陆香　甘松香_{各六铢}　檀香_{三铢}　藿香　丁子香_{各半两}。

以上十味药用孔眼大的罗过筛，用蜜调和，装在熏衣瓶中，埋在窖中久藏效果好。

【原文】

百和香　通道俗用者方。

沉水香_{五两}　甲香　丁子香　鸡骨香　兜娄婆香_{各二两}　薰陆香　白檀香　熟捷香　炭末_{各二两}　零陵香　藿香　青桂皮　白渐香_{柴也}　青木香　甘松香_{各一两}　雀头香　苏合香　安息香　麝香　燕香_{各半两}

上二十味末之，酒洒令软，再宿酒气歇，以白蜜和，纳瓷器中，蜡纸封勿令泄，冬月开取用，大佳。

【白话解】

百和香是平常俗用的方。

沉水香_{五两}　甲香　丁子香　鸡骨香　兜娄婆香_{各二两}　薰陆香　白檀香　熟捷香　炭末_{各二两}　零陵香　藿香　青桂皮　白渐香_柴　青木香　甘松香_{各一两}　雀头香　苏合香　安息香　麝香　燕香_{各半两}

以上二十味药研成末，将酒洒在上面使之软，经过两夜后酒气减少，用白蜜调和，放入瓷器中，用蜡纸封口不让它漏气，冬天的时候打开取用，效果非常好。

裛^[1]衣香方。

零陵香 藿香_{各四两} 甘松香 茅香_{各三两} 丁子香_{一两} 苜蓿香_{二两}

上六味各捣,加泽兰叶四两,粗下用之,极美。

【注释】

[1]裛:用香熏衣。

【白话解】

用来熏衣服的香方。

零陵香 藿香_{各四两} 甘松香 茅香_{各三两} 丁子香_{一两} 苜蓿香_{二两}

以上六味药分别捣烂,加入四两泽兰叶,用孔眼大的罗过筛来使用,非常好。

【原文】

又方 零陵香_{二两} 藿香 甘松香 苜蓿香 白檀香 沉水香 煎香_{各一两}。

上七味合捣,加麝香半两,粗筛,用如前法。

【白话解】

又方:零陵香_{二两} 藿香 甘松香 苜蓿香 白檀香 沉水香 煎香各一两。

以上七味药在一起捣烂,加入麝香半两,用孔眼大的罗过筛,使用方法和前面方中的一样。

又方　藿香四两　丁香七枚　甘松香　麝香　沉香　煎香[1]。
上六味粗筛,和为干香以襄衣,大佳。

【注释】

[1] 此方在《外台秘要》卷三十二《浥衣干香方》中,甘松香、麝香、沉香的用量作"各二两",丁香、煎香的用量作"一两"。

【白话解】

又方:藿香四两　丁香七枚　甘松香　麝香　沉香　煎香。
以上六味药用孔眼大的罗过筛,调和为干香来熏衣,效果非常好。

唇病第五

【原文】

润脾膏　治脾热,唇焦枯无润方。
生地黄汁一升　生麦门冬四两　生天门冬切,一升　萎蕤四两　细辛　甘草　芎䓖　白术各二两　黄芪　升麻各三两　猪膏三升
上十一味㕮咀[1],诸药苦酒淹一宿,绵裹药,临煎下生地黄汁与猪膏,共煎取膏鸣水气尽,去滓,取细细含之。

【注释】

[1] 㕮咀(fǔ jǔ):咀嚼。后指将药物切片、捣碎或锉末。

润脾膏是治脾热引起的口唇焦枯缺乏滋润的方。

生地黄汁一升　生麦门冬四两　生天门冬切,一升　萎蕤四两　细辛
甘草　芎劳　白术各二两　黄芪　升麻各三两　猪膏三升

以上十一味药切细,用苦酒浸泡一夜,用丝绵裹药,临煎时加入生地
黄汁和猪膏,一起熬到膏体沸腾鸣响,水汽蒸腾尽为止,去掉渣滓,取膏细
细含在口中。

【原文】

甲煎唇脂　治唇裂口臭方。

先以麻捣泥,泥两口好瓷瓶,容一斗以上,各厚半寸,曝令干。

甘松香五两　艾纳香　苜蓿香　茅香各一两　藿香三两　零陵
香四两

上六味,先以酒一升、水五升相和作汤,洗香令净,切之。又以酒
水各一升浸一宿,明旦纳于一斗五升乌麻油中,微火煎之,三上三下,
去滓,纳上件一口瓶中,令少许不满,然后取:

上色沉香三斤　雀头香三两　苏合香三两　白胶香五两　白檀五两
丁香一两　麝香一两　甲香一两

上八味,先酒水相和作汤,洗香令净,各各别捣碎,不用绝细,以
蜜二升、酒一升和香,纳上件瓷瓶中令实满,以绵裹瓶口,又以竹篾
交横约之,勿令香出。先掘地埋上件油瓶,令口与地平,以香瓶合
覆油瓶上,令两口相当,以麻捣泥,泥两瓶口际令牢密,可厚半寸许,
用糠壅瓶上,厚五寸,烧之,火欲尽即加糠,三日三夜勿令火绝,计糠
十二石讫,停三日令冷,出之。别炼蜡八斤,煮数沸,纳紫草十二两,

煎之数十沸,取一茎紫草向爪甲上研,看紫草骨白,出之。又以绵滤过,与前煎相和令调,乃纳朱砂粉六两,搅令相得,少冷未凝之间倾竹筒中,纸裹筒上,麻缠之,待凝冷解之,任意用之。计此可得五十挺[1]。

【注释】

[1] 挺:量词,用于直而挺的物体。

【白话解】

甲煎唇脂是治唇裂口臭的方。

先用麻捣泥,做两口好瓷瓶,容量在一斗以上,各厚半寸,晒干。

甘松香五两　艾纳香　苜蓿香　茅香各一两　藿香三两　零陵香四两

以上六味药,先用一升酒、五升水调和成汤,洗干净各种香,将其切细。又用酒和水各一升浸泡一夜,第二日早上放入到一斗五升乌麻(黑芝麻)油中,用微火煎,沸腾取下,冷却后再煎,反复三次,去掉渣滓,装入之前做好的一口瓶中,不装满留少许空余,然后再取以下药:

上等沉香三斤　雀头香三两　苏合香三两　白胶香五两　白檀五两
丁香一两　麝香一两　甲香一两

以上八味药物,先用酒和水混合成汤,将各种香洗净,分别捣碎,不用捣得特别细,用蜜二升、酒一升来调和香末,装入之前做好的瓷瓶中使其实满,用丝绵裹住瓶口,又用竹篾交错地缚束住,使香气不要逸出。先挖地埋入油瓶,使瓶口与地面相平,将香瓶覆在油瓶上,使两瓶口相对,用麻捣泥,涂抹在两瓶口边缘,使其牢固致密,厚度大约半寸,用糠覆盖在瓶上,厚五寸,烧糠,火将尽时就加糠,烧三日三夜不让火熄灭,总计烧完十二石(十斗为一石)糠,停三日使其冷却,然后取出。另外炼蜡八斤,煮沸几次,放入紫草十二两一起煎,沸腾几十次,取出一根紫草,在指甲上研试,看紫草骨的颜色已变白,就取出药。又用丝绵来过滤,与之前煎的药调和均匀,放入朱砂粉六两,搅拌均匀,稍微冷却而未凝固时倾倒在竹筒中,用纸裹住竹筒口,用麻缠好,等到凝固冷却后再解开,随意取用。总计可以得到五十支。

甲煎口脂,治唇白无血色及口臭方。

烧香泽法

沉香　甲香　丁香　麝香　檀香　苏合香　薰陆香　零陵香 白胶香　藿香　甘松香　泽兰

上十二味各六两,胡麻油五升,先煎油令熟,乃下白胶、藿香、甘松、泽兰,少时下火,绵滤纳瓷瓶中。余八种香捣作末,以蜜和,勿过湿,纳著一小瓷瓶中令满,以绵幕口,竹十字络之。以小瓶覆大瓶上,两口相合,密泥泥之。乃掘地埋油瓶,令口与地平,乃聚干牛粪烧之七日七夜,不须急,满十二日烧之弥佳,待冷出之即成。其瓶并须熟泥匀厚一寸曝干乃可用。一方用糠火烧之。

【白话解】

甲煎口脂是治唇白无血色及口臭的方。

烧香泽法

沉香　甲香　丁香　麝香　檀香　苏合香　薰陆香　零陵香　白胶香　藿香　甘松香　泽兰

以上十二味药各六两,胡麻油五升,先将油煎熟,然后放入白胶、藿香、甘松、泽兰,过一会儿从火上拿下来,用丝绵过滤装入瓷瓶中。其余八种香捣成粉末,用蜜调和,不要太湿,放入一个小瓷瓶中装满,用丝绵覆盖住瓶口,再用竹条十字形缠绕紧。把小瓶覆盖在大瓶上,两个瓶子的口相合,用稠泥糊住封口。接着掘地埋油瓶,使瓶口与地相平,然后聚拢干牛粪烧七日七夜,不用着急,烧满十二日更好,等到冷却后取出就做好了。那些瓶子都必须用经过加工的泥涂抹均匀,厚一寸,晒干才可用。另一个方法是用糠火烧。

炼蜡合甲煎法。

蜡二两　紫草二两

上先炼蜡令消,乃纳紫草煮之,少时候看,以紫草于指甲上研之,紫草心白即出之,下蜡勿令凝,即倾弱一合甲煎于蜡中,均搅之讫,灌筒中则勿触动之,冷凝乃取之,便成好口脂也。敷口面,日三。

【白话解】

炼制蜂蜡混合甲煎的方法。

蜡二两　紫草二两

先用火加热蜡使之熔化,然后放入紫草熬煮,过一会儿察看,将紫草放在指甲上研磨,紫草心变白就取出,蜡下火但使它不要凝固,马上倒入少于一合的甲煎到蜡中,均匀搅拌之后,灌入筒中就不要再触动它,等到冷凝之后才取出,就做成上好的口脂了。敷在口面上,每日三次。

治冬月唇干坼血出方　捣桃仁以猪脂和敷之。

【白话解】

治冬天嘴唇干裂出血的方:将桃仁捣烂和猪油调和敷在嘴唇上。

卷第六下七窍病下

面药第九

五香散　治黚[1]疱[2]黶[3]贈[4]，黑晕赤气，令人白光润方。

毕豆四两　黄芪　白茯苓　萎蕤　杜若　商陆　大豆黄卷各二两

白芷　当归　白附子　冬瓜仁　杜蘅　白僵蚕　辛夷仁　香附子

丁子香　蜀水花　旋覆花　防风　木兰　芎䓖　藁本　皂荚　白

胶　杏仁　梅肉　酸浆[5]　水萍　天门冬　白术　土瓜根各三两　猪

胰二具,曝干

上三十二味下筛,以洗面,二七日白,一年与众别。

【注释】

[1] 黚(gǎn)：面上黑色斑点,俗称雀斑。

[2] 疱：面部粉刺。

[3] 黶(yǎn)：黑痣。

[4] 贈(zèng)：面部黑气。

[5] 酸浆：即浆水,又名米浆水,为用粟米加工,经过发酵而成的白色浆液。

【白话解】

五香散是治面上雀斑、粉刺、黑痣、面有黑气,黑色晕斑,暗红气色,使人面色亮白光洁润泽的方。

毕豆(豌豆)四两　黄芪　白茯苓　萎蕤　杜若　商陆　大豆黄卷各二两　白芷　当归　白附子　冬瓜仁　杜蘅　白僵蚕　辛夷仁

香附子　丁子香　蜀水花(鸬鹚屎)　旋覆花　防风　木兰　芎䓖
藁本　皂荚　白胶　杏仁　梅肉　酸浆　水萍　天门冬　白术　土瓜
根各三两　猪胰二具,晒干

　　以上三十二味药,捣细过筛后制成散药,用来洗脸,十四日后面色转
白,一年后与别人不同。

　　洗手面,令白净悦泽,澡豆[1]方。

白芷　白术　白鲜皮　白蔹　白附子　白茯苓　羌活　萎蕤
栝楼子　桃仁　杏仁　菟丝子　商陆　土瓜根　芎䓖各一两　猪胰两
具大者,细切　冬瓜仁四合　白豆面一升　面三升,溲猪胰为饼,曝干捣筛

　　上十九味合捣筛,入面、猪胰拌匀更捣。每日常用,以浆水洗手
面,甚良。

【注释】

　　[1] 澡豆:古代洗浴用品。一般用猪胰磨成糊状,加入豆粉及药料
等,经自然干燥制成豆状或块状,用以清洁手面。

【白话解】

　　洗手面,使之白净润泽,用澡豆方。

　　白芷　白术　白鲜皮　白蔹　白附子　白茯苓　羌活　萎蕤　栝楼子
桃仁　杏仁　菟丝子　商陆　土瓜根　芎䓖各一两　猪胰两具大的,细细切碎
冬瓜仁四合　白豆面一升　面三升,和猪胰一起浸泡做成饼状,晒干,捣碎过筛

　　以上十九味药一起捣细过筛,放入面、猪胰拌匀再捣。日常使用,用
浆水洗手和面,效果非常好。

治面黑不净,澡豆洗手面方。

白鲜皮　白僵蚕　芎䓖　白芷　白附子　鹰屎白　甘松香　木香各三两,一本用藁本　土瓜根一两,一本用甜瓜子　白梅肉三七枚　大枣三十枚　麝香二两　鸡子白七枚　猪胰三具　杏仁三十枚　白檀香　白术　丁子香各三两,一本用细辛　冬瓜仁五合　面三升

上二十味,先以猪胰和面,曝干,然后合诸药捣末,又以白豆屑二升为散,旦用洗手面,十日色白如雪,三十日如凝脂,神验。《千金翼》无白僵蚕、芎䓖、白附子、大枣,有桂心三两

【白话解】

治面黑不净,用澡豆洗手面方。

白鲜皮　白僵蚕　芎䓖　白芷　白附子　鹰屎白　甘松香　木香各三两,一本用藁本　土瓜根一两,一本用甜瓜子　白梅肉二十一枚　大枣三十枚　麝香二两　鸡子白七枚　猪胰三具　杏仁三十枚　白檀香　白术　丁子香各三两,一本用细辛　冬瓜仁五合　面三升

以上二十味药,先用猪胰和面,晒干,然后与各味药一起捣成末,又用白豆屑二升研成末,早上用来洗手面,十日色白如雪,三十日肤如凝脂,效验非凡。《千金翼》无白僵蚕、芎䓖、白附子、大枣,有桂心三两。

洗面药澡豆方。

猪胰五具,细切　毕豆面一升　皂荚三挺　栝楼实三两,一方不用　萎

蕤　白茯苓　土瓜根_{各五两}

上七味捣筛,将猪胰拌和,更捣令匀,每旦取洗手面,百日白净如素。

【白话解】

洗面药澡豆方。

猪胰_{五具,细细切碎}　毕豆面_{一升}　皂荚_{三挺}　栝楼实_{三两,一方不用}　萎蕤　白茯苓　土瓜根_{各五两}

以上七味药捣细过筛,用猪胰来拌和,再捣使之均匀,每日早上用来洗手面,百日手面白净如白色的绢。

【原文】

洗面药方。

白芷　白蔹　白术　桃仁　冬瓜仁　杏仁　萎蕤_{各等分}　皂荚_{倍多}

上八味绢筛,洗手面时即用。

【白话解】

洗面药方。

白芷　白蔹　白术　桃仁　冬瓜仁　杏仁　萎蕤_{各等份}　皂荚_{倍多}

以上八味药捣碎用绢筛,洗手面时使用。

洗面药,除䵠黯悦白方。

猪胰两具,去脂 豆面四升 细辛 白术各一两 防风 白蔹 白芷各二两 商陆三两 皂荚五挺 冬瓜仁半升

上十味和土瓜根一两捣,绢罗,即取大猪蹄一具,煮令烂作汁,和散为饼,曝燥,更捣为末,罗过,洗手面,不过一年悦白。

【白话解】

洗面药是除面上黑斑、黑气,使之光润白皙的方。

猪胰两具,去掉脂肪 豆面四升 细辛 白术各一两 防风 白蔹 白芷各二两 商陆三两 皂荚五挺 冬瓜仁半升

以上十味药和土瓜根一两一起捣烂,用绢筛,取大猪蹄一具,煮到烂,取汁和药末做成饼,曝晒干燥,再捣成末,过筛,用来洗手面,不到一年就变光润白皙。

澡豆 治手干燥少润腻方。

大豆黄五升 苜蓿 零陵香子 赤小豆各二升,去皮 丁香五合麝香一两 冬瓜仁 茅香各六合 猪胰五具,细切

上九味细捣罗,与猪胰相合和,曝干,捣,绢筛,洗手面。

【白话解】

澡豆是治手干燥缺乏润泽不细腻的方。

大豆黄五升　苜蓿　零陵香子　赤小豆各二升,去皮　丁香五合　麝香一两　冬瓜仁　茅香各六合　猪胰五具,细细切碎

以上九味药捣细过筛,与猪胰相掺和,晒干,捣碎,用绢筛,用来洗手面。

澡豆方。

白芷　青木香　甘松香　藿香各二两　冬葵子一本用冬瓜仁　栝楼仁各四两　零陵香二两　毕豆面三升,大豆黄面亦得

上八味捣筛,用如常法。

【白话解】

澡豆方。

白芷　青木香　甘松香　藿香各二两　冬葵子一本用冬瓜仁　栝楼仁各四两　零陵香二两　毕豆面三升,大豆黄面也可以

以上八味药捣细过筛,像一般的方法一样使用。

桃仁澡豆　主悦泽,去黚黯方。

桃仁　芜菁子各一两　白术六合　土瓜根七合　毕豆面二升

上五味合和,捣筛,以醋浆水洗手面。

桃仁澡豆是能使皮肤润泽,去面上黑斑、黑气的方。

桃仁　芜菁子各一两　白术六合　土瓜根七合　毕豆面二升

以上五味药掺和,捣细过筛,用醋浆水调和来洗手面。

【原文】

澡豆　主手干燥,常少润腻方。

猪胰五具,干之　白茯苓　白芷　藁本各四两　甘松香　零陵香各二两　白商陆五两　大豆末二升,绢下　葫荙灰一两

上九味为末,调和讫,与猪胰相和,更捣令匀,欲用,稍稍取以洗手面,八九月则合冷处贮之,至三月以后勿用,神良。

【白话解】

澡豆用于手干燥,常缺少滋润不细腻的方。

猪胰五具,使之干燥　白茯苓　白芷　藁本各四两　甘松香　零陵香各二两　白商陆五两　大豆末二升,用绢筛过　葫荙灰一两

以上九味药研成末,调和之后与猪胰相和,再捣使之均匀,用的时候稍微取一点来洗手面,八九月就放在冷处贮存,至三月以后不要再用,非常有效。

治面无光泽,皮肉皲黑,久用之令人洁白光润,玉屑面膏方。

玉屑细研 芎䓖 土瓜根 䔧蕤 桃仁 白附子 白芷 冬瓜仁 木兰 辛夷各一两 菟丝子 藁本 青木香 白僵蚕 当归 黄芪 藿香 细辛各十八铢 麝香 防风各半两 鹰屎白一合 猪胰三具,细切 蜀水花一合 白犬脂 鹅脂 熊脂各一升 商陆一两 猪肪脂一升[1]

上二十八味,先以水浸猪、鹅、犬、熊脂,数易水,浸令血脉尽乃可用。咬咀诸药,清酒一斗渍一宿,明旦生擘猪鹅等脂安药中,取铜铛[2]于炭火上,微微煎至暮时乃熟,以绵滤,置瓷器中,以敷面。仍以练系白芷片,看色黄,即膏成。其猪胰取浸药酒,捣取汁,安铛中,玉屑、蜀水花、鹰屎白、麝香末之,膏成,安药中,搅令匀。

【注释】

[1]猪肪脂一升:《外台秘要》卷三十二《面膏面脂兼疗面病方》无,为二十七味。

[2]铛:温器,似锅,三足。

【白话解】

治面没有光泽,皮肉皲裂黝黑,长期使用能令人洁白光润,可用玉屑面膏方。

玉屑研细 芎䓖 土瓜根 䔧蕤 桃仁 白附子 白芷 冬瓜仁 木兰 辛夷各一两 菟丝子 藁本 青木香 白僵蚕 当归 黄芪 藿香 细辛各十八铢 麝香 防风各半两 鹰屎白一合 猪胰三具,细细切碎 蜀水花一合 白犬脂 鹅脂 熊脂各一升 商陆一两 猪肪脂一升

以上二十八味药,先用水浸泡猪、鹅、犬、熊脂,换几次水,浸泡到没有血水了才可用。将各味药细细切碎,用清酒一斗浸一宿,第二日早上

将生的猪鹅等的脂肪放进药里,取铜铛放在炭火上,小火微煎到傍晚时才熟,用丝绵过滤,放在瓷器中,用来敷面。接着用白绢系住白芷片,看到白芷的颜色变黄,膏就做好了。猪胰取来浸在药酒中,捣烂取汁放在铛中,玉屑、蜀水花、鹰屎白、麝香研成末,膏好之后放到药中,搅拌使之均匀。

【原文】

面脂　主悦泽人面,耐老方。

白芷　冬瓜仁各三两　萋蕤　细辛　防风各一两半　商陆　芎䓖各三两　当归　藁本　蘼芜　土瓜根去皮　桃仁各一两　木兰皮　辛夷　甘松香　麝香　白僵蚕　白附子　栀子花　零陵香半两　猪胰三具,切,水渍六日,欲用时以酒挼取汁渍药

上二十一味薄切,绵裹,以猪胰汁渍一宿,平旦以煎猪脂六升,微火三上三下,白芷色黄膏成,去滓入麝,收于瓷器中,取涂面。

【白话解】

面脂是润泽人面,耐衰老的方。

白芷　冬瓜仁各三两　萋蕤　细辛　防风各一两半　商陆　芎䓖各三两　当归　藁本　蘼芜　土瓜根去皮　桃仁各一两　木兰皮　辛夷　甘松香　麝香　白僵蚕　白附子　栀子花　零陵香半两　猪胰三具,切细,用水浸泡六日,想要用时用酒揉搓取汁来浸药

以上二十一味药薄切,用丝绵包裹,用猪胰汁浸泡一宿,第二日早上与猪脂六升同煎,微火煎,沸腾取下,冷却后再煎,反复三次,白芷的颜色变黄,膏就做成了,去掉渣滓放入麝香,收在瓷器中,取来涂面。

炼脂法。

凡合面脂，先须知炼脂法。以十二月买极肥大猪脂，水渍七八日，日一易水，煎取清脂没水中。炼鹅、熊脂，皆如此法。

【白话解】

炼脂法。

凡是配制面脂，首先必须知道炼脂法。将十二月买的极肥大的猪脂，用水浸泡七八日，每日换一次水，之后煎猪脂取其中的清脂没于水中。炼鹅、熊脂都是这个方法。

【原文】

玉屑面脂方。

玉屑　白附子　白茯苓　青木香　姜蕤　白术　白僵蚕　密陀僧　甘松香　乌头　商陆　石膏　黄芪　胡粉　芍药　藁本　防风　芒硝　白檀各一两　当归　土瓜根　桃仁　芎劳各二两　辛夷　桃花　白头翁　零陵香　细辛　知母各半两　猪脂一升　羊肾脂一具　白犬脂　鹅脂各一合

上三十三味切，以酒水各一升合渍一宿，出之，用铜器微火煎令水气尽，候白芷色黄，去滓，停一宿，且以柳枝搅白，乃用之。

【白话解】

玉屑面脂方。

玉屑　白附子　白茯苓　青木香　姜䕷　白术　白僵蚕　密陀僧　甘松香　乌头　商陆　石膏　黄芪　胡粉　芍药　藁本　防风　芒硝　白檀_{各一两}　当归　土瓜根　桃仁　芎𦭴_{各二两}　辛夷　桃花　白头翁　零陵香　细辛知母_{各半两}　猪脂_{一升}　羊肾脂_{一具}　白犬脂　鹅脂_{各一合}

以上三十三味药切细，用酒、水各一升一起浸泡一夜，然后取出，用铜器微火煎，使水汽全部蒸发，等到白芷颜色变黄，去掉渣滓，停放一夜，第二日早上用柳枝搅拌使之变白，就可以用了。

【原文】

又方　令黑者皆白，老者皆少方。

玉屑　寒水石　珊瑚　芎𦭴　当归　土瓜根　菟丝　藁本　辛夷仁　细辛　姜䕷　商陆　白芷　防风　黄芪　白僵蚕　桃仁　木兰皮　藿香　前胡　蜀水花　桂心　冬瓜仁　半夏　白蔹　青木香　杏仁　蘼芜　芒硝　旋覆花　杜蘅　麝香　白茯苓　秦椒　白头翁　礜石　秦皮　杜若　蜀椒　芜菁子　升麻　黄芩　白薇　栀子花_{各六铢}　栝楼仁_{一两}　熊脂　白狗脂　牛髓　鹅脂　羊髓_{各五合}　清酒_{一升}　鹰屎白_{一合}　丁香_{六铢}　猪肪脂_{一升}

上五十四味㕮咀，酒渍一宿，纳脂等合煎，三上三下，酒气尽膏成，绞去滓，下麝香末，一向搅至凝，色变止，瓷器贮，勿泄气。

【白话解】

又方：使黑的都变白，老的都变年轻的方。

玉屑　寒水石　珊瑚　芎𦭴　当归　土瓜根　菟丝　藁本　辛夷仁　细辛　姜䕷　商陆　白芷　防风　黄芪　白僵蚕　桃仁　木兰皮　藿香　前胡　蜀水花　桂心　冬瓜仁　半夏　白蔹　青木香　杏仁　蘼

芫　芒硝　旋覆花　杜蘅　麝香　白茯苓　秦椒　白头翁　礜石　秦皮　杜若　蜀椒　芜菁子　升麻　黄芩　白薇　栀子花各六铢　栝楼仁一两　熊脂　白狗脂　牛髓　鹅脂　羊髓各五合　清酒一升　鹰屎白一合　丁香六铢　猪肪脂一升

　　以上五十四味药切细，用酒浸泡一夜，放入脂等一起煎，沸腾取下，冷却后再煎，反复三次，酒气没有了膏就做成了，绞去渣滓，放入麝香末，向着一个方向搅拌至凝固，颜色变了为止，用瓷器贮存，不要漏气。

【原文】

　　面脂　治面上皱黑，凡是面上之疾皆主之方。

　　丁香　零陵香　桃仁　土瓜根　白蔹　防风　沉香　辛夷　栀子花　当归　麝香　藁本　商陆　芎䓖各三两　萎蕤一本作白及　藿香一本无　白芷　甘松香各二两半　菟丝子三两　白僵蚕　木兰皮各二两半　蜀水花　青木香各二两　冬瓜仁四两　茯苓三两　鹅脂　羊肾脂各一升半　羊髓一升　生猪脂三大升

　　上二十九味㕮咀，先以美酒五升挼猪胰六具，取汁渍药一宿，于猪脂中极微火煎之，三上三下，白芷色黄，以绵一大两纳生布中，绞去滓，入麝香末，以白木篦搅之，至凝乃止，任性用之，良。

【白话解】

　　面脂是治面上皮肤皲裂颜色黝黑，凡是面上的疾病皆可主治的方。

　　丁香　零陵香　桃仁　土瓜根　白蔹　防风　沉香　辛夷　栀子花　当归　麝香　藁本　商陆　芎䓖各三两　萎蕤一本作白及　藿香一本无　白芷　甘松香各二两半　菟丝子三两　白僵蚕　木兰皮各二两半　蜀水

花　青木香各二两　冬瓜仁四两　茯苓三两　鹅脂　羊肾脂各一升半　羊髓一升　生猪脂三大升

以上二十九味药切细,先用美酒五升揉搓六具猪胰,取汁来浸泡药物一夜,再将药放入猪脂中用极微火来煎,沸腾取下,冷却后再煎,反复三次,白芷的颜色变黄,用丝绵裹住一些煎煮物,放入织成后没有经过印染加工的布中,绞去渣滓,放入麝香末,用白木篦搅拌,到凝固为止,随意使用,效果很好。

面膏　去风寒,令面光悦,却老去皱方。

青木香　白附子　芎䓖　白蜡　零陵香　香附子　白芷各二两
茯苓　甘松各一两　羊髓一升半,炼

上十味㕮咀,以水酒各半升浸药经宿,煎三上三下,候水酒尽,膏成,去滓,敷面作妆,如有䵟黯皆落。

【白话解】

面膏是可以驱除风寒,使面光润,防止衰老除去皱纹的方。

青木香　白附子　芎䓖　白蜡　零陵香　香附子　白芷各二两　茯苓　甘松各一两　羊髓一升半,炼

以上十味药切细,用水和酒各半升浸药一夜,煎煮沸腾取下,冷却后再煎,反复三次,等到水和酒煎干了膏就做成了,去掉渣滓,敷面化妆,如面上有雀斑、黑气都会消除。

猪蹄汤　洗手面令光润方。

猪蹄一具　桑白皮　芎䓖　萎蕤各三两　白术二两　白茯苓三两　商陆二两,一作当归　白芷三两

上八味㕮咀,以水三斗煎猪蹄及药,取一斗,去滓,温一盏洗手面,大佳。

【白话解】

猪蹄汤是可以洗手面使之光洁润泽的方。

猪蹄一具　桑白皮　芎䓖　萎蕤各三两　白术二两　白茯苓三两　商陆二两,一作当归　白芷三两

以上八味药切细,用水三斗煎猪蹄和药,煎成一斗,去掉渣滓,加热一盏来洗手面,非常好。

令人面白净悦泽方。

白蔹　白附子　白术　白芷各二两　藁本三两　猪胰三具,水渍去赤汁尽,研

上六味末之,先以芜菁子半升、酒水各半升相和,煎数沸,研如泥,合诸药纳酒水中,以瓷器贮封三日,每夜敷面,旦以浆水洗之。

令人面白净润泽的方。

白蔹　白附子　白术　白芷各二两　藁本三两　猪胰三具,用水浸泡去除所有血水,研末

以上六味药研成末,先用芜菁子半升、酒和水各半升一起调和,煎煮沸腾几次,研成泥状,和各味药纳酒水中,用瓷器贮封三日,每夜拿来敷面,第二日早上用浆水洗净。

【原文】

猪蹄浆　急面皮,去老皱,令人光净方。

大猪蹄一具,净治如食法,以水二升、清浆水一升,不渝[1]釜[2]中煮成胶,以洗手面。又以此药和澡豆夜涂面,旦用浆水洗,面皮即急。

【注释】

[1]渝:《说文解字》:"渝,变汙也。""汙"同"污"。

[2]釜:古代烹饪器,即无脚之锅。

【白话解】

猪蹄浆是紧致面部皮肤,去除皱纹,令人光洁白净的方。

大猪蹄一具,去毛洗净,处理方法和做食物一样,用水二升、清浆水一升,放在干净的锅中煮成胶状,用来洗手面。又晚上用此药调和澡豆涂面,第二日早上用浆水洗净,面上皮肤即紧致。

白面方。

牡蛎三两　土瓜根一两

上二味末之，白蜜和之，涂面即白如玉，且以温浆水洗之，慎风日。

【白话解】

白面方。

牡蛎三两　土瓜根一两

以上两味药研成末，用白蜜调和，涂在面上即白如玉，第二日早上用温浆水洗净，小心不要见风日。

【原文】

鹿角散　令百岁老人面如少女，光泽洁白方。

鹿角长一握　牛乳三升　芎劳　细辛　天门冬　白芷　白附子白术　白蔹各三两　杏仁二七枚　酥三两

上十一味㕮咀，其鹿角先以水渍一百日，出，与诸药纳牛乳中，缓火煎令汁尽，出角，以白练袋贮之，余药勿取。至夜取牛乳石上摩鹿角，取涂面，且以浆洗之，无乳。小便研之亦得。

【白话解】

鹿角散是令百岁老人面如少女，光洁润泽白皙的方。

鹿角长一握　牛乳三升　芎劳　细辛　天门冬　白芷　白附子　白

术　白蔹各三两　　杏仁十四枚　　酥三两

以上十一味药切细,鹿角先用水浸泡一百日,取出,与各种药放入牛乳中,用小火煎使汁全部收干,取出角,用白绢袋贮存,其他药不要。到晚上用牛乳在石上摩鹿角,用来涂面,第二日早上用浆洗净。没有牛乳,用小便来研也可以。

【原文】

令人面洁白悦泽,颜色红润方。

猪胰五具　　芜菁子二两　　栝楼子五两　　桃仁三两

上四味以酒和,熟捣,敷之,慎风日。

【白话解】

令人面洁白润泽,颜色红润的方。

猪胰五具　　芜菁子二两　　栝楼子五两　　桃仁三两

以上四味药用酒调和,捣得很烂,用来敷面,小心不要见风日。

【原文】

又方　采三株桃花,阴干,末之,空心饮[1]服方寸匕,日三,并细腰身。

【注释】

[1] 空心饮:《外台秘要》卷三十二《面色光悦方》作"以酒饮"。

又方：采三株桃花，阴干，研成末，空腹用水送服方寸匕，每日三次，还可以瘦腰身。

【原文】

又方　以酒渍桃花服之，好颜色，治百病，三月三日收。

【白话解】

又方：用酒浸泡桃花服用，使面色好，治各种病，在三月三日采收。

【原文】

桃花丸　治面黑𪒠，令人洁白光悦方。

桃花二升　桂心　乌喙　甘草各一两

上四味末之，白蜜为丸，服如大豆许十丸，日二，十日易形。一方有白附子、甜瓜子、杏仁各一两，为七味。

【白话解】

桃花丸是治面上雀斑，令人白皙光润的方。

桃花二升　桂心　乌喙　甘草各一两

以上四味药研成末，用白蜜调和为丸，服如大约大豆大的十丸，每日二次，服用十日能改变容貌气色。一方有白附子、甜瓜子、杏仁各一两，为七味药。

【原文】

白杨皮散　治面与手足黑,令光泽洁白方。

白杨皮十八铢,一方用橘皮　桃花一两　白瓜子仁三十铢

上三味治下筛,温酒服方寸匕,日三。欲白加瓜子,欲赤加桃花。三十日面白,五十日手足俱白。

【白话解】

白杨皮散是治面与手足黑,使之光泽洁白的方。

白杨皮十八铢,一方用橘皮　桃花一两　白瓜子仁三十铢

以上三味药碾细过筛,用温酒服方寸匕,每日三次。想要白加瓜子,想要红润加桃花。三十日面变白,五十日手足都变白。

【原文】

治面䵟𪒟内外治方。

成炼松脂为末,温酒服三合,日三服,尽三升,无不瘥。

【白话解】

治面上雀斑、黑气,且能内外兼治的方。

已经炼好的松脂研成末,用温酒送服三合,每日三次,服完三升没有不痊愈的。

治外膏方。

白芷　白蜡各二两　白附子　辛夷　防风　乌头　藿香各半两
藁本一两　姜蕤　零陵香各半两　商陆　麝香各六铢　牛脂　鹅脂各一
升　羊脂五合　麻油二合

上十六味薄切，醋渍浃浃然一宿，合煎^[1]，候白芷色黄膏成。以皂
荚汤洗面，敷之，日三。

【注释】

[1] 合煎：《外台秘要》卷三十二《面䵟黯方》作"以诸脂油煎"。

【白话解】

治外膏方。

白芷　白蜡各二两　白附子　辛夷　防风　乌头　藿香各半两　藁本
一两　姜蕤　零陵香各半两　商陆　麝香各六铢　牛脂　鹅脂各一升　羊脂
五合　麻油二合

以上十六味药切薄，用醋浸泡一夜使之透彻，放在一起煎，等到白芷
颜色变黄，膏就做成了。用皂荚汤洗面，然后敷膏，每日三次。

又方　白矾　石硫黄　白附子各六铢。

上三味为末，以醋一盏渍之三日^[1]，夜净洗面，敷之，莫见风日，
三七日慎之，白如雪。

【注释】

[1] 三日:《外台秘要》卷三十二《面皯黯方》作"一宿"。

【白话解】

又方:白矾　石硫黄　白附子各六铢。

以上三味药研成末,用醋一盏浸泡三日,晚上净洗面后敷上,不要见风日,守禁忌二十一日,面白皙如雪。

【原文】

又方　鸡子三枚　丁香一两　胡粉一两,细研。

上三味,先以醋一升渍七日后,取鸡子白调香粉令匀,以浆水洗面,敷之。

【白话解】

又方:鸡子三枚　丁香一两　胡粉一两,研细。

以上三味药,先用醋一升浸泡七日后,取鸡蛋清调香粉使之均匀,用浆水洗面后敷上。

【原文】

治面䵴方。

李子仁末和鸡子白,敷一宿即落。

治面上雀斑的方。

取李子仁末与鸡蛋清调和，敷面一夜，雀斑就会脱落。

【原文】

又方　白羊乳二升　羊胰二具，水浸，去汁，细擘　甘草二两，末

上三味相和一宿，先以醋浆水洗面，生布拭之，夜敷药两遍，明旦以猪蹄汤洗却。每夜洗之[1]。

【注释】

[1] 每夜洗之《外台秘要》卷三十二《面䵟黯方》作"又依前为之即尽"。

【白话解】

又方：白羊乳二升　羊胰二具，用水浸泡，去掉汁液，细细掰开　甘草二两，研成末。

以上三味药调和在一起放一夜，先用醋浆水洗面，用织成后没有经过印染加工的布拭干，夜晚敷药两遍，第二日早上用猪蹄汤洗净。每夜都洗。

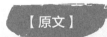

又方　白附子末，酒和敷之[1]，即落。

【注释】

[1] 酒和敷之:《外台秘要》卷三十二《面皯黯方》作"以水和涂上,频频用"。

【白话解】

又方:白附子研成末与酒调和,敷在雀斑上就会脱落。

【原文】

又方　桂心　石盐[1]　蜜各等分。

上三味末之,相和以敷。

【注释】

[1] 石盐:《外台秘要》卷三十二《面皯黯方》作"石姜末"。

【白话解】

又方:桂心　石盐　蜜各等份。

以上三味研成末,调和来敷。

【原文】

治人面皯黯黑,肤色粗陋,皮厚状丑方。

羖羊胫骨末,以鸡子白和敷之,旦以白粱米泔洗之,三日白如珂雪。

治人面上雀斑、黑气,皮肤粗糙、又厚又难看的方。

山羊胫骨研成末,用鸡蛋清调和来敷,第二日早上用白粱米的淘米水洗净,三日面色变得如雪一般洁白。

【原文】

又方　白蜜和茯苓粉敷之,七日愈。

【白话解】

又方:用白蜜和茯苓粉敷面,七日痊愈。

【原文】

又方　杏仁末之　鸡子白。

上二味相和,夜涂面,明旦以米泔洗之。

【白话解】

又方:杏仁研成末　鸡子白。

以上两味药调和在一起,晚上用来涂面,第二日早上用淘米水洗净。

【原文】

又方　杏仁酒浸皮脱,捣,绢袋盛,夜拭面。

【白话解】

又方:杏仁用酒浸泡脱去皮,捣烂,用绢袋装,晚上用来擦面。

【原文】

又方　酒浸鸡子三枚,密封四七日成,敷面,白如雪。

【白话解】

又方:用酒浸泡鸡蛋三枚,密封二十八日完成,用来敷面,面色白
如雪。

【原文】

治面䵟䵽,令悦泽光白润好及手皴方。

猪蹄两具,治如食法　白粱米一斗,洗令净

上二味以水五斗合煮猪蹄烂,取清汁三斗,用煮后药。

白茯苓　商陆各五两　姜蕨一两　白芷　藁本各二两

上五味㕮咀,以前药汁三斗,并研桃仁[1]一升,合煮取一斗五升,

去滓,瓷瓶贮之,纳甘松、零陵香末各一两入膏中,搅令匀,绵幕之,每夜用涂手面。

【注释】

【注释】

[1] 桃仁:元本、道藏本、四库本并作"杏仁"。

【白话解】

治面上雀斑、黑气,使人容颜润泽光洁白皙美好,以及治疗手部皲裂的方。

猪蹄两具,处理方法和做成食物一样　白粱米一斗,洗干净

以上两味药加五斗水一起熬猪蹄,熬到烂,取清汁三斗,用来煮以下的药物。

白茯苓　商陆各五两　菱蕤一两　白芷　藁本各二两

以上五味药切细,用前面的药汁三斗,以及研过的桃仁一升,一起煮成汤药一斗五升,去掉渣滓,用瓷瓶贮存,放甘松、零陵香末各一两入膏中,搅拌均匀,以丝绵覆盖住,每晚用来涂手和面。

【原文】

治黯黵乌黶,令面洁白方。

马珂二两　珊瑚　白附子　鹰屎白各一两

上四味研成粉,和匀,用人乳调以敷面,夜夜著之,明旦以温浆水洗之。

【白话解】

治面上雀斑、黑气、面色发乌、黑痣,使面光洁白皙的方。

马珂二两　珊瑚　白附子　鹰屎白各一两

以上四味药研成粉,调和均匀,用人乳调来敷面,每夜都敷,第二日早上用温浆水洗净。

治面黑生野疱方。

白蔹十二铢　生礜石《救急方》无礜石　白石脂各六铢　杏仁三铢

上四味研,和鸡子白,夜卧涂面上,旦用井花水洗之。

【白话解】

治面色黝黑、雀斑、粉刺的方。

白蔹十二铢　生礜石《救急方》无礜石　白石脂各六铢　杏仁三铢

以上四味药研成末,用鸡蛋清来调和,夜里睡觉时将药涂在脸上,第二日早上用第一次汲取的井泉水洗净。

治面野疱,令人悦白方。

栝楼子六合　麝香半两　白石脂五合　雀屎二合,去黑

上四味捣筛,别研麝香、雀粪、白石脂,和合,取生菟丝苗汁和之如薄泥,先用澡豆洗去面上腻,以涂野上,日夜三四过,旦以温浆水洗之,任意作妆。

治面上雀斑、粉刺,使人容颜润泽白皙的方。

栝楼子六合　麝香半两　白石脂五合　雀屎二合,去掉黑色的

以上四味药捣细过筛,另外将麝香、雀屎、白石脂研成末,混合,用生菟丝苗的汁调和成薄薄的泥状,先用澡豆洗去面上的油腻,再涂在雀斑上,白天晚上涂三四次,第二日早上用温浆水洗净,可随意化妆。

【原文】

治黠子面不净方。

以上朱砂研细如粉,和白蜜涂之,且以醋浆洗之,大验。

【白话解】

治雀斑面部不干净的方。

将上好的朱砂研细如粉,用白蜜调和涂面,第二日早上用醋浆洗净,非常灵验。

【原文】

又方　白附子　香附子　白檀　马珂　紫檀各两。

上五味末之,白蜜和如杏仁大,阴干,用时以水研涂面,且以温水洗,忌风油,七日面如莲花。

又方:白附子　香附子　白檀　马珂　紫檀各两。

以上五味药研成末,用白蜜调和成如杏仁大,阴干,用时用水研开涂面,早上用温水洗,忌风吹和沾油,使用七日面如莲花一样白。

【原文】

治面黑野黯皮皱皴散方。

白附子　密陀僧　牡蛎　茯苓　芎䓖各二两

上五味末之,和以羖羊乳,夜涂面,以手摩之,旦用浆水洗,不过五六度,一重皮脱,野瘥矣。

【白话解】

治面色黝黑、雀斑、黑气,皮肤皱缩、皲裂的方。

白附子　密陀僧　牡蛎　茯苓　芎䓖各二两

以上五味药研成末,用山羊乳调和,晚上用来涂面,用手按摩,第二日早上用浆水洗净,不超过五六次,脱掉一重皮,雀斑就痊愈了。

【原文】

白瓜子丸　治面野黯,令色白方。

白瓜子二两　藁本　远志　杜蘅各一两　天门冬三两　白芷　当

归　车前子　云母粉各一两　柏子仁　细辛　橘皮　栝楼仁　铅丹

白石脂各半两

上十五味末之,蜜和,空腹服如梧子二十丸,日三。

【白话解】

白瓜子丸是治面上雀斑、黑气,令面白皙的方。

白瓜子二两　藁本　远志　杜蘅各一两　天门冬三两　白芷　当归

车前子　云母粉各一两　柏子仁　细辛　橘皮　栝楼仁　铅丹　白石脂

各半两

以上十五味研成末,用蜜调和,空腹服用如梧子大的二十丸,每日

三次。

【原文】

去面上皯子黑痣方。

夜以暖浆水洗面,以生布揩皯子令赤痛,水研白旃檀,取汁令浓,

以涂皯子上,旦以暖浆水洗之,仍以鹰屎白粉其上。

【白话解】

去除面上黑褐色斑点黑痣的方。

晚上用暖浆水洗面,用织成后没有经过印染加工的布摩擦黑褐色斑

点到发红、痛,用水研开白旃檀,取浓汁涂在黑褐色斑点上,第二日早上用

暖浆水洗净,接着用鹰屎白粉敷在上面。

治粉滓野黡方。

白蔹十二铢　白石脂六铢

上二味捣筛,以鸡子白和,夜卧涂面,旦用井花水洗。

【白话解】

治疗粉刺、雀斑、面上黑气的方。

白蔹十二铢　白石脂六铢

以上两味药捣细过筛,用鸡蛋清来调和,晚上睡觉时把药涂在脸上,早上用第一次汲取的井泉水洗去。

去粉滓野黡皱疱及草毛,令面悦泽光润如十四五时方。

黄芪　白术　白蔹　萎蕤　土瓜根[1]　商陆　蜀水花　鹰屎白各一两　防风一两半　白芷　细辛　青木香　芎䓖　白附子　杏仁各二两

上十五味末之,以鸡子白和作挺,阴干[2]。石上研之,以浆水涂面,夜用,旦以水洗。细绢罗如粉,佳。

【注释】

[1] 土瓜根:《外台秘要》卷三十二《面粉滓方》无此药,为十四味。

[2] 阴干:《外台秘要》卷三十二《面粉滓方》作"曝干"。

　　去粉刺、雀斑、黑气、皮肤皲裂、脓疱及茸毛,令面润泽光洁如十四五岁时的方。

　　黄芪　白术　白蔹　菱蕤　土瓜根　商陆　蜀水花　鹰屎白各一两
防风一两半　白芷　细辛　青木香　芎䓖　白附子　杏仁各二两

　　以上十五味药研成末,用鸡蛋清调和做成条状,阴干。在石上研磨,用浆水调来涂面,晚上用,第二日早上用水洗净。用细绢筛过成粉状,效果好。

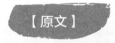

【原文】

　　治面粉泽方　熬矾石以清酒和敷之,不过三上。

【白话解】

　　治面上粉刺的方:熬矾石,用清酒调和敷在粉刺上,不过三次就好。

【原文】

　　又方　捣生菟丝苗汁涂,不过三上。

【白话解】

　　又方:捣生菟丝苗取汁涂在上面,不过三次就好。

治面疱方。

羖羊胆　牛胆各一具　淳酒一升

上三味合煮三五沸,敷之。

【白话解】

治面部粉刺的方。

山羊胆　牛胆各一具　淳酒一升

以上三味一起煮,沸腾三五次,用来敷面。

【原文】

白膏　治面瘙[1]疱疥痈恶疮方。

附子十五枚　野葛一尺五寸　蜀椒一升

上三味哎咀,以醋渍一宿,猪膏一斤煎令附子黄,去滓涂之,日三。

【注释】

[1] 瘙(zhā):酒渣鼻上的红斑。

【白话解】

白膏是治疗酒渣鼻、粉刺、疥疮、痈、恶疮的方。

附子十五枚　野葛一尺五寸　蜀椒一升

以上三味药切细,用醋来浸泡一夜,加一斤猪膏熬到附子的颜色变黄时,去掉渣滓用来涂在患处,每日三次。

栀子丸　治酒瘙鼻疱方。

栀子仁三升　芎劳四两　大黄六两　豉三升　木兰皮半两　甘草四两

上六味末之，蜜和，服十丸如梧桐子，日三，稍加至十五丸。

【白话解】

栀子丸是治酒渣鼻发脓疱的方。

栀子仁三升　芎劳四两　大黄六两　豉三升　木兰皮半两　甘草四两

以上六味药研成末，用蜜调和，每次服如梧桐子大的十丸，每日三次，渐渐加至十五丸。

【原文】

薄鼻疱方。

蒺藜子　栀子仁　豉各一升　木兰皮半斤，一本无

上四味末之，以醋浆水和如泥，夜涂上，日未出时，暖水洗之。亦灭瘢痕。

【白话解】

敷酒渣鼻发脓疱的方。

蒺藜子　栀子仁　豉各一升　木兰皮半斤，一本无

以上四味药研成末，用醋浆水调和成泥状，晚上涂在患处，在太阳未出来前用暖水洗净。也可以消除瘢痕。

治面瘤疱方。

鸬鹚屎一升，末之，以腊月猪脂和令匀，夜敷之。

【白话解】

治疗酒渣鼻、粉刺的方。

鸬鹚屎一升，研成末，用腊月的猪脂调和均匀，晚上敷在患处。

【原文】

治面上风方。

玉屑　密陀僧　珊瑚各二两　白附子三两

上四味末之，以酥和，夜敷面上，旦洗之。亦灭瘢痕。

【白话解】

治面上游风的方。

玉屑　密陀僧　珊瑚各二两　白附子三两

以上四味药研成末，用酥来调和，晚上敷在面上，第二日早上洗净。也可以消除瘢痕。

【原文】

治面疱甚者方。

冬葵子　柏子仁　茯苓　冬瓜子

上四味各等分末之，酒服方寸匕，食后服，日三。

治面部粉刺严重的方。

冬葵子　柏子仁　茯苓　冬瓜子

以上四味药各取等份研成末,每次用酒送服方寸匕,在饭后服,每日三次。

【原文】

治面疱方。

荠苨　肉桂_{各二两}

上二味为末,以醋浆服方寸匕,日一。亦治䵟䵩及灭瘢去黑痣。

治面上粉刺的方。

荠苨　肉桂各二两

以上两味药研成末,用醋浆服方寸匕,每日一次。也治面上雀斑、黑气及消除瘢痕去黑痣。

【原文】

又方　枸杞根_{一十斤}　生地黄_{三斤}。

上二味,先捣筛枸杞,又捣碎地黄,曝干,合筛,空腹酒服方寸匕,日三。久服颜如童子,秘之。

又方:枸杞根一十斤　生地黄三斤。

以上两味药,先将枸杞捣烂过筛,又捣碎地黄,晒干,放在一起筛,空腹用酒送服方寸匕,每日三次。长期服用容颜像小孩一样,要秘而不传。

【原文】

治面疱方。

木兰皮一斤,以三年醋渍,令没百日,曝干,末之,温酒服方寸匕,日三。

【白话解】

治面上粉刺的方。

木兰皮一斤,用三年的陈醋浸泡,要完全没过,浸泡百日,晒干,研成末,用温酒送服方寸匕,每日三次。

【原文】

治面有热毒恶疮方。

胡粉熬 黄檗炙 黄连各等分

上三味末之,以粉上,取瘥止。若疮干,以面脂调涂之,日三。

【白话解】

治面部有热毒恶疮的方。

胡粉熬 黄柏炙 黄连各等份

以上三味药研成末,用来涂在患处,直到痊愈为止。若疮是干的,就用面脂调和来涂上,每日三次。

灭瘢痕方。

以猪脂三斤饲乌鸡一只,令三日使尽,后取白屎,纳白芷当归各一两,煎白芷色黄,去滓,纳以鹰屎白半两,搅令调,敷之,日三[1]。

【注释】

[1] 日三:《外台秘要》卷二十九《灭瘢痕方》作"旦洗之"。

【白话解】

消除瘢痕的方。

用猪脂三斤喂一只乌鸡,三日全部喂完,然后取白屎,放入白芷当归各一两,煎到白芷颜色变黄,去掉渣滓,放入鹰屎白半两,搅拌均匀,敷在瘢痕处,每日三次。

又方 禹余粮、半夏等分末之,以鸡子黄和,先以新布拭瘢令赤,以涂之,勿见风,日二,十日瘥,十年者亦灭。

【白话解】

又方:禹余粮、半夏等份研成末,用鸡蛋黄来调和,先用新布拭瘢痕到发红,用药涂上,不要见风,每日涂二次,十日痊愈,十年的瘢痕也能消除。

又方　鹰屎白一合　辛夷一两　白附子　杜若　细辛各半两。

上五味哎咀,以酒五合浸一宿,以羊髓五两微火煎三上三下,去
滓,小伤瘢上敷之,日三。

【白话解】

又方:鹰屎白一合　辛夷一两　白附子　杜若　细辛各半两。

以上五味药切细,用酒五合浸一夜,用羊髓五两微火煎煮沸腾取下,
冷却后再煎,反复三次,去掉渣滓,敷在小伤瘢痕上,每日三次。

灭瘢痕,无问新旧必除方。

以人精和鹰屎白,敷之,日二,白蜜亦得。

【白话解】

无论新旧瘢痕必定消除的方。

用人的精液调和鹰屎白,敷在瘢痕上,每日二次,白蜜也可以。

治瘢痕凸出方。

春夏以大麦麨[1],秋冬以小麦麨,好细绢下筛,以酥和封上。

【注释】

[1] 麨(chǎo):干饭屑也,出自《广韵·上声·有·糗》。

【白话解】

治瘢痕凸出的方。

春夏用大麦炒成的面粉,秋冬用小麦炒成的面粉,用上等的细绢筛过,用酥调和封上。

【原文】

又方　鹰屎白一两　衣白鱼二七枚。

上二味末之,蜜和以敷,日三五度,良。

【白话解】

又方:鹰屎白一两　衣白鱼十四枚。

以上两味药研成末,用蜜调和来敷,每日三五次,效果好。

【原文】

又方　鹰屎白二两　白僵蚕二两半。

上二味末之,以白蜜和敷上,日三。慎五辛生菜。

【白话解】

又方:鹰屎白二两　白僵蚕二两半。

以上两味研成末,用白蜜调和来敷,每日三次。不要吃五辛和生菜。

又方　腊月猪脂四升,煎大鼠一枚令消尽,以生布拭上皮令赤,涂之,不过四五上。

【白话解】

又方:用腊月的猪脂四升煎大鼠一只,使其完全消融,用织成后没有经过印染加工的布拭上皮使之发红,涂上药,不过四五次就痊愈。

治身及面上印文方　针刺字上破,以醋调赤土薄之,干又易,以黑灭即止。

【白话解】

消除身上及面部印纹的方:用针刺破所纹的字,用醋调红土来敷上,干后又换药,直到黑纹消失为止。

卷第十三心脏

头面风第八

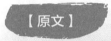

【原文】

治肺劳热，不问冬夏老少，头生白屑，瘙痒不堪，然肺为五脏之盖，其劳损伤肺，气冲头顶，致使头痒，多生白屑，搔之随手起，人多患此，皆从肺来，世呼为头风也，沐头汤方。

大麻子　秦椒各三升　皂荚屑五合

上三味熟研，纳泔中一宿渍，去滓，木匕搅百遍，取劳乃用沐头发际，更别作皂荚汤濯之，然后敷膏。《肘后》无皂荚。

【白话解】

治疗劳伤肺脏发热，不论季节、年纪长幼，头生白屑，瘙痒难以忍受，而肺是五脏的华盖，劳损伤肺，气冲头顶，致使头痒，多生白屑，用手搔头就有白屑随手而起，人常常患这种病，都是因为肺的缘故，世俗称为头风，沐头汤方。

大麻子　秦椒各三升　皂荚屑五合

以上三味反复研磨，放入淘米水中浸泡一夜，去掉渣滓，用木勺搅拌百遍，治疗时就用来洗头，又另外制作皂荚汤来洗净，然后敷膏。《肘后备急方》没有皂荚。

又方　菊花　独活　茵芋　防风　细辛　蜀椒　皂荚　杜蘅　莽草　桂心各等分。

上十味可作汤沐及熨之。

【白话解】

又方：菊花　独活　茵芋　防风　细辛　蜀椒　皂荚　杜蘅　莽草　桂心各等份。

以上十味药可煎汤洗头和热敷头。

风头沐汤方。

猪椒根三两　麻黄根　防风各二两　细辛　茵芋各一两

上五味㕮咀，以水三斗煮取一斗，去滓，温以沐头。

【白话解】

风头沐汤方。

猪椒根三两　麻黄根　防风各二两　细辛　茵芋各一两

以上五味药切细，用水三斗煮成一斗，去掉渣滓，温热时用来洗头。

又方　葶苈子煮沐,不过三四度,愈。

又方:葶苈子煮汤来洗头,不超过三四次就能痊愈。

又方　蜀椒二升以水煮取汁,沐发,良。

又方:蜀椒二升用水煮取汁来洗发,效果好。

又方　以桑灰汁沐头,去白屑,神良。

又方:用桑灰汁来洗头,去白屑非常有效。

【原文】

治头项强,不得顾视方　蒸好大豆一斗令变色,纳囊中枕之。

【白话解】

治头颈僵硬不能回头看的方:蒸好大豆一斗到改变颜色,放入囊中当枕头。

【原文】

又方　常以九月九日取菊花,作枕袋枕头,良。

【白话解】

又方:常用九月九日摘取的菊花做枕头,效果好。

【原文】

又方　八月后取荆芥铺床,又作枕枕头,立春日去之。

【白话解】

又方:八月后取荆芥铺床,又做成枕头枕来睡觉,立春日取掉。

又方 穿地作小坑,烧令赤,以水沃之令小冷,纳生桃叶满,其上布席卧之,令项当药上,以衣著项两边,令气蒸病上,汗出良久,愈。若病大者,作地坑亦大。

【白话解】

又方:在地上挖一个小坑,烧到发红,用水浇使之稍微冷却,坑中放满生桃叶,上面放置席子,躺在席上,使颈部正好在药物上,用衣服盖在颈部两边,使药气上蒸病位,出汗好一会儿就痊愈了。如果病位大的,挖的地坑也要大。

【原文】

令白发还黑方 乌麻九蒸九曝,末之,以枣膏丸,久服之,佳。

【白话解】

使白发变黑的方:乌麻九蒸九晒,研成末,用枣膏调制成丸,长期服用,效果好。

【原文】

又方 陇西白芷 旋覆花 秦椒各一升 桂心一尺。
上四味治下筛,以井花水服方寸匕,日三,三十日白发还黑。禁房室。

又方:陇西白芷　旋覆花　秦椒各一升　桂心一尺。

以上四味药碾细过筛,用早晨第一次汲取的井泉水送服方寸匕,每日三次,服三十日白发变黑。禁行房事。

【原文】

治头发落不止,石灰酒方。

石灰三升细筛,水拌令湿,极熟蒸之,炒令至焦,以木札投之火即著为候,停冷,取三升绢袋贮之,以酒三斗渍三宿。初服半合,日三四夜二,稍加至一合,甚神验。

【白话解】

治头发不停脱落,用石灰酒方。

石灰三升碾细过筛,加水搅拌令湿,变成熟石灰,炒到非常焦,把书写用的小木片投进去马上能着火为度,放冷,取三升用绢袋贮存,用酒三斗浸泡三夜。起初每次服半合,白天三四次夜晚二次,逐渐增加至每次服一合,效验非凡。

【原文】

治脉极虚寒,鬓发堕落,令发润泽,沐头方。

桑根白皮切三升,以水五升淹渍,煮五六沸,去滓,洗沐发,数数为之,自不复落。

【白话解】

治脉极虚寒,鬓发堕落,使头发润泽,沐头方。

桑根白皮三升切细,加水五升浸泡,煮沸五六次,去掉渣滓用来洗发,经常洗,自然不再脱落。

【原文】

又方　麻子_{三升,碎}　白桐叶_{切,一把}。

上二味以米泔汁二斗煮五六沸,去滓,以洗沐,则鬓不落而长,甚有验。

【白话解】

又方:麻子_{三升,碎}　白桐叶_{切,一把}。

以上两味药用淘米水二斗煮沸五六次,去掉渣滓用来洗头,那么头发就会不脱落反而生长,效验非凡。

【原文】

发鬓堕落,令生长方。

生柏叶_{切,一升}　附子_{四枚}　猪膏_{三升}

上三味末之,以膏和为三十丸,用布裹一丸,纳煎沐头泔汁中,沐发长不落。其药密收贮,勿令泄气。

鬓发堕落,使其生长的方。

生柏叶切,一升　附子四枚　猪膏三升

以上三味药研成末,用猪膏调和成三十丸,用布包裹一丸,放入洗头的淘米水中煮,用来洗发可使头发长期不脱落。这种药要密封贮存,不能漏气。

【原文】

又方　麻叶　桑叶。

上二味以泔煮,去滓,沐发七遍,长六尺。

【白话解】

又方:麻叶　桑叶。

以上两味药用淘米水煮,去掉渣滓,用来洗发七遍,头发可长六尺。

【原文】

治头中风痒白屑,生发膏方。

蔓荆子　附子　细辛　续断　皂荚　泽兰　零陵香　防风杏仁　藿香　白芷各二两　松叶　石南各三两　莽草一两　松膏　马鬐膏[1]　猪脂各二升　熊脂二升

上十八味㕮咀,以清醋三升渍药一宿,明旦以马鬐膏等微火煎,三上三下,以白芷色黄膏成,用以泽发。

[1] 马鬐(qí)膏：马项下的皮下脂肪。鬐，马项上的毛，出自《广韵》。

【白话解】

治头痒起白屑，助生发的膏方。

蔓荆子　附子　细辛　续断　皂荚　泽兰　零陵香　防风　杏仁　藿香　白芷各二两　松叶　石南各三两　莽草一两　松膏　马鬐膏　猪脂各二升　熊脂二升

以上十八味药切细，用清醋三升浸泡一夜，第二日早上用马鬐膏等微火煎，沸腾取下，冷却后再煎，反复三次，等白芷颜色变黄，膏就好了，用来滋润头发。

【原文】

治头风痒白屑，生发膏方。

乌喙三两　莽草　石南　细辛　续断　皂荚　泽兰　白术　辛夷　防风　白芷各二两　竹叶　松叶　柏叶各半升　猪脂四升

上十五味㕮咀，以清醋三升渍一宿，明旦微火以脂煎，三上三下，白芷色黄膏成，去滓滤取，沐发了涂之。一方用生油三大升。《千金翼》无石南，用杏仁，不用白芷，灰汁洗头，去白屑，神良。

【白话解】

治头痒起白屑，助生发的膏方。

乌喙三两　莽草　石南　细辛　续断　皂荚　泽兰　白术　辛夷　防风　白芷各二两　竹叶　松叶　柏叶各半升　猪脂四升

以上十五味药切细，用清醋三升浸泡一夜，第二日早上与猪脂一起用微火煎,沸腾取下,冷却后再煎,反复三次,白芷颜色变黄,膏就好了,去掉渣滓过滤取膏,洗完发后涂抹。另一个方用生油三大升。《千金翼方》没有石南,用杏仁,不用白芷,用灰汁洗头,去白屑,非常有效。

生发膏方。

丁香　甘松香各一两　零陵香　吴藿香　细辛　蜀椒各二两　白芷　泽兰　大麻子　桑白皮　桑寄生　牡荆子　首蓿　辛夷仁　杏仁　芎䓖　防风　莽草各一两　胡麻油一升　竹叶　松叶　柏叶各半升　腊猪膏一升　乌鸡肪　雁肪各一合

上二十五味咬咀,以醋渍一宿,纳油膏中,微火三上三下,白芷色黄膏成,去滓,涂头,发生,日二夜一。

【白话解】

助生发的膏方。

丁香　甘松香各一两　零陵香　吴藿香　细辛　蜀椒各二两　白芷　泽兰　大麻子　桑白皮　桑寄生　牡荆子　首蓿　辛夷仁　杏仁　芎䓖　防风　莽草各一两　胡麻油一升　竹叶　松叶　柏叶各半升　腊猪膏一升　乌鸡肪　雁肪各一合

以上二十五味药切细,用醋浸泡一夜,放入油膏中,用微火煎,沸腾取下,冷却后再煎,反复三次,白芷颜色变黄,膏就好了,去掉渣滓,涂在头发上能生发,白天用两次,晚上用一次。

鬓发堕落,令生长方。

附子　蔓荆子　柏子仁各三分

上三味,以乌鸡膏和,捣三千杵,贮新瓷器中,封百日出。以马鬐膏和,以敷头讫,巾裹之,勿令见风,日三,即生。《肘后》不用柏子仁,以酒渍,泽沐。

【白话解】

鬓发脱落,使其生长的方。

附子　蔓荆子　柏子仁各三分

以上三味药,用乌鸡膏调和,捣三千杵,储存在新瓷器中,封闭百日取出。用马鬐膏调和来敷头,之后用毛巾裹头,使其不被风吹,每日三次,头发即生。《肘后备急方》不用柏子仁,用酒浸泡来润发洗发。

【原文】

发鬓秃落,生发膏方。

莽草一两　防风　升麻　白芷　莽苔各二两　蜣螂四个　驴鬐膏
豹膏一作狗膏　马鬐膏　熊膏一作雄鸡膏　猪膏

上十一味,诸膏成煎各半升,合煎诸药,沸则下停冷,复上火,三五沸止,绞去滓,敷头,当泽用之。

【白话解】

头发秃落,助生发的膏方。

莽草—两　防风　升麻　白芷　荠苨各二两　蜣螂四个　驴鬐膏　豹膏—作狗膏　马鬐膏　熊膏—作雄鸡膏　猪膏

以上十一味药,先煎好每种膏各半升,再和各种药一起煮,煮沸就停火冷却,然后又上火煮,煮沸三五次停止,绞去渣滓,敷在头上,在润发的时候用。

发落生发方。

白芷　附子　防风　芎蒡　莽草　辛夷　细辛　黄芩　当归各一两　大黄—两半　蔓荆子—升　蜀椒—两

上十二味㕮咀,以马鬐膏五合、腊月猪膏三升合诸药,微火煎,白芷色黄膏成。先洗头,后用膏敷如常泽法。勿近面,面生毛也。亦治眉落。

【白话解】

头发脱落,可以生发的方。

白芷　附子　防风　芎蒡　莽草　辛夷　细辛　黄芩　当归各—两　大黄—两半　蔓荆子—升　蜀椒—两

以上十二味药切细,用马鬐膏五合、腊月猪膏三升将各种药调和,用微火煎,白芷颜色变黄,膏就好了。先洗头,然后用膏敷头,像平常润泽头发一样。不要靠近脸,会让脸生毛。也可以治疗眉毛脱落。

治风头毛发落不生方。

铁上生衣研,以腊月猪脂和,涂之,日三。亦治眉毛落。

【白话解】

治因风邪侵入头部导致毛发脱落不生的方。

铁锈研末,用腊月猪油调和,涂抹在头上,每日三次。也治眉毛脱落。

发落不生令长方。

麻子一升熬黑,压取脂,以敷头,长发妙。

【白话解】

头发脱落不生,使其生长的方。

麻子一升熬黑,压榨取油脂用来敷头,生发效果很好。

又方　雁肪敷之。

【白话解】

又方:用雁的脂肪敷头。

又方　多取乌麻花,瓷瓮盛,密盖,深埋之,百日出,用涂发,令发易长而黑。

【白话解】

又方:取多些乌麻花,用瓷瓮装好,密封,深深埋在土里,过一百日取出,用其涂在头发上,可以使头发容易生长而且颜色黑。

【原文】

生眉毛方。

墙上青衣　铁生衣

上二味等分末之,以水和涂,即生。

【白话解】

生眉毛的方。

土砖所砌旧墙表面的黑光　铁锈

以上两味药等份研成末,用水调和涂在眉上,很快能长出来。

【原文】

又方　七月乌麻花阴干,末之,以生乌麻油渍之,二日一涂。

又方：七月收取的乌麻花阴干，研成末，用生乌麻油来浸泡，二日涂一次。

【原文】

眉毛鬓发火烧疮瘢毛不生方。

蒲灰、正月狗脑和敷，即生。

【白话解】

治眉毛、头发因火烧、疮痕毛发不生的方。

用蒲灰、正月狗脑调和敷，很快能长出来。

【原文】

治秃顶方。

芜菁子末醋和，敷之，日三。

【白话解】

治秃顶的方。

将芜菁子研成末与醋调和，敷头，一日三次。

又方 东行枣根长三尺，以中央安甑[1]中心蒸之，以器承两头汁，涂头，发即生。《肘后》作桑根。

【注释】

[1]甑：古代蒸饭的一种瓦器。底部有许多透蒸汽的孔格，置于鬲上蒸煮，如同现代的蒸锅。

【白话解】

又方：向东生长的枣树根三尺，将其中间部分放在蒸锅中心位置上蒸煮，用器皿承接两头流出的汁，用来涂在头上，头发很快就长出来。《肘后备急方》作桑根。

又方 麻子三升熬焦，末之，以猪脂和，涂之，发生为度。

【白话解】

又方：麻子三升熬焦，研成末，用猪脂调和，涂在头上，以头发长出为度。

令发不生方。

除日自拔毛，以鳖脂涂之。又猪狗胆涂之。又狗乳亦涂之。

【白话解】

令发不生的方。

除夕日自己拔毛，用鳖脂涂毛孔。又可以用猪狗胆涂毛孔。又可以用狗乳汁涂毛孔。

又方　用白蜜敷发孔，即不复生也。

【白话解】

又方：用白蜜敷发孔，就不再生长了。

又方　蚌灰、鳖脂相和，新拔毛即涂毛孔上，永不生。

又方：用蚌蛤灰和鳖脂相调和，刚刚拔头发就涂在毛孔上，永远不长头发。

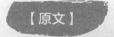

染须发方。

胡粉三两　石灰六两，绢筛，火熬令黄

上二味，以榆皮作汤，和之如粉。先以皂荚汤洗发令极净，不得令有腻气，好曝干，夜即以药涂发上令匀，讫，取桑叶相缀，著头巾上遍，以裹发一夜，至旦取醋浆热暖，三遍净洗发，又以醋泔热暖洗发，又取生胡麻苗，捣取汁三升，和水煮一二沸，净滤以濯发，讫，又用油汤濯之，百日黑如漆。

【白话解】

染须发的方。

胡粉三两　石灰六两，用绢筛过，用火熬使之变黄

以上两味药，用榆树皮煮水，调和成粉。先用皂荚汤将头发洗得非常干净，不能让头发有油腻，好好晒干，晚上就将药粉均匀地涂在头发上，涂完后取桑叶相连缀附在整个头巾上，用来包裹头发一夜，到第二日早上，用温热的醋浆洗发三遍，将头发洗干净后，又用温热的醋和淘米水洗头发。又取生胡麻苗捣烂取汁三升，加水煮，沸腾一两次，过滤干净用来洗发，洗完后再用油汤洗发，百日头发乌黑似漆。

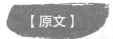

又方　生油渍乌梅,常用敷头,良。

【白话解】

又方:用生麻油浸泡乌梅,常用来敷头,效果好。

【原文】

又方　黑椹水渍之,涂发令黑。

【白话解】

又方:用浸泡黑桑椹的水涂发可以使头发黑。

【原文】

又方　以盐汤洗沐,生麻油和蒲苇灰,敷之。

【白话解】

又方:用盐汤洗发后,用生麻油调和蒲苇灰来敷头。

【原文】

发黄方。

腊月猪脂和羊屎灰、蒲灰等分,封头,三日一为之。

【白话解】

治头发黄的方。

腊月猪油和羊屎灰、蒲灰等份,裹敷头发,三日敷一次。

【原文】

又方 大豆五升、醋浆水二斗,煮取五升,沐之。

【白话解】

又方:取大豆五升,用醋浆水二斗煮成五升,洗头。

【原文】

治鬈发黄赤方。

烧梧桐作灰,用乳汁和,涂敷鬈发并肤肉,发鬈即黑。

治头发黄赤的方。

烧梧桐制成灰,用乳汁调和,涂敷在头发和头皮上,头发即变黑。

【原文】

白秃方。

羊肉湿脯炙令香,及热速搭上,不过三四度,痒勿搔之。牛肉亦得。

【白话解】

治疗白秃(癞痢)的方。

干或湿的羊肉烤炙香,趁热迅速蒙覆头上,不过三四次,痒也不要搔。牛肉也可以。

【原文】

又方　新破猪肚去粪,及热速搭上,痒慎勿搔,当缚两手,日中卧,半日去之。

【白话解】

又方:刚剖开的猪肚去除粪便,趁热迅速蒙覆头上,痒千万不要搔,应当缚住两手,正午躺卧,半日就拿掉。

又方　皂荚汤净洗干拭,以陈久油滓涂之,日三。

【白话解】

又方:用皂荚汤洗干净头发拭干,用陈久的油滓涂在头上,每日三次。

又方　盐汤洗之,生油和故蒲荸灰敷之,日三。

【白话解】

又方:用盐汤洗发,用生油调和旧的蒲荸灰敷头,每日三次。

治白秃方　煮桃皮汁饮之,并洗。

【白话解】

治白秃的方:桃皮煮汁来喝,又用来洗头。

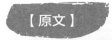

【原文】

又方　曲、豆豉两种，治下筛，醋和薄上。

【白话解】

又方：曲和豆豉碾细过筛，用醋调和薄薄敷上。

【原文】

又方　炒大豆令焦，末之，和腊月猪脂，热暖匙抄封上遍，即裹著，勿见风。

【白话解】

又方：将大豆炒焦，研成末，用腊月猪脂调和，用热暖的勺子舀来封敷到整个头上，马上裹住，不要被风吹。

【原文】

又方　桃花末之，和猪脂封上。《必效方》与桑椹末同和敷之。

【白话解】

又方：桃花研成末，与猪脂调和封敷头上。《必效方》与桑椹研末一起调和敷头。

秃无发者方。

黑熟椹二升,纳罂中,日中曝三七日,化为水,洗疮上,三七日发生,神效。

【白话解】

治疗头秃没有头发的方。

将熟的黑桑椹二升放入瓦罐中,在中午曝晒二十一日,化成水,洗疮上,二十一日后长出头发,非常有效。

治赤秃方。

捣黑椹,取三升服之,日三。

【白话解】

治疗赤秃的方。

黑桑椹捣烂,取三升服用,每日三次。

又方　桑灰汁洗头,捣椹封之,日中曝头睡。

又方：用桑灰汁洗头，捣烂桑椹封敷在患处，正午时曝晒头部睡卧。

又方　烧牛角灰和猪脂敷。

又方：烧牛角灰调和猪脂敷头。

又方　马蹄灰末，腊月猪脂和敷之。

又方：马蹄烧灰研成末，用腊月猪脂调和敷头。

治鬼舐头[1]方　烧猫儿屎，腊月猪脂和敷之。

【注释】

［1］鬼舐头：因风邪外侵或血虚化燥生风导致的突然成片脱发。

【白话解】

治疗鬼舐头方：猫儿屎烧成灰，用腊月猪脂调和敷头。

【原文】

又方　猫儿毛灰膏和敷之。

【白话解】

又方：猫儿毛烧成灰用膏调和敷头。

【原文】

又方　砖末和蒜捣敷，日一。

【白话解】

又方：砖末和蒜捣烂敷头，每日一次。

卷第二十六食治

序论第一

【原文】

仲景曰:人体平和,惟须好将养,勿妄服药,药势偏有所助,令人脏气不平,易受外患。夫含气[1]之类,未有不资食以存生,而不知食之有成败,百姓日用而不知,水火至近而难识。余慨其如此,聊因笔墨之暇,撰五味损益食治篇,以启童稚,庶勤而行之,有如影响[2]耳。

【注释】

[1]含气:有生命的东西。
[2]影响:像影子随形、回声应响一样,此处比喻见效快。

【白话解】

张仲景(名机,东汉医家,被奉为"医圣")说:人体气血平和,只应好好调养即可,不可胡乱服药。药物的助力作用各有不同,胡乱使用会使脏腑功能失衡,容易受到外邪侵犯。人和动物没有不借助食物来生存的,然而不知道食物对人有好处也有坏处,就像百姓们天天使用却不了解,与水火接触很多却难以辨识其危险一样。对此我非常感慨,借写文章的闲暇,撰写下这卷五味损益食治篇,来启发孩童,希望人们能尽力照此实行,那么其效应就像影子随形、回声应响一样迅速。

河东卫汛记曰：扁鹊云：人之所依者，形也；乱于和气者，病也；理于烦毒者，药也；济命扶危者，医也。安身之本，必资于食；救疾之速，必凭于药。不知食宜者，不足以存生也；不明药忌者，不能以除病也。斯之二事，有灵之所要也，若忽而不学，诚可悲夫。是故食能排邪而安脏腑，悦神爽志，以资血气，若能用食平疴、释情遣疾者，可谓良工，长年饵老之奇法，极养生之术也。

【白话解】

河东（指山西境内黄河以东地区）的卫汛（东汉医家，从张仲景学医）记载：扁鹊说，人所依凭的是身体，扰乱气血平和的是疾病，治疗疾病的是药物，救济危急的是医生。身体健康平和的根本，一定要借助食物；治病要求速效，一定要凭借药物。不知道哪些食物对人体适宜的人，不足以保存其生命；不明白药物使用禁忌的人，不能用它来祛除疾病。这两件事，是人生存的要点，如果忽视而不学习，实在可悲。所以食物能驱逐邪气而使脏腑安和，使心神愉悦使志意舒爽，补益气血，若能用食物来治愈疾病、通过排解情绪来消除疾病，实在是高明的医生，是延年养老的妙法，是养生术的最高境界。

【原文】

夫为医者，当须先洞晓病源，知其所犯，以食治之，食疗不愈，然后命药。药性刚烈，犹若御兵，兵之猛暴，岂容妄发，发用乖宜，损伤处众，药之投疾，殃滥亦然。高平王熙称：食不欲杂，杂则或有所犯，有所犯者,或有所伤,或当时虽无灾苦,积久为人作患。又食啖鲑肴[1],务令简少,鱼肉果实,取益人者而食之。凡常饮食,每令节俭,若贪味多餐,临盘大饱,食讫,觉腹中彭亨短气,或致暴疾,仍为霍乱。又夏至以后迄至秋分,必须慎肥腻饼臛酥油之属,此物与酒浆瓜果理极相妨。夫在身所以多疾者,皆由春夏取冷太过,饮食不节故也。又鱼鲙诸腥冷之物,多损于人,断之益善。乳酪酥等常食之,令人有筋力,胆干,肌体润泽,卒多食之,亦令胪胀泄利,渐渐自已[2]。

【注释】

[1] 鲑肴:鱼类菜肴。鲑,吴人谓鱼菜总称。

[2] 自已:孙真人本作"害己"。

【白话解】

行医的人,应当先洞察疾病的根源,了解疾病所侵犯的部位,用食物来治疗,食疗不愈,然后才用药。药性刚烈,犹如用兵,战争猛烈残暴,哪能随便发动,若用兵违背常规,就会带来巨大的损坏,用药物来治疗疾病,如果用药滥无准则,也一样会带来灾殃。高平人王熙(即王叔和,西晋名医)说:食物不要太杂,食物太杂就可能有所冲犯,有所冲犯就可能有所损伤,有的即使当时没有灾苦,但长期积累就会成为人的祸患。另外吃鱼类菜肴,务必要少,鱼肉果实,选取对人有益的吃。平常饮食,都应节俭,若贪恋美味多吃,吃得过饱,吃完后会觉得腹胀满短气,有的甚至突然引起疾病,乃为霍乱(病名。近似急性胃肠炎,有上吐下泻等症状)。另外,夏至以后至秋分这段时间,必须少吃肥腻、面食、肉羹、酥、油之类的食物,这些食物与酒、瓜果的食性相克。那些体弱多病的人,都是因为春夏季饮食过冷又不节制。还有鱼肉及各种腥冷的食物对人多有损害,不吃它们更好。常吃乳、酪、酥等,使人有力气,胆气强盛,肌体润泽,虽然一下子多吃也会使人腹胀泄泻,但能慢慢自己痊愈。

黄帝曰:五味入于口也,各有所走,各有所病。酸走筋,多食酸,令人癃,不知何以然? 少俞曰:酸入胃也,其气涩以收也,上走两焦,两焦之气涩,不能出入,不出即流[1]于胃中,胃中和温,即下注膀胱,膀胱走胞,胞薄以胍,得酸则缩卷,约而不通,水道不利,故癃也。阴者积一作精筋之所终聚也,故酸入胃,走于筋也。

【注释】

[1]流:孙真人本作"留"。

【白话解】

黄帝问:五味进入口中后,各有喜走的脏腑经络,也各有引发的疾病。酸味趋走于筋,过多地食酸味的食物,会导致小便不通,这是为什么? 少俞(传说中上古医家,黄帝之臣,精于针灸)回答说:味酸的食物摄入胃后,其气收涩,向上行于上、中二焦,导致这两焦的气滞涩,出入不顺畅,酸味不出便留滞胃中,胃中温和,酸味就下注于膀胱,膀胱的皮薄而且软,遇酸后就收缩卷曲,使膀胱气机郁滞而不通畅,尿液的通道不通畅,故小便不通。人的阴器是诸筋聚集的地方,故说酸入于胃而趋走于筋。

【原文】

咸走血,多食咸,令人渴,何也? 答[1]曰:咸入胃也,其气走中焦,注于诸脉。脉者,血之所走也,与咸相得即血凝,凝则胃中汁泣[2],汁泣则胃中干竭[3]。《甲乙》云:凝则胃中汁注之,注之则胃中竭。竭则咽路焦,焦故舌干喜渴。血脉者中焦之道也，故咸入胃走于血。皇甫士安云：肾合三焦，血脉虽属肝心，而为中焦之道，故咸入而走血也。

【注释】

[1] 答：指少俞的回答。本段及以下3段均出自《黄帝内经》，原文均为黄帝发问、少俞作答的形式。

[2] 泣：意同"涩"。

[3] 竭：本段"竭"原并作"渴"，据孙真人本改。

【白话解】

黄帝问：咸味趋走于血，过多地食咸味的食物，会使人口渴，这是为什么？少俞回答说：咸味的东西摄入胃后，其气走中焦，流注到各条脉。脉，是血液运行的通道，血与咸味相遇，血液就凝涩，血液凝涩胃中的汁液就收涩，汁液收涩胃中就枯竭。《甲乙经》说：血液凝涩胃中的汁液就注入血脉之中，汁液注入血脉而使胃中汁液枯竭。胃中汁液枯竭，就不能上滋咽部，使咽部焦干，所以感到舌干口渴。血脉是中焦输送精微物质到周身的通道，所以咸味入于胃后趋走于血。皇甫士安（即皇甫谧，晋代名医）说：肾与三焦相配合，血脉虽然属于肝与心，但它是中焦的通道，所以咸味入后趋走于血。

【原文】

辛走气，多食辛，令人愠心，何也？答曰：辛入胃也，其气走于上焦，上焦者受使诸气而营诸阳者也。姜韭之气熏至荣卫，荣卫不时受之，却溜于心下，故愠愠痛也。辛者与气俱行，故辛入胃而走气，与气[1]俱出，故气盛也。

【注释】

【注释】

[1] 气:《灵枢经·五味论》作"汗"。

【白话解】

黄帝问:辛味趋走于气,过多地食辛味的食物,会使人心中郁闷不舒,这是为什么?少俞回答说:辛味的东西摄入胃后,其气走上焦,上焦是受纳水谷精微之气而营运它们散布于肌表腠理的。姜、韭的辛味熏蒸营卫,营卫时常受到影响,而回溜到心下,就会使人郁闷不舒,隐隐作痛。辛味与气相伴而行,故辛味入胃后趋走于气,与气一同发散于外,故使人气盛。

【原文】

苦走骨,多食苦,令人变呕,何也?答曰:苦入胃也,其气燥而涌泄,五谷之气皆不胜苦。苦入下脘,下脘者,三焦之道,皆闭则不通,不通故气变呕也。齿者,骨之所终也,故苦入胃而走骨,入而复出,齿必齼疏。皇甫士安云:水火相济,故骨气通于心。

【白话解】

黄帝问:苦味走骨,过多地食苦味的食物,会使人作呕,这是为什么?少俞回答说:苦味的东西摄入胃后,其气燥而喷涌外泄,五谷的气味都不能压制住苦味。苦味之气行入下脘,下脘是三焦的通道,都关闭了就不通,气不能下行便作呕。牙齿是骨的余部,所以苦味的食物入胃后趋走于骨,从齿入从齿出,牙齿必黄黑而稀疏。皇甫士安说:水火相互促成,所以骨之气与心相通。

甘走肉,多食甘,令人恶心,何也? 答曰:甘入胃也,其气弱劣,不能上进于上焦,而与谷俱留于胃中,甘入则柔缓,柔缓则蛔动,蛔动则令人恶心。其气外通于肉,故甘走肉,则肉多粟起而胝。皇甫士安云:其气外通于皮,故曰甘入走皮矣。皮者肉之盖,皮虽属肺,与肉连体,故甘润肌肉并于皮也。

【白话解】

黄帝问:甘味走肌肉,过多地食甘味的食物,会使人恶心,这是为什么? 少俞回答说:甘味的东西摄入胃后,其气弱小,不能上行到上焦,而与水谷共同留在胃中。甘味进入胃后使胃柔润弛缓,从而引发寄生虫蠕动,虫动则使人恶心。甘味之气外通于肌肉,所以说甘味趋走于肉,便肉多起粟状物和厚皮(老茧)。皇甫士安说:甘味之气外通于皮肤,所以说甘味入胃后趋走于皮肤。皮肤是肌肉的余部,皮肤虽属于肺,但与肌肉连体,所以甘味润泽肌肉并润泽皮肤。

【原文】

黄帝问曰:谷之五味所主,可得闻乎? 伯高对曰:夫食风者则有灵而轻举,食气者则和静而延寿,食谷者则有智而劳神,食草者则愚痴而多力,食肉者则勇猛而多嗔。是以肝木青色宜酸,心火赤色宜苦,脾土黄色宜甘,肺金白色宜辛,肾水黑色宜咸。内为五脏,外主五行,色配五方。

黄帝问道：谷物在五味中主哪一味，能说给我听听吗？伯高（传说中上古医家，黄帝之臣，精针灸术）回答说：食风的生物（指鸟类）有灵气而举止轻巧，食气的生物（指乌龟等爬行类动物）平和宁静而延年益寿，食谷的生物（指人类）有智慧而劳神，食草的生物（指牛马等食草兽类）愚蠢而力大，食肉的生物（指食肉猛兽类）勇猛而多怒。所以肝在五行上属木，在五色上属青色，在五味上宜酸；心在五行上属火，在五色上属红色，在五味上宜苦；脾在五行上属土，在五色上属黄色，在五味上宜甘；肺在五行上属金，在五色上属白色，在五味上宜辛；肾在五行上属水，在五色上属黑色，在五味上宜咸。在内为五脏，在外主五行，五色配五方。

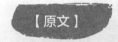

【原文】

五脏所合法：肝合筋，其荣爪；心合脉，其荣色；脾合肉，其荣唇；肺合皮，其荣毛；肾合骨，其荣发。

【白话解】

五脏所合法：肝与筋相配合，它的荣华表现于爪甲；心与血脉相配合，它的荣华表现于面色；脾与肉相配合，它的荣华表现于唇；肺与皮肤相配合，它的荣华表现于体毛；肾与骨相配合，它的荣华表现于头发。

　　五脏不可食忌法：多食酸[1]则皮槁而毛夭，多食苦[2]则筋急而爪枯，多食甘则骨痛也发落，多食辛[3]则肉胝而唇褰，多食咸则脉凝泣而色变。

【注释】

　　[1]酸：《素问·五脏生成》作"苦"。
　　[2]苦：《素问·五脏生成》作"辛"。
　　[3]辛：《素问·五脏生成》作"酸"。

【白话解】

　　五脏不可食忌法：多吃酸味的食物，则皮肤干燥而毛发脱落；多吃苦味的食物，则筋拘挛而爪甲枯槁；多吃甘味的食物，则骨骼疼痛而头发脱落；多吃辛味的食物，则肉坚厚而口唇皱缩；多吃咸味的食物，则血脉凝滞而面上无光泽。

【原文】

　　五脏所宜食法：肝病则食麻、犬肉、李、韭；心病宜食麦、羊肉、杏、薤；脾病宜食稗米[1]、牛肉、枣、葵；肺病宜食黄黍、鸡肉、桃、葱；肾病宜食大豆黄卷[2]、豕肉、栗、藿。《素问》云：肝色青，宜食甘，粳米、牛肉、枣、葵皆甘；心色赤，宜食酸，小豆、犬肉、李、韭皆酸；肺色白，宜食苦，麦、羊肉、杏、薤皆苦；脾色黄，宜食咸，大豆、豕肉、栗、藿皆咸；肾色黑，宜食辛，黄黍、鸡肉、桃、葱皆辛。

[1] 稗米:据《周礼》郑玄注五谷品种,当为"稷"。一说"稗"通"粺",粺米即精米。

[2] 大豆黄卷:"黄卷"二字误衍。

【白话解】

五脏所宜食法:肝有病,适宜吃芝麻、狗肉、李子、韭菜;心有病,适宜吃小麦、羊肉、杏、薤;脾有病,适宜吃稷、牛肉、枣、葵菜;肺有病,适宜吃黄黍、鸡肉、桃、葱;肾有病,适宜吃大豆、猪肉、栗子、豆叶。《素问》说:肝脏青色,宜食甘味的东西,粳米、牛肉、枣、葵菜等都是甘味的;心脏赤色,宜食酸味的东西,小豆、狗肉、李子、韭菜等都是酸味的;肺脏白色,宜食苦味的东西,小麦、羊肉、杏、薤等都是苦味的;脾脏黄色,宜食咸味的东西,大豆、猪肉、栗子、豆叶等都是咸味的;肾脏黑色,宜食辛味的东西,黄黍、鸡肉、桃、葱等都是辛味的。

【原文】

五味动病法:酸走筋,筋病勿食酸;苦走骨,骨病勿食苦;甘走肉,肉病勿食甘;辛走气,气病勿食辛;咸走血,血病勿食咸。

【白话解】

五味扰动疾病法:酸味趋走于筋,筋有病不要吃酸味的食物;苦味趋走于骨,骨有病不要吃苦味的食物;甘味趋走于肉,肉有病不要吃甘味的食物;辛味趋走于气,气有病不要吃辛味的食物;咸味趋走于血,血有病不要吃咸味的食物。

五味所配法：米饭甘《素问》云：粳米甘，麻酸《素问》云：小豆酸，大豆咸，麦苦，黄黍辛；枣甘，李酸，栗咸，杏苦，桃辛；牛甘，犬酸，豕咸，羊苦，鸡辛；葵甘，韭酸，藿咸，薤苦，葱辛。

【白话解】

五味所配法：米饭味甘《素问》说：粳米味甘，麻味酸《素问》说：小豆味酸，大豆味咸，小麦味苦，黄黍味辛；枣味甘，李子味酸，栗子味咸，杏味苦，桃味辛；牛肉味甘、狗肉味酸，猪肉味咸，羊肉味苦，鸡肉味辛；葵菜味甘，韭菜味酸，豆叶味咸，薤味苦，葱味辛。

五脏病五味对治法：肝苦急，急食甘以缓之，肝欲散，急食辛以散之，用酸泻之，禁当风。心苦缓，急食酸以收之，心欲耎，急食咸以耎之，用甘泻之，禁温食厚衣。脾苦湿，急食苦以燥之，脾欲缓，急食甘以缓之，用苦泻之，禁温食饱食，湿地濡衣。肺苦气上逆息者，急食苦以泄之，肺欲收，急食酸以收之，用辛泻之，禁[1]寒饮食寒衣。肾苦燥，急食辛以润之，开腠理，润致津液，通气也，肾欲坚，急食苦以结[2]之，用咸泻之，无犯焠㷊[3]，无热衣温食。是以毒药攻邪，五谷为养，五肉为益，五果为助，五菜为充。精以食气，气养精以荣色；形以食味，味养形以生力。此之谓也。

【注释】

[1] 禁:"禁"下原衍"无"字,据《素问·脏气法时论》删。

[2] 结:《素问·脏气法时论》作"坚"。

[3] 烸(āi):火盛。

【白话解】

　　五脏疾病与五味的对应治法:肝脏所主的筋脉拘挛时,赶紧吃甘味的药物来缓和它,肝气需要疏散条达时,赶紧吃辛味的药物来疏散它,用酸味的药物来泻肝,禁受风吹。心气缓散时,赶紧吃酸味的药物来收敛它,心气需要缓和时,赶紧吃咸味的药物来缓和它,用甘味的药物来泻心,禁吃温热的食物和穿很厚的衣服。脾脏被湿所困时,赶紧吃苦味的药物来使其干燥,脾需要缓和时,赶紧吃甘味的药物来缓和它,用苦味的药物来泻脾,禁吃温热的食物和吃得过饱,以及处于潮湿的环境和穿湿的衣服。肺气上逆影响呼吸时,赶紧吃苦味的药物来疏泄它,肺气需要收敛时,赶紧吃酸味的药物来使其收敛,用辛味的药物来泻肺,禁吃寒冷的食物和穿单薄的衣服。肾阴亏损苦于干燥时,赶紧吃辛味的药物来滋润它,开通腠理,增加津液,疏通气机,肾气需要坚实时,赶紧吃苦味的药物来使其坚实,用咸味的药物来泻肾,不要触犯火热,不要穿烤热的衣服吃温热的食物。所以药物是用来祛除病邪的,五谷是用来营养身体的,五肉是用来补益身体的,五果是用来作为辅助的,五菜是用来充养的。人的真精凭借饮食之气而资生,气通过营养真精来荣泽面色。人的身体凭借饮食之味而充养,饮食之味通过充养形体而资生力量。说的就是这个道理。

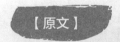

【原文】

　　神藏有五,五五二十五种,形脏有四,四方四时四季[1]四肢,共为五九四十五,以此辅神,可长生久视也。精顺五气以为灵也,若食气

108

相恶则伤精也。形受味以成也，若食味不调则损形也。是以圣人先用食禁以存性，后制药以防命也。故形不足者温之以气，精不足者补之以味，气味温补以存形精。

【注释】

[1] 四时、四季：古人所说的"四时"，即我们现在所说的春夏秋冬四季；古人所说的"四季"，指的是每个季节最后一个月的末尾十八日。

【白话解】

藏神的脏器有五个：心、肝、脾、肺、肾，它们相互作用的形式有二十五种，传导有形之物的脏器有四个：胃、大肠、小肠、膀胱（王冰认为四形脏为：头角、耳目、口齿、胸中），与四方、四时、四季、四肢结合，一共有四十五种关联形式，用这些来辅助养神，则可长寿。精顺应五行之气就可以灵活生化，如果食物之气与其相克，就会伤精。形体是受纳五味而长成的，如果食物之味不相调就会损伤身体。所以圣人先讲究饮食的禁忌来保存性灵，然后调制药物来保护生命。所以形体有所不足的人可以用气来温养他，精有所不足的人用五味来滋补他，用气、五味来温养滋补以保存其形体与精气。

【原文】

岐伯曰：阳为气，阴为味；味归形，形归气；气归精，精归化；精食气，形食味；化生精，气生形；味伤形，气伤精；精化为气，气伤于味。阴味出下窍，阳气出上窍。味厚者为阴，味薄者为阴之阳；气厚者为阳，气薄者为阳之阴。味厚则泄，薄则通流；气薄则发泄，厚则秘塞。《素问》作发热。壮火之气衰，少火之气壮；壮火食气，气食少火；壮火散气，少火生气。味辛甘发散为阳，酸苦涌泄为阴。阴胜则阳病，阳胜则阴病。阴阳调和，人则平安。春七十二日省酸增甘以养脾气，夏七十二日省苦增辛以养肺气，秋七十二日省辛增酸以养肝气，冬七十二日省咸增苦以养心气，季月各十八日省甘增咸以养肾气。

【白话解】

岐伯说：阳是无形的气，阴是有形的味；饮食五味充养形体，形体得到充养后又使真气得以充实；真气产生精，精化生一切；精受气的供养，形体受饮食五味的供养；饮食五味通过生化作用变成了精，精通过气化充实了形体；如果饮食没有节制，也会损伤形体，气若偏盛，也会损伤精；精血充足可以化生为气，气又会因饮食不节而为五味所伤。属阴的五味从人的下窍排出，属阳的真气向人的上窍升发。五味之中味厚的属于纯阴，味薄的属于阴中之阳；阳气之中，气厚的属于纯阳，气薄的属于阳中之阴。味厚会使人泄泻，味薄能使肠道通利；气薄能渗泄邪气，气厚会令肠胃不通。《素问》说是会令人发热。过服气味辛热属阳的食物会使人体之气衰弱，适量进食气味温和的食物可以强壮人体之气；气味过于辛热会侵蚀人体之气，气味温和则可煦养人体之气；气味过于辛热会耗散人体之气，气味温和使人体之气生发。气味之中，辛甘之味有发散作用属于阳，酸苦之味有吐泻作用属于阴。阴气偏胜了，必然损害阳气，阳气偏胜了，必然损害阴气。阴阳之气调和，人就平安。春季七十二日少吃酸味食物而增加甘味食物来养护脾气，夏季七十二日少吃苦味食物而增加辛味食物来养护肺气，秋季七十二日少吃辛味食物而增加酸味食物来养护肝气，冬季七十二日少吃咸味食物而增加苦味食物来养护心气，每个季节最后的各十八日少吃甘味食物而增加咸味食物来养护肾气。

果实第二

槟榔　味辛，温，涩，无毒。消谷逐水，除淡澼，杀三虫，去伏尸[1]，治寸白。

【注释】
[1]伏尸：病名。病根隐伏人五脏之内，反复发作，发时心腹刺痛，胀满喘急。

【白话解】
槟榔味辛，性温，涩，无毒。有助于消化，攻逐水湿，消除痰饮，杀蛔虫、姜片虫、蛲虫，祛除伏尸，治寸白虫。

【原文】

豆蔻　味辛，温，涩，无毒。温中，主心腹痛，止吐呕，去口气臭。

【白话解】
豆蔻味辛，性温，涩，无毒。温补中气，主治心腹痛，止吐呕，去除口臭。

蒲桃　味甘、辛,平,无毒。主筋骨湿痹,益气倍力强志,令人肥健,耐饥,忍风寒。久食轻身,不老延年,治肠间水,调中。可作酒,常饮益人,逐水,利小便。

【白话解】

蒲桃(葡萄)味甘、辛,性平,无毒。主治筋骨风湿痹证,补益元气,增加气力,增强记忆力,使人健壮,耐饥饿,能承受风寒。长期食用可使身体轻健,延年益寿,并治肠中积水,调和中焦。可作酒,常饮对人有益,祛除水湿,通利小便。

【原文】

覆盆子　味甘、辛[1],平,无毒。益气轻身,令发不白。

【注释】

[1] 辛:孙真人本无"辛"字。

【白话解】

覆盆子味甘、辛,性平,无毒。补益元气,使身体轻健,使人的头发不白。

大枣　味甘、辛，热，滑，无毒。主心腹邪气，安中，养脾气，助十二经，平胃气，通九窍，补少气津液、身中不足，大惊，四肢重，可和百药，补中益气，强志，除烦闷、心下悬，治肠澼。久服轻身长年，不饥神仙。

【白话解】

大枣味甘、辛，性热，滑，无毒。主治心腹邪气，安定中焦，养脾气，助十二经之气，平和胃气，通利九窍，补少气少津液、身中不足，治过度惊吓，四肢沉重，可调和各种药物，补中益气，增强记忆力，祛除烦闷、心下悬垂，治痢疾。长期服用可使身体轻健，延年益寿，不饥饿，有如神仙。

生枣　味甘、辛，多食令人热渴气胀。苦寒热羸瘦者，弥不可食，伤人。

【白话解】

生枣味甘、辛，多吃使人燥热口渴气胀。患有寒证热证以及瘦弱的人，更不能吃，对身体有损害。

【原文】

藕实　味苦、甘^[1],寒,无毒。食之令人心欢,止渴去热,补中养神,益气力,除百病。久服轻身耐老,不饥延年。一名水芝。生根寒,止热渴,破留血。

【注释】

[1] 甘:孙真人本无"甘"字。

【白话解】

藕实味苦、甘,性寒,无毒。食用它使人心情舒畅,止渴去热,补中养神,增加气力,祛除百病。长期服用使身体轻健,不饥饿,延年益寿。又名水芝。生根性寒,止燥热烦渴,破除积血。

【原文】

鸡头实　味甘,平,无毒。主湿痹,腰脊膝痛,补中,除暴疾,益精气,强志意,耳目聪明。久服轻身不饥,耐老神仙。

【白话解】

鸡头实(芡实)味甘,性平,无毒。主治湿痹、腰脊膝痛,调补中焦,消除突发性疾病,补益精气,强健意志,使耳聪目明。长期服用使身体轻健,不易饥饿,延缓衰老有如神仙。

芰实　味甘、辛,平,无毒。安中,补五脏,不饥轻身。一名菱。黄帝云:七月勿食生菱芰,作蛲虫。

【白话解】

芰实(菱角)味甘、辛,性平,无毒。安定中焦,补益五脏,令人不易饥饿,使身体轻健。又名菱。黄帝说:七月不要吃生的菱,会生蛲虫。

栗子　味咸,温,无毒。益气,厚肠胃,补肾气,令人耐饥。生食之,甚治腰脚不遂。

【白话解】

栗子味咸,性温,无毒。益气,充实肠胃,补肾气,使人耐饥饿。生吃可治腰和腿脚不灵活。

樱桃　味甘,平,涩。调中益气,可多食,令人好颜色,美志性。

　　樱桃味甘,性平,涩。调补中焦,补益元气,可多吃,使人面色好,性情和悦。

【原文】

　　橘柚　味辛,温,无毒。主胸中瘕满[1]逆气,利水谷,下气,止呕咳,除膀胱留热停水,破五淋[2],利小便,治脾不能消谷,却[3]胸中吐逆霍乱,止泻利,去寸白。久服去口臭,下气通神,轻身年长。一名橘皮,陈久者良。

【注释】

　　[1] 满:孙真人本、元本、明本并作"热"。

　　[2] 五淋:五种淋证,说法不一。《外台秘要》卷二十七《诸淋方》作石淋、劳淋、血淋、气淋、膏淋,同卷《五淋方三首》引《集验》作石淋、气淋、膏淋、劳淋、热淋。

　　[3] 却:《千金翼方》卷三"橘柚"条作"气冲"。

【白话解】

　　橘柚味辛,性温,无毒。主治胸中瘕聚、胀满、气逆,通利水谷,下气,止呕吐咳嗽,消除膀胱蓄热积水,破除五种淋证,通利小便,治疗脾不能消化食物,消除胸中气逆上冲造成的吐逆、霍乱,止泄泻,去寸白虫。长期服用去口臭,使气机下行,通畅心神,使身体轻健,延年益寿。又名橘皮,陈久的为好。

津符子[1] 味苦,平,滑。多食令人口爽,不知五味。

【注释】

[1]津符子:孙真人本作"津荷子"。

【白话解】

津符子味苦,性平,滑。多吃会使人味觉受损,对五味不敏感。

【原文】

梅实 味酸,平,涩,无毒。下气,除热烦满,安心,止肢体痛,偏枯不仁,死肌,去青黑痣、恶疾,止下利,好唾口干,利筋脉。多食坏人齿。

【白话解】

梅实味酸,性平,涩,无毒。下气,清热,除烦满,安定心神,止肢体痛,治疗偏瘫,肌肉坏死,消除青黑痣、恶疾,止下痢,治疗常吐唾沫口中干渴,通利筋脉。多吃会损坏牙齿。

柿　味甘,寒,涩,无毒。通鼻耳气^[1],主肠澼不足及火疮金疮,止痛。

【注释】

[1] 通鼻耳气:元本、道藏本、四库本并作"通和五气"。

【白话解】

柿味甘,性寒,涩,无毒。宣通鼻耳之气,主治痢疾及火烫伤金属利器所伤,止痛。

【原文】

木瓜实　味酸、咸,温,涩,无毒。主湿痹气,霍乱大吐下后脚转筋不止。其生树皮无毒,亦可煮用。

【白话解】

木瓜实味酸、咸,性温,涩,无毒。主治湿痹之气,霍乱大吐大泻后脚抽筋不止。其生的树皮无毒,也可煮来用。

【原文】

榅实　味甘,平,涩,无毒。主五痔,去三虫,杀蛊毒鬼疰^[1]恶毒。

【注释】

[1] 鬼疰:病名。症见心腹刺痛,或闷绝倒地,好转之后仍不时发作,乃至于死,死后传染他人。

【白话解】

榧实(榧子)味甘,性平,涩,无毒。主治五种痔病(牡痔、牝痔、脉痔、肠痔、血痔),祛除蛔虫、姜片虫、蛲虫,杀蛊毒、鬼疰、恶毒。

甘蔗　味甘,平,涩,无毒。下气和中,补脾气,利大肠,止渴去烦,解酒毒。

【白话解】

甘蔗味甘,性平,涩,无毒。下气,调和中焦,补益脾气,通利大肠,止渴去烦,解酒毒。

软枣　味苦,冷,涩,无毒。多食动宿病,益冷气,发咳嗽。

【白话解】

软枣(君迁子)味苦,性寒凉,涩,无毒。食用过多会引发旧病,加重体内寒邪,引发咳嗽。

芋　味辛,平,滑,有毒[1]。宽肠胃,充肌肤,滑中。一名土芝。不可多食,动宿冷。

【注释】

[1]有毒:孙真人本作"无毒"。

【白话解】

芋味辛,性平,滑,有毒。使肠胃气机通畅,充养肌肤,使中焦通利。又名土芝。不能多吃,会引发积久的寒邪。

乌芋　味苦、甘,微寒,滑,无毒。主消渴瘅热[1],益气。一名藉姑,一名水萍,三月采。

【注释】

[1]瘅热:孙真人本、元本、明本并作"痹热"。

【白话解】

乌芋味苦、甘,性微寒,滑,无毒。主治消渴、热证,补益元气。又名藉姑、水萍,三月采收。

杏核仁　味甘、苦，温，冷而利，有毒。主咳逆上气，肠中雷鸣，喉痹，下气，产乳，金疮，寒心，奔豚[1]，惊痫，心下烦热，风气去来，时行头痛，解肌，消心下急，杀狗毒。五月采之，其一核两仁者害人，宜去之。杏实尚生，味极酸，其中核犹未硬者采之，曝干食之，甚止渴，去冷热毒。扁鹊云：杏仁不可久服，令人目盲，眉发落，动一切宿病。

【注释】

[1]奔豚：病名。为肾之积，发于少腹，上至心下，状若豚奔，疼痛难忍。

【白话解】

杏核仁味甘、苦，性温，冷利，有毒。主治气机上逆咳喘，肠中雷鸣，喉痹，使气机下行，产乳，治金属利器所伤，心下有寒饮，奔豚，惊痫，心下烦热，风邪袭扰的时时头痛，松解肌表，消心下急痛，解除狗毒。在五月采收，那些一核两仁的对人有害，应当去除。杏实还未成熟，味极酸，采摘其中核还未硬的晒干来食用，很能止渴，消除冷热之毒。扁鹊说：杏仁不能长期服用，会使人目盲，眉发脱落，引动一切旧病。

【原文】

桃核仁　味苦、甘、辛，平，无毒。破瘀血、血闭、瘕、邪气，杀小虫。治咳逆上气，消心下硬，除卒暴击[1]血，破癥瘕，通月水，止心痛。七月采,凡一切果核中有两仁者并害人,不在用。其实味酸,无毒,多食令人有热。黄帝云:饱食桃,入水浴,成淋病。

【注释】

[1]击:原作"声",据孙真人本、元本、明本改。

【白话解】

桃核仁味苦、甘、辛,性平,无毒。破除瘀血、闭经、腹腔中的结块、邪气,杀小虫。治疗气机上逆咳喘,消除心下硬块,祛除突然遭到暴打形成的瘀血,破除腹腔中的结块,通利月经,消除心痛。在七月采收,凡一切果核中有两仁的都对人有害,不能食用。其果实味酸,无毒,多吃使人有热。黄帝说:饱食桃后入水沐浴,会得淋病。

【原文】

李核仁 味苦,平,无毒。主僵仆踒,瘀血骨痛。实味苦、酸,微温,涩,无毒,除痼热,调中,宜心。不可多食,令人虚。黄帝云:李子不可和白蜜食,蚀人五内。

【白话解】

李核仁味苦,性平,无毒。主治僵硬跌倒坠落,瘀血骨痛。其果实味苦、酸,性微温,涩,无毒,能除积久的热气,调和中焦,对心好。不能多吃,会使人虚弱。黄帝说:李子不能和白蜜共食,会侵蚀人的五脏。

梨　味甘、微酸,寒,涩,有毒。除客热气,止心烦,不可多食,令人寒中,金疮产妇勿食,令人萎困寒中。

【白话解】

梨味甘、微酸,性寒,涩,有毒。消除侵入体内的热气,止心烦,不能多吃,会使人中焦虚寒,为金属利器所伤的人和产妇不能吃,会使人萎靡困顿、中焦虚寒。

【原文】

林檎　味酸、苦,平,涩,无毒。止渴好唾[1]。不可多食,令人百脉弱。

【注释】

[1]唾:孙真人本作"睡"。

【白话解】

林檎味酸、苦,性平,涩,无毒。止渴多唾。不能多吃,会使人百脉虚弱。

【原文】

奈子　味酸、苦,寒,涩,无毒。耐饥,益心气。不可多食,令人胪胀,久病人食之,病尤甚。

【白话解】

奈子(苹果)味酸、苦,性寒,涩,无毒。耐饥饿,增强心气。不能多吃,会使人腹胀,长期患病的人食用,病情会更加严重。

【原文】

安石榴　味甘、酸,涩,无毒。止咽燥渴。不可多食,损人肺。

【白话解】

安石榴(石榴)味甘、酸,涩,无毒。止咽喉干燥发渴。不能多吃,会损伤人的肺脏。

【原文】

枇杷叶　味苦,平,无毒。主哕不止,下气。不尔^[1],削取生树皮,嚼之,少少咽汁,亦可煮汁,冷服之,大佳。

【注释】

[1] 不尔:原作"正尔",据孙真人本改。

　　枇杷叶味苦,性平,无毒。主治干呕不止,助气下行。不用叶就削取生树皮来咀嚼,稍微咽汁,也可煎汤,放冷服用,效果特别好。

【原文】

　　胡桃　味甘,冷,滑,无毒。不可多食,动痰饮,令人恶心,吐水吐食。

【白话解】

　　胡桃味甘,性寒凉,滑,无毒。不能多吃,会引动痰饮,使人恶心,吐水吐食。

菜蔬第三

【原文】

　　枸杞叶　味苦,平,涩,无毒。补虚羸,益精髓。谚云:去家千里,勿食萝摩枸杞。此则言强阳道资阴气速疾也。

　　枸杞叶味苦,性平,涩,无毒。对虚弱的身体有补益,增加精髓。谚语说:离家千里,不要食萝摩枸杞。这是说萝摩、枸杞增强男性性功能、补益阴气的效果非常快速。

【原文】

　　萝摩　味甘,平。一名苦丸,无毒。其叶厚大,作藤,生摘之有白汁出。人家多种。亦可生啖,亦可蒸煮食之,补益与枸杞叶同。

【白话解】

　　萝摩味甘,性平。又名苦丸,无毒。其叶厚、大、藤生,采摘时有白汁渗出。普通人家里种植很多。可生吃,也可蒸煮食用,补益作用与枸杞叶相同。

【原文】

　　瓜子　味甘,平,寒,无毒。令人光泽,好颜色,益气,不饥,久服轻身耐老,又除胸满,心不乐。久食寒中,可作面脂。一名水芝,一名白瓜子,即冬瓜仁也。八月采。

【白话解】

　　瓜子味甘,性平、寒,无毒。使人有光泽,面色姣好,补益元气,不易饥饿,长期服用使身体轻健,延缓衰老,又能消除胸中胀满、心中抑郁。多吃会使中焦虚寒,可制作面脂。又名水芝,又名白瓜子,就是冬瓜仁。八月采收。

白冬瓜　味甘,微寒,无毒。除少腹水胀,利小便,止消渴。

【白话解】

白冬瓜味甘,性微寒,无毒。消除少腹水胀,通利小便,止消渴。

凡瓜[1]　味甘,寒,滑,无毒。去渴,多食令阴下痒湿生疮,发黄疸。黄帝云:九月勿食被霜瓜,向冬发寒热及温病。初食时即令欲吐也,食竟心内作停水,不能自消,或为反胃。凡瓜入水沉者,食之得冷病,终身不瘥。

【注释】

[1] 凡瓜:孙真人本作"凡冬瓜"。

【白话解】

凡瓜味甘,性寒,滑,无毒。消除口渴,多吃会使阴下痒湿生疮,发黄疸病。黄帝说:九月不要食被霜打的瓜,否则临近冬季会发寒热及温病。开始食用时就使人想呕吐,食后心内积水,不能自己消化,有的造成反胃。凡是瓜落入水中下沉的,食后会患冷病,终身不得痊愈。

【原文】

越瓜　味甘,平,无毒。不可多食,损肠胃。

【白话解】

越瓜味甘,性平,无毒。不能多吃,会损伤肠胃。

【原文】

胡瓜　味甘,寒,有毒。不可多食,动寒热,多疟病,积瘀血热。

【白话解】

胡瓜(黄瓜)味甘,性寒,有毒。不能多吃,会发寒热,常患疟疾,积瘀血热。

【原文】

旱青瓜　味甘,寒,无毒。食之去热烦。不可久食,令人多忘。

【白话解】

旱青瓜味甘,性寒,无毒。吃了能消除烦热。不能长期食用,会使人健忘。

冬葵子　味甘,寒,无毒。主五脏六腑寒热羸瘦,破五淋,利小便,妇人乳难血闭,久服坚骨,长肌肉,轻身延年。十二月采。叶甘寒滑,无毒。宜脾,久食利胃气。其心伤人,百药忌食心,心有毒。黄帝云:霜葵陈[1]者,生食之,动五种流饮,饮盛则吐水。凡葵菜和鲤鱼鲊,食之害人。四季之月土王时,勿食生葵菜,令人饮食不化,发宿病。

【注释】

[1] 陈:孙真人本作"冻"。

【白话解】

冬葵子味甘,性寒,无毒。主治五脏六腑患寒热、瘦弱,破除五种淋证,通利小便,治疗妇女难产闭经。长期服用能使骨节强健,生长肌肉,身体轻健,延年益寿。在十二月采收。其叶味甘,性寒,滑,无毒。对脾好,长期食用利于胃气。其心能伤人,各种药物忌食其心,心有毒。黄帝说:陈霜葵生食,会引动五种流饮病,流饮病严重时就会吐水。凡葵菜和盐腌的鲤鱼,食用对人有害。春夏秋冬每季最后的十八日,是五行中的土主时,此时不要吃生葵菜,会使人饮食不化,引发旧病。

【原文】

苋菜实　味甘,寒,涩,无毒。主青盲白翳,明目,除邪气,利大小便,去寒热,杀蛔虫。久服益气力,不饥,轻身。一名马苋,一名莫实[1],即马齿苋菜也,治反花疮[2]。

　　[1] 莫实: 孙真人本作"英实"。

　　[2] 反花疮: 病名。因风热毒邪搏结而致,症见初起时如饭粒状,渐大有根,溃破后有脓血流出,恶肉向外反出如花状。

【白话解】

　　苋菜实味甘,性寒,涩,无毒。主治青光眼、白翳,可以明目,驱除邪气,通利大小便,祛除寒热,杀蛔虫。长期服用能增益气力,不易饥饿,使身体轻健。又名马苋,又名莫实,即马齿苋菜,能治反花疮。

【原文】

　　小苋菜　味甘,大寒,滑,无毒。可久食,益气力,除热。不可共鳖肉食,成鳖瘕,蕨菜亦成鳖瘕。

【白话解】

　　小苋菜味甘,性大寒,滑,无毒。可以长期服用,能增益气力,清热。不能与鳖肉共吃,会成鳖瘕(腹内如鳖状的瘕结),鳖肉与蕨菜共食也会成鳖瘕。

【原文】

　　邪蒿　味辛,温,涩,无毒。主胸膈中臭恶气,利肠胃。

邪蒿味辛,性温,涩,无毒。主治胸膈中的臭恶气,通利肠胃。

【原文】

苦菜　味苦,大寒,滑,无毒。主五脏邪气,厌谷,胃痹,肠澼,大渴热中,暴疾恶疮。久食安心益气,聪察,少卧,轻身耐老,耐饥寒。一名荼草,一名选,一名游冬[1]。冬不死。四月上旬采。

【注释】

[1] 游冬:孙真人本作"葵"。

【白话解】

苦菜味苦,性大寒,滑,无毒。主治五脏邪气、厌食、胸痹、痢疾、内热大渴、突然发病、恶疮等。长期食用能安定心神,补益元气,令人耳聪目明,精力旺盛,身体轻健,延缓衰老,耐饥寒。又名荼草,又名选,又名游冬。冬季不死。四月上旬采收。

【原文】

荠菜　味甘,温,涩,无毒。利肝气,和中,杀诸毒。其子主明目,目痛泪出。其根主目涩痛。

荠菜味甘,性温,涩,无毒。使肝气舒畅,调和中焦,解各种毒。其子主明目,治疗目痛流泪。其根主治目涩痛。

【原文】

芜菁及芦菔菜　味苦,冷,涩,无毒。利五脏,轻身益气,宜久食。芜菁子明目,九蒸曝,疗黄疸,利小便,久服神仙。根主消风热毒肿,不可多食,令人气胀。

【白话解】

芜菁及芦菔菜味苦,性寒凉,涩,无毒。能通利五脏,使身体轻健,补益元气,适宜长期食用。芜菁子主明目,反复蒸晒九次,能治疗黄疸,通利小便,长期服用能使人不老。其根主消除风热毒肿,不能多吃,会使人胀气。

【原文】

菘菜　味甘,温,涩,无毒。久食通利肠胃,除胸中烦,解消渴[1]。本是蔓菁也,种之江南即化为菘,亦如枳橘所生土地随变。

【注释】

[1] 消渴:《千金翼方》卷四"菘"条作"酒渴"。

　　菘菜味甘,性温,涩,无毒。长期食用能通利肠胃,除胸中烦闷,治疗消渴。它本是蔓菁,种植在江南就变为菘菜,也就像枳橘随所生长的土地而改变一样。

【原文】

　　芥菜　味辛,温,无毒,归鼻。除肾邪,大破咳逆,下气,利九窍,明耳目,安中。久食温中,又云寒中。其子味辛,辛亦归鼻,有毒,主喉痹,去一切风毒肿。黄帝云:芥菜不可与兔肉共食,成恶邪病。

【白话解】

　　芥菜味辛,性温,无毒,其辛味归鼻。除肾之邪,对破除咳喘气机上逆特别有效,使气机下行,通利九窍,使人耳聪目明,中焦安宁。长期食用可以温暖中焦,又有说使中焦虚寒的。其子味辛,其辛味也归鼻,有毒,主治喉痹,消除一切风毒肿。黄帝说:芥菜不能与兔肉共食,会引起恶邪病。

【原文】

　　苜蓿　味苦,平,涩,无毒。安中,利人四体,可久食。

【白话解】

　　苜蓿味苦,性平,涩,无毒。使中焦安宁,人体通利,可长期食用。

荏子　味辛温,无毒。主咳逆,下气,温中补髓。其叶主调中,去臭气。九月采,阴干用之,油亦可作油衣。

【白话解】

荏子味辛,性温,无毒。主治咳喘气机上逆,使气机下行,温补中焦,填补骨髓。其叶的主要功用是调和中焦,去除臭气。在九月采收,阴干后使用,其油也可刷布做成油衣。

蓼实　味辛,温,无毒。明目,温中,解肌,耐风寒,下水气、面目浮肿,却痈疽。其叶辛,归舌,治大小肠邪气,利中,益志。黄帝云:蓼食过多,有毒,发心痛。和生鱼食之,令人脱气[1],阴核疼痛求死。妇人月事来,不用食蓼及蒜,喜为血淋、带下。二月勿食蓼,伤人肾。扁鹊云:蓼久食令人寒热,损骨髓,杀丈夫阴气,少精。

【注释】

[1] 脱气:孙真人本作"夺阴气"。

【白话解】

蓼实味辛,性温,无毒。明目,温暖中焦,松解肌表,使人耐风寒,可下水气,治面目浮肿,消除痈疽。其叶味辛归舌,治大小肠邪气,通利中焦,增益精神。黄帝说:如果蓼实吃得过多,有毒,会诱发心痛病。和生鱼共食,会使人脱气,睾丸疼痛欲死。妇女月经来时,不能吃蓼实及蒜,多成血淋、带下病。二月不要吃蓼实,会伤肾。扁鹊说:如果长期吃蓼实,会使人发寒热,损伤骨髓,损伤男子的阴气,使其少精。

【原文】

葱实　味辛,温,无毒,宜肺,辛归头,明目,补中不足。其茎白,平滑,可作汤,主伤寒,寒热,骨肉碎痛,能出汗,治中风,面目浮肿,喉痹不通,安胎,杀桂毒。其青叶温,辛,归目,除肝[1]中邪气,安中,利五脏,益目精,发黄疸,杀百药毒。其根须平,主伤寒头痛。葱中涕及生葱汁平,滑,止尿血,解藜芦及桂毒。黄帝云:食生葱即啖蜜,变作下利;食烧葱并啖蜜,拥气而死。正月不得食生葱,令人面上起游风。

【注释】

[1] 肝:孙真人本作"腑"。

【白话解】

葱实味辛,性温,无毒。对肺好,其辛味归头。明目,补中气不足。其茎白,性平,滑,可作汤,主治伤寒、寒热、骨肉碎痛,能发汗,治中风,面目浮肿,喉痹不通,安胎,解除桂毒。其青叶,性温,味辛,其辛味归目,祛除肝中邪气,使中焦安定,通利五脏,补益目中之精,治疗黄疸,解除各种药物的毒性。其根须性平,主治伤寒头痛。葱中黏液及生葱汁,性平,滑,止尿血,解藜芦及桂毒。黄帝说:吃生葱后接着吃蜜,会变作下痢;吃煮过的葱又吃蜜,会气壅而死。在正月不能食生葱,会使人面上起游风。

格葱 味辛,微温,无毒。除瘴气恶毒,久食益胆气,强志。其子主泄精。

【白话解】

格葱味辛,性微温,无毒。祛除瘴气恶毒,长期食用能增益胆气,增强记忆。其子实主治泄精。

薤 味苦、辛,温,滑,无毒。宜心,辛归骨,主金疮疮败,能生肌肉,轻身,不饥,耐老,菜芝也。除寒热,去水气,温中,散结气,利产妇病人,诸疮,中风寒,水肿,生捣敷之,鲠骨在咽不下者,食之则去。黄帝云:薤不可共牛肉作羹,食之成瘕疾。韭亦然。十月、十一月、十二月勿食生薤,令人多涕唾。

【白话解】

薤味苦、辛,性温,滑,无毒。对心好,其辛味归骨,主治金疮溃破,能生肌肉,使身体轻健,不易饥饿,延缓衰老,它是菜芝。能除寒热,去水气,温暖中焦,消散郁结之气,对产妇病人有益,治各种疮,中风寒,水肿,生捣来敷上,骨哽在喉咙不能咽下的,食之就能咽下。黄帝说:薤不能和牛肉一起做肉羹,食用后会结成硬块。韭也是这样。十月、十一月、十二月不要食生薤,会使人多眼泪唾沫。

　　韭　味辛、酸,温,涩,无毒,辛归心,宜肝,可久食,安五脏,除胃[1]中热。不利病人,其心腹有痼冷者,食之必加剧。其子主梦泄精,尿色白。根煮汁以养发。黄帝云:霜韭冻不可生食,动宿饮,饮盛必吐水。五月勿食韭,损人滋味,令人乏气力。二月、三月宜食韭,大益人心。

【注释】
　　[1]胃:孙真人本作"骨"。

【白话解】
　　韭味辛、酸,性温,涩,无毒,其辛味归心,对肝好,可长期食用,安和五脏,除胃中之热。不利于病人,心中腹中有积冷的人,食用后必然加剧病情。其子主治梦中泄精、尿色白之症。其根煮汁可用来滋养头发。黄帝说:经霜冻的韭不能生食,会引动宿饮,宿饮多的必定吐水。在五月不要食韭,会损伤人的味觉,使人少气乏力。二月、三月宜食韭,对人的心脏大有好处。

【原文】

　　白蘘荷　味辛,微温,涩,无毒。主中蛊及疟病。捣汁服二合,日二。生根主诸疮。

　　白蘘荷味辛,性微温,涩,无毒。主治中蛊毒及疟疾。每次捣汁服二合,每日二次。其根生用主治各种疮。

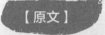

【原文】

　　莙菜　味甘、苦,大寒,无毒。主时行壮热,解风热恶毒。

　　莙菜(莙荙菜、甜菜)味甘、苦,性大寒,无毒。主治流行性传染病引起的壮热,可以解风热恶毒。

【原文】

　　紫苏　味辛,微温,无毒。下气,除寒中,其子尤善。

　　紫苏味辛,性微温,无毒。使气机下行,治疗中焦虚寒,其子效果更好。

鸡苏　味辛,微温,涩,无毒。主吐血,下气。一名水苏。

【白话解】

鸡苏味辛,性微温,涩,无毒。主治吐血,使气机下行。又名水苏。

【原文】

罗勒　味苦、辛,温、平,涩,无毒。消停水,散毒气。不可久食,涩荣卫诸气。

【白话解】

罗勒味苦、辛,性温、平,涩,无毒。消除停滞的水饮,消散毒气。不能长期食用,会使营卫诸气涩滞。

【原文】

芜荑　味辛,平、热,滑,无毒。主五内邪气,散皮肤骨节中淫淫温行毒,去三虫,能化宿食不消,逐寸白,散腹中温温喘息[1]。一名无姑,一名蕨蘘。盛器物中,甚辟水蛭,其气甚臭,此即山榆子作之。

【注释】

[1] 喘息：孙真人本作"急痛"。

【白话解】

芜荑味辛，性平、热，滑，无毒。主治五脏邪气，消散皮肤骨节中流动的毒邪，祛除蛔虫、姜片虫、蛲虫，能消宿食，驱逐寸白虫，消散腹中气胀满喘息。又名无姑，又名蕨薽。将它盛放在器物中，很能避除水蛭，其气特别臭，这是由山榆子造成的。

【原文】

凡榆叶　味甘，平，滑，无毒。主小儿痫，小便不利，伤暑热困闷，煮汁冷服。

【白话解】

凡榆叶味甘，性平，滑，无毒。主治小儿癫痫，小便不通利，被暑热所伤而困闷，煮汁放冷了服。

【原文】

生榆白皮　味甘，冷，无毒。利小便，破五淋[1]。花主小儿头疮。

[1] 五淋: 孙真人本、元本、道藏本并作"石淋"。

【白话解】

生榆白皮味甘,性寒凉,无毒。通利小便,破除五种淋证。其花主治小儿头疮。

【原文】

胡荽子 味酸,平,无毒。消谷,能复食味。叶不可久食,令人多忘。华佗云: 胡荽菜,患胡臭人患口气臭䘌齿[1]人食之加剧,腹内患邪气者弥不得食,食之发宿病,金疮尤忌。

【注释】

[1] 䘌(nì)齿: 齿龈热毒或虫蚀所致之齿龈宣露坏烂之病。

【白话解】

胡荽子味酸,性平,无毒。有助于消化,恢复人的食欲。其叶不能长期食用,使人健忘。华佗说: 胡荽菜,患有狐臭、口臭、齿龈宣露坏烂的人吃后会使病情加剧,腹内患邪气的人更不能吃,吃后会引发旧病,为金属利器所伤的人特别要禁忌。

海藻　咸,寒,滑,无毒。主瘿瘤结气,散颈下硬核痛者,肠内上下雷鸣,下十二水肿,利小便,起男子阴气。

【白话解】

海藻味咸,性寒,滑,无毒。主治瘿瘤郁结之气,消散颈下结核的疼痛,治肠内上下雷鸣,消除十二水肿,通利小便,增强男子阴气。

昆布　味咸,寒,滑,无毒。下十二水肿,瘿瘤结气,瘘疮,破积聚。

【白话解】

昆布味咸,性寒,滑,无毒。能消除十二水肿,治瘿瘤郁结之气、瘘疮,可破除积聚。

茼蒿　味辛,平,无毒。安心气,养脾胃,消痰饮。

茼蒿味辛,性平,无毒。能安定心气,补养脾胃,消除痰饮。

【原文】

白蒿　味苦、辛,平,无毒。养五脏,补中益气,长毛发。久食不死,白兔食之仙。

【白话解】

白蒿味苦、辛,性平,无毒。补养五脏,补中益气,生长毛发。长期食用能延年益寿,传说白兔食用后成了仙。

【原文】

吴葵　一名蜀葵,味甘,微寒,滑,无毒。花定心气,叶除客热,利肠胃。不可久食,钝人志性。若食之,被狗啮者,疮永不瘥。

【白话解】

吴葵又名蜀葵,味甘,性微寒,滑,无毒。其花能安定心气,其叶可消除外来的热邪,通利肠胃。不能长期食用,会使人心志愚钝。如果食吴葵后被狗咬伤,伤口永远不会痊愈。

蘿　味咸,寒,涩,无毒。宜肾,主大小便数,去烦热。

【白话解】

蘿味咸,性寒,涩,无毒。对肾好,主治大小便频繁,祛除烦热。

香菜　味辛,微温,主霍乱腹痛吐下,散水肿烦心,去热。

【白话解】

香菜(香薷)味辛,性微温,主治霍乱腹痛呕吐泻下,消散水肿、烦心,清热。

甜瓠　味甘,平,滑,无毒。主消渴、恶疮、鼻口中肉烂痛。其叶味甘平,主耐饥。扁鹊云:患脚气虚胀者,不得食之,其患永不除。

【白话解】

甜瓠味甘,性平,滑,无毒。主治消渴、恶疮、鼻口中肉烂痛。其叶味甘,性平,能使人耐饥饿。扁鹊说：患脚气虚胀的人,不能吃甜瓠,否则其病永远不能痊愈。

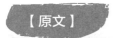

【原文】

莼　味甘,寒,滑,无毒。主消渴,热痹,多食动痔病。

【白话解】

莼味甘,性寒,滑,无毒。主治消渴、热痹,多吃会诱发痔病。

【原文】

落葵　味酸,寒,无毒。滑中,散热实,悦泽人面。一名天葵,一名繁露。

【白话解】

落葵味酸,性寒,无毒。使中焦通利,散热实,使人面色润泽。又名天葵,又名繁露。

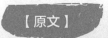
蘩蒌　味酸,平,无毒。主积年恶疮、痔不愈者。五月五日日中采之,即名滋草。一名鸡肠草,干之,烧作焦灰用。扁鹊云:丈夫患恶疮,阴头及茎作疮脓烂,疼痛不可堪忍,久不瘥者,以灰一分、蚯蚓新出屎泥二分,以少水和研,缓如煎饼面,以泥疮上,干则易之,禁酒面五辛并热食等。黄帝云:蘩蒌合鳝鲊食之,发消渴病,令人多忘。别有一种近水渠中温湿处,冬生,其状类胡荽,亦名鸡肠菜,可以疗痔病,一名天胡荽。

【白话解】

繁蒌(繁缕)味酸,性平,无毒。主治多年恶疮、痔病不能痊愈的。在五月五日正午时采收,就叫滋草。又名鸡肠草,干后烧作焦灰来使用。扁鹊说:男子患恶疮,阴头及阴茎发疮脓烂,疼痛不堪忍受,长期不愈的,用灰一分、蚯蚓新出的屎泥二分,加少量水来和研,柔软如同做煎饼的面,用来敷在疮上,干了就换,禁酒、面、五辛及热食等。黄帝说:繁蒌与盐腌的鳝鱼一起食用,会引发消渴病,使人健忘。另有一种生长在靠近水渠中的温湿处,冬季生长,模样像胡荽的,也叫鸡肠菜,可以治疗痔病,又名天胡荽。

【原文】

蕺　味辛,微温,有小毒。主蝼蛄尿疮。多食令人气喘,不利人脚,多食脚痛。

【白话解】

蕺（鱼腥草）味辛,性微温,有小毒。主治蠷螋尿疮。多吃会使人气喘,不利于人的脚,食用太多会脚痛。

【原文】

葫　味辛,温,有毒,辛归五脏。散痈疽,治䘌疮,除风邪,杀蛊毒气,独子者最良。黄帝云:生葫合青鱼酢食之,令人腹内生疮,肠中肿,又成疝瘕[1]。多食生葫,行房伤肝气,令人面无色。四月、八月勿食葫,伤人神,损胆气,令人喘悸,胁肋气急,口味多爽。

【注释】

[1] 疝瘕:病名。因风热与湿相结而致小腹热痛,溺窍流白色黏液;或因风寒气结,腹皮隆起,腹痛牵引腰背。

【白话解】

葫（大蒜）味辛,性温,有毒,其辛味归五脏。能消散痈疽,治疗䘌疮,祛除风邪,消除蛊毒气,只有一个子的效果最好。黄帝说:生大蒜和盐腌的青鱼一起食用,会使人腹内生疮,肠中肿,又生成疝瘕。过多地食用生大蒜后行房事,会损伤肝气,使人脸上没有血色。四月、八月不要吃大蒜,会使人的精神、胆气受损伤,使人喘急心悸,胁肋气促,味觉大多会丧失。

小蒜　味辛,温,无毒,辛归脾肾。主霍乱、腹中不安,消谷,理胃气,温中,除邪痹毒气。五月五日采,曝干。叶主心烦痛,解诸毒,小儿丹疹。不可久食,损人心力。黄帝云:食小蒜,啖生鱼,令人夺气,阴核疼求死。三月勿食小蒜,伤人志性。

【白话解】

小蒜味辛,性温,无毒,其辛味归脾、肾。主治霍乱、腹中不安,有助于消化,调理胃气,温暖中焦,除邪痹毒气。在五月五日采收,晒干。其叶主治心烦痛,解各种毒,治疗小儿丹疹。不能长期食用,会损人心力。黄帝说:吃小蒜和生鱼,会使人精气耗损,阴核疼痛,痛不欲生。三月不要食小蒜,否则会伤人心志。

茗叶　味苦、咸、酸,冷,无毒。可久食,令人有力,悦志,微动气。黄帝云:不可共韭食,令人身重。

【白话解】

茗叶(茶叶)味苦、咸、酸,性寒凉,无毒。可长期食用,令人有力,心情愉悦,微微动气。黄帝说:茶叶不能与韭菜一起食用,会使人身体沉重。

蕃荷菜　味苦、辛，温，无毒。可久食，却肾气，令人口气香洁，主辟邪毒，除劳弊。形瘦疲倦者不可久食，动消渴病。

【白话解】

蕃荷菜（薄荷）味苦、辛，性温，无毒。可长期食用，却肾气，使人口气芳香洁净，其主要功能是辟除邪毒，消除因劳损而致的困疲。身体瘦弱疲倦的人不能长期食用，会引发消渴病。

苍耳子　味苦、甘，温。叶味苦、辛，微寒，涩，有小毒。主风头寒痛，风湿痹，四肢拘急挛痛，去恶肉死肌，膝痛，溪毒[1]。久服益气，耳目聪明，强志轻身。一名胡菜，一名地葵，一名葹，一名常思，蜀人名羊负来，秦名苍耳，魏人名只刺。黄帝云：戴甲苍耳不可共猪肉食，害人。食甜粥，复以苍耳甲下之，成走注，又患两胁。立秋后忌食之。

【注释】

[1] 溪毒：病名。即水毒，又称中水、中溪、溪温。因中山谷溪源之水毒，初起症见恶寒，头微痛，目眶痛等，继则可见下部生疮，热盛烦毒等。

【白话解】

苍耳子味苦、甘，性温。其叶味苦、辛，性微寒，涩，有小毒。主治风寒头痛、风湿痹证、四肢拘急挛痛,去除恶肉死肌,治疗膝痛、溪毒。长期服用能补益元气,使人耳目聪明,增强记忆,轻健身体。又名胡菜,又名地葵,又名蒞,又名常思,蜀地的人叫它羊负来,秦地的人叫它苍耳,魏地的人叫它只刺。黄帝说:戴甲的苍耳不能与猪肉共食,有害于人。食甜粥时,加入苍耳的甲,会成走注(风痹),两胁也会患病。立秋后不要食用苍耳。

食茱萸　味辛、苦,大温,无毒。九月采,停陈久者良。其子闭口者有毒,不任用。止痛下气,除咳逆,去五脏中寒冷,温中,诸冷实不消。其生白皮主中恶腹痛,止齿疼。其根细者去三虫、寸白。黄帝云:六月、七月勿食茱萸,伤神气,令人起伏气。咽喉不通彻,贼风中人,口僻不能语者,取茱萸一升,去黑子及合口者,好豉三升,二物以清酒和煮四五沸,取汁冷服半升,日三,得小汗瘥。虿螫人,嚼茱萸封上止。

【白话解】

食茱萸味辛、苦,性大温,无毒。在九月采收,存放陈久的为好。其子闭口的有毒,不能用。可止痛,使气机下行,消除咳喘气机上逆,祛除五脏中的寒冷,温暖中焦,治各种腹冷胀实不消症。生的白皮主治中邪气腹痛,可止牙疼。它的细根可驱除蛔虫、姜片虫、蛲虫、寸白虫。黄帝说:六月、七月不要吃食茱萸,会伤人精神元气,引动内伏之邪。咽喉不通彻、被贼风所侵、口歪不能说话的人,取茱萸一升,去除黑子及合口的,加上好的豉三升,这两样东西用清酒一起煮,沸腾四五次,取汁放冷服用半升,每日三次,出一点汗就痊愈了。虿螫人,嚼茱萸敷上即止。

蜀椒 味辛，大热，有毒。主邪气，温中下气，留饮宿食，能使痛者痒，痒者痛。久食令人乏气，失明。主咳逆，逐皮肤中寒冷，去死肌，湿痹痛，心下冷气，除五脏六腑寒，百骨节中积冷，温疟，大风汗自出者，止下利，散风邪。合口者害人，其中黑子有小毒，下水。仲景云：熬用之。黄帝云：十月勿食椒，损人心，伤血脉。

【白话解】

蜀椒味辛，性大热，有毒。主治邪气，温暖中焦，使气机下行，消除留饮、宿食，能使痛者作痒、痒者作痛。长期食用会使人乏气、失明。主治咳喘气机上逆，驱逐皮肤中的寒冷，去除死肌，治湿痹痛、心下冷气，驱除五脏六腑的寒气、全身骨节中的积冷，治温疟及吹风后汗自出者，止下痢，疏散风邪。合口的对人有害，其中的黑子有小毒，利水。张仲景说：炒熟用。黄帝说：十月不要食椒，损伤人的心脏和血脉。

干姜 味辛，热，无毒。主胸中满，咳逆上气，温中，止漏血、出汗，逐风湿痹，肠澼下利，寒冷腹痛，中恶，霍乱，胀满，风邪，诸毒，皮肤间结气，止唾血。生者尤良。

【白话解】

干姜味辛，性热，无毒。主治胸中胀满、咳喘气逆上行，温暖中焦，止漏血、出汗,消除风湿痹证、痢疾腹泻、寒冷腹痛、中邪、霍乱、胀满、风邪、诸毒、皮肤间郁结之气,止痰中带血。生的功效更好。

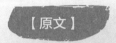

生姜　味辛,微温,无毒,辛归五脏。主伤寒头痛,去痰,下气,通汗,除鼻中塞,咳逆上气,止呕吐,去胸膈上臭气,通神明。黄帝云:八月、九月勿食姜,伤人神,损寿。胡居士云:姜杀腹内长虫,久服令人少志少智,伤心性。

【白话解】

生姜味辛,性微温,无毒,其辛味归五脏。主治伤寒头痛,去痰,使气机下行,通汗,消除鼻中壅塞,治咳喘气逆上行,止呕吐,消除胸膈上臭气,宣通神志。黄帝说:八月、九月不要食姜,伤人神志,减损寿命。胡居士(胡洽,又名胡道洽,南北朝时期通医的道士)说:姜能杀腹内长虫,但长期服用会使人精神智慧衰减,有损心性。

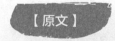

董葵,味苦,平,无毒。久服除人心烦急,动痰冷,身重,多懒惰。

【白话解】

董葵味苦,性平,无毒。长期服用能消除人心中烦急,引动痰饮冷邪,身体困重,常常松软疲困。

芸薹　味辛,寒,无毒。主腰脚痹,若旧患腰脚痛者不可食,必加剧。又治油(游)肿丹毒,益胡臭,解禁咒之辈,出《五明经》。其子主梦中泄精,与鬼交[1]者。胡居士云:世人呼为寒菜,甚辣,胡臭人食之,病加剧。陇西氏羌中多种食之。

【注释】

[1]鬼交:病名。指梦中性交,即梦交。

【白话解】

芸薹味辛,性寒,无毒。主治腰脚痹,若曾经患腰脚痛的人不能食,否则病情必定会加剧。又能治游移不定的肿痛丹毒,加重狐臭,解禁咒之类,这个说法出自《五明经》。其子主治梦中泄精及梦交者。胡居士说:世人称它为寒菜,特别辣,患狐臭的人食了病情会加剧。陇西的氏族羌族(古代分布在我国甘肃、青海、陕西、四川等地的少数民族)人多种植来食用。

竹笋　味甘,微寒,无毒。主消渴,利水道,益气力,可久食。患冷人食之心痛。

【白话解】

竹笋味甘,性微寒,无毒。主治消渴,通利水道,增强气力,可长期食用。患寒性病的人食后会心痛。

野苣　味苦,平,无毒。久服轻身少睡,黄帝云:不可共蜜食之,作痔。

【白话解】

野苣(苦苣)味苦,性平,无毒。长期服用可使身体轻健,精力旺盛。黄帝说:不能和蜜共食,会引发痔病。

白苣　味苦,平,无毒。益筋力。黄帝云:不可共酪[1]食,必作虫。

【注释】

[1]酪:孙真人本作"饴"。

【白话解】

白苣味苦,性平,无毒。增强筋力。黄帝说:不能和酪一起吃,吃了一定会生寄生虫。

【原文】

　　茴香菜　味苦、辛，微寒，涩，无毒。主霍乱，避热，除口气。臭肉和水煮，下少许，即无臭气，故曰茴香。酱臭末中亦香。其子主蛇咬疮久不瘥，捣敷之。又治九种瘘[1]。

【注释】

　　[1] 九种瘘：《诸病源候论》卷三十四谓狼瘘、鼠瘘、蝼蛄瘘、蜂瘘、蚍蜉瘘、蛴螬瘘、浮疽瘘、瘰疬瘘、转脉瘘，为颈之九瘘。

【白话解】

　　茴香菜味苦、辛，性微寒，涩，无毒。主治霍乱，辟除热气，消除口气。臭肉和水一起煮，下少许茴香菜，就没有臭气了，所以叫茴香。放入味道重的酱中也可闻到香。其子主治蛇咬之伤口长期不能痊愈的，捣烂敷上。又治九种瘘病。

【原文】

　　蕈菜　味苦，寒，无毒。主小儿火丹，诸毒肿，去暴热。

【白话解】

　　蕈菜味苦，性寒，无毒。主治小儿火丹，各种毒肿，消除突发性高热。

　　蓝菜　味甘,平,无毒。久食大益肾,填髓脑,利五脏,调六腑。
胡居士云:河东陇西羌胡多种食之,汉地鲜有。其叶长大厚,煮食甘
美。经冬不死,春亦有英,其花黄,生角结子。子甚治人多睡。

【白话解】

　　蓝菜(甘蓝,卷心菜)味甘,性平,无毒。长期食用对肾特别有好处,
能填髓补脑,安利五脏,调和六腑。胡居士说:河东陇西羌胡人普遍种
植来食用,汉族地带少有。其叶长大厚,煮来食用很甘美。经历冬季不
死,春季也有花,它的花是黄色的,生角结子。其子对于治疗贪睡效果
很好。

　　蒴竹叶　味苦,平,涩,无毒。主浸淫疥瘙疽痔,杀三虫,女人阴
蚀。扁鹊云:煮汁与小儿冷服,治蛔虫。

【白话解】

　　蒴竹叶味苦,性平,涩,无毒。主治浸淫疮、疥瘙、疽、痔,杀蛔虫、姜片
虫和蛲虫,治女人阴中生疮。扁鹊说:用蒴竹叶煮汁来给小儿冷服,可治
蛔虫。

靳菜　味苦、酸,冷,涩,无毒。益筋力,去伏热,治五种黄病[1],生捣绞汁,冷服一升,日二。

【注释】

[1] 五种黄病:黄汗、黄疸、谷疸、酒疸、女劳疸。

【白话解】

靳菜(芹菜)味苦、酸,性寒凉,涩,无毒。能增强筋力,消除内伏的热气,治五种黄病,使用时生捣绞取汁,每次冷服一升,每日二次。

【原文】

黄帝云:五月五日勿食一切菜,发百病。凡一切菜熟煮热食。时病瘥后,食一切肉并蒜,食竟行房,病发必死;时病瘥后未健,食生青菜者,手足必青肿;时病瘥未健,食青菜竟行房,病更发必死。十月勿食被霜菜,令人面上无光泽,目涩痛,又疟发,心痛,腰疼,或致心疟,发时手足十指爪皆青,困痿。

【白话解】

黄帝说:五月五日不要吃一切菜,会发百病。凡一切菜都要煮熟热着吃。流行病痊愈后,吃一切肉和蒜,吃完后行房,病发必死;流行病痊愈而未康健,就吃生的青菜,手足必青肿;流行病痊愈而未康健,吃完青菜后行房,病复发必死。十月不要吃被霜打过的菜,会使人面上无光泽,

目涩痛，又会诱发疟疾、心痛、腰疼，或导致心疟，发病时手足十指爪甲都
呈青色，困顿痿疲。

谷米第四

薏苡仁　味甘，温，无毒。主筋拘挛不可屈伸，久风湿痹，下
气，久服轻身益力。其生根下三虫。名医云：薏苡仁除筋骨中邪
气不仁，利肠胃，消水肿，令人能食。一名蘮，一名感米，蜀人多种
食之。

【白话解】
薏苡仁味甘，性温，无毒。主治筋拘挛不能屈伸、长期患风湿痹证，
使气机下行，长期服用能使身体轻健，增强气力。生的根能下蛔虫、姜片
虫、蛲虫。名医说：薏苡仁能消除筋骨受邪气侵犯导致的知觉麻痹，通利
肠胃，消除水肿，使人食欲增强。又名蘮，又名感米，蜀地人普遍种植来
食用。

胡麻　味甘,平,无毒。主伤中虚羸,补五内,益气力,长肌肉,填髓脑,坚筋骨,疗金疮,止痛,及伤寒温疟大吐下后虚热困乏。久服轻身不老,明耳目,耐寒暑,延年。作油微寒,主利大肠,产妇胞衣不落。生者摩疮肿,生秃发,去头面游风。一名巨胜,一名狗虱,一名方茎,一名鸿藏。叶名青蘘,主伤暑热。花主生秃发,七月采最上标头者,阴干用之。

【白话解】

胡麻味甘,性平,无毒。主治中焦脾胃受损、虚弱疲困,补益五脏,增强气力,生长肌肉,填补髓脑,使筋骨坚强,治疗金属利器所伤,止痛,以及治伤寒温疟大吐泻下后的虚热困乏。长期服用能使身体轻健,延缓衰老,耳聪目明,耐受寒暑,延长寿命。将胡麻榨油,其性微寒,主要功用是通利大肠,治疗产妇胎盘不能娩出。生的胡麻可用来摩擦疮肿,可以使秃发再生,消除头面游风。又名巨胜,又名狗虱,又名方茎,又名鸿藏。它的叶名青蘘,主治外感暑邪之热证。其花主要功用为使秃发再生,在七月采收生长在最高末梢者,阴干后使用。

【原文】

白麻子　味甘,平,无毒,宜肝。补中益气,肥健不老。治中风汗出,逐水,利小便,破积血风毒肿,复血脉,产后乳余疾。能长发,可为沐药,久服神仙。

白麻子味甘,性平,无毒,对肝好。能调补中焦,补益元气,使人健硕,不容易衰老。治疗被风吹袭出汗,祛除水饮,通利小便,破除积血,消风火热毒、痈肿,恢复血脉,治产后哺乳后生的病。能生长头发,可用来洗发,长期服用能延年益寿。

【原文】

饴　味甘,微温,无毒。补虚冷,益气力,止肠鸣咽痛,除唾血,却卒嗽。

【白话解】

饴味甘,性微温,无毒。补益虚冷体质,增强气力,止肠鸣、咽喉痛,治痰中带血,止突发咳嗽。

【原文】

大豆黄卷　味甘,平,无毒。主久风湿痹,筋挛膝痛,除五脏胃气结积,益气,止毒,去黑痣面皯,润泽毛皮,宜肾。

【白话解】

大豆黄卷味甘,性平,无毒。主治长期风湿痹证、筋脉拘挛、膝痛,消除五脏、胃气的结积,益气,解毒,消除黑痣及面上黑斑,润泽皮肤,对肾好。

生大豆　味甘,平,冷,无毒。生捣,淳酢和涂之,治一切毒肿,并止痛。煮汁冷服之,杀鬼毒,逐水胀,除胃中热,却风痹,伤中,淋露,下瘀血,散五脏结积,内寒,杀乌头三建,解百药毒。不可久服,令人身重。其熬屑,味甘,温、平,无毒。主胃中热,去身肿,除痹,消谷,止腹胀。九月采。黄帝云:服大豆屑忌食猪肉,炒豆不得与一岁以上、十岁以下小儿食,食竟啖猪肉,必拥气死。

【白话解】

生大豆味甘,性平,冷,无毒。生的捣烂,用醇醋调和来敷涂,能治一切毒肿并止痛。煮汤放冷服用,能杀无名肿毒,逐水退肿,除胃中热,消除风痹,中焦脾胃受损,淋露,排出瘀血,消散五脏结积、体内寒邪,消除附子、天雄、乌头毒,解百药之毒。不能长期服用,会使人身体困重。其炒过的屑,味甘,性温、平,无毒。主治胃中热,消除身肿和痹证,有助于消化,解除腹胀。在九月采收。黄帝说:服大豆屑忌食猪肉,炒豆不能给一岁以上十岁以下的小孩吃,吃后又接着吃猪肉,必气壅而死。

【原文】

赤小豆　味甘、咸,平,冷,无毒。下水肿,排脓血。一名赤豆,不可久服,令人枯燥。

赤小豆味甘、咸,性平、冷,无毒。消除水肿,排出脓血。又名赤豆,不能长期服用,会使人枯瘦。

【原文】

青小豆　味甘、咸,温、平、涩,无毒。主寒热,热中,消渴,止泄利,利小便,除吐逆,卒澼下,腹胀满。一名麻累,一名胡豆。黄帝云:青小豆合鲤鱼鲊食之,令人肝黄[1],五年成干瘠病。

【注释】

[1]黄:原作"至",据孙真人本、元本、明本、道藏本改。

【白话解】

青小豆味甘、咸,性温、平、涩,无毒。主治寒热、中焦热、消渴,止泄泻,通利小便,消除呕吐气逆,突然下痢,腹部胀满。又名麻累,又名胡豆。黄帝说:青小豆和盐腌的鲤鱼一起吃,会使人肝黄,五年发展成干瘠病。

【原文】

大豆豉　味苦、甘,寒,涩,无毒。主伤寒头痛,寒热,辟瘴气恶毒,烦躁满闷,虚劳喘吸,两脚疼冷,杀六畜胎子诸毒。

大豆豉味苦、甘,性寒,涩,无毒。主治伤寒头痛、寒热,辟除瘴气恶毒、烦躁满闷,虚劳喘吸,两脚疼痛发冷,杀六畜胎子各种毒。

【原文】

大麦　味咸,微寒,滑,无毒,宜心。主消渴,除热,久食令人多力健行。作蘖,温,消食和中。熬末令赤黑,捣作麨,止泄利,和清醋浆服之,日三夜一服。

【白话解】

大麦味咸,性微寒,滑,无毒,对心好。主治消渴,清热,长期食用使人力气增加健步如飞。作麦芽,性温,有助消化,调和中焦。炒末使之赤黑,捣作粉状,可止泄泻,用清醋浆调和来服,白天服三次晚上服一次。

【原文】

小麦　味甘,微寒,无毒。养肝气,去客热,止烦渴咽燥,利小便,止漏血唾血,令女人孕必得男[1]。作曲,六月作者温,无毒,主小儿痫,食不消,下五痔虫,平胃气,消谷,止利。作面,温,无毒,不能消热止烦。不可多食,长宿癖,加客气,难治。

【注释】

[1] 男：原作"易"，据孙真人本改。

【白话解】

小麦味甘，性微寒，无毒。养肝气，消除外来的热邪，止烦渴、咽喉干燥，通利小便，止漏血、痰中带血，令女人怀孕必怀男胎。可做成曲，六月做成的曲性温，无毒，主治小儿癫痫，食物不消化，逐下五痔虫，平和胃气，消化谷物，止下痢。做成的面性温，无毒，不能消热止烦。不能多吃，否则会生成积久的痞块，加重外来的邪气而难以治疗。

【原文】

青粱米　味甘，微寒，无毒。主胃痹，热中，除消渴，止泄利，利小便，益气力，补中，轻身长年。

【白话解】

青粱米味甘，性微寒，无毒。主治胸痹、中焦热，除消渴，止泄泻，通利小便，增强气力，调补中焦，使身体轻健，延年益寿。

【原文】

黄粱米　味甘，平，无毒。益气和中，止泄利。人呼为竹根米，又却当风卧湿寒中者。

黄粱米味甘,性平,无毒。补益元气,调和中焦,止泄泻。人们称它为竹根米,又能治疗迎风而卧被湿邪寒邪侵犯者。

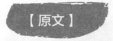

【原文】

白粱米　味甘,微寒,无毒。除热,益气。

【白话解】

白粱米味甘,性微寒,无毒。清热,补益元气。

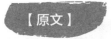

【原文】

粟米　味咸,微寒,无毒。养肾气,去骨痹,热中,益气。

【白话解】

粟米味咸,性微寒,无毒。养肾气,消除骨痹、中焦热,补益元气。

陈粟米　味苦寒,无毒。主胃中热,消渴,利小便。

【白话解】

陈粟米味苦,性寒,无毒。主治胃中有热、消渴,通利小便。

丹黍米　味苦,微温,无毒。主咳逆上气,霍乱,止泄利,除热,去烦渴。

【白话解】

丹黍米味苦,性微温,无毒。主治气机上逆咳喘、霍乱,止泄泻,清热,消除烦渴。

白黍米　味甘、辛,温,无毒,宜肺。补中益气。不可久食,多热,令人烦。黄帝云:五种黍米合葵食之,令人成痼疾。又以脯腊著五种黍米中藏储食之,云令人闭气。

白黍米味甘、辛,性温,无毒,对肺好。调补中焦,补益元气。不能长期食用,易生热,使人烦躁。黄帝说:五种黍米与葵一起吃,会使人生积久难治的疾病。另外,把干肉放入五种黍米中储藏,据说吃了会使人闭气。

【原文】

陈廪米　味咸、酸,微寒,无毒。除烦热,下气,调胃,止泄利。黄帝云:久藏脯腊安米中满三月,人不知食之,害人。

【白话解】

陈廪米(储存年久的粳米)味咸、酸,性微寒,无毒。除烦热,使气机下行,调理脾胃,止泄泻。黄帝说:长时间把干肉放在米中,满三个月,人不知道而食用了,对人有害。

【原文】

糵米　味苦,微温,无毒。主寒中,下气,除热。

【白话解】

糵米(谷芽)味苦,性微温,无毒。主治中焦虚寒,使气机下行,清热。

秫米　味甘,微寒,无毒。主寒热,利大肠,治漆疮。

【白话解】

秫米味甘,性微寒,无毒。主治寒热,通利大肠,治因接触生漆而引起的皮肤过敏。

酒　味苦、甘、辛,大热,有毒。行药势,杀百邪恶气。黄帝云:暴下后饮酒者,膈上变为伏热。食生菜饮酒,莫灸腹,令人肠结。扁鹊云:久饮酒者,腐肠烂胃,溃髓蒸筋,伤神损寿。醉当风卧,以扇自扇,成恶风。醉以冷水洗浴,成疼痹。大醉汗出,当以粉粉身,令其自干,发成风瘅。常日未没^[1]食讫,即莫饮酒,终身不干呕。饱食讫,多饮水及酒,成痞癖。

【注释】

[1] 没:孙真人本作"设"。

【白话解】

酒味苦、甘、辛,性大热,有毒。能助行药势,驱除各种邪气。黄帝说:严重下痢后饮酒的,会有热气内伏在膈上。吃生菜饮酒,不要灸腹,会使人肠结。扁鹊说:长期饮酒的人,肠胃腐烂,骨髓溃坏,筋肉蒸热,损伤精神,减损寿命。醉酒后睡在迎风的地方,或用扇子自己扇凉,会成恶风。

醉酒后用冷水洗浴,易成疼痹。大醉后出汗,应当用粉来敷身,如果让汗自己干,会生风痹。平常应当在太阳下山前吃完饭,就不要再饮酒,那么终身不会干呕。吃饱后,多饮水和酒,会成痞块。

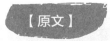

【原文】

扁豆　味甘,微温,无毒。和中下气。其叶平,主霍乱吐下不止。

【白话解】

扁豆味甘,性微温,无毒。调和中焦,使气机下行。其叶性平,主治霍乱呕吐泻下不止。

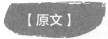

【原文】

稷米　味甘,平,无毒。益气安中,补虚,和胃宜脾。

【白话解】

稷米味甘,性平,无毒。补益元气,安定中焦,补虚,调和胃气,对脾好。

粳米　味辛、苦,平,无毒。主心烦,断下利,平胃气,长肌肉,温中[1]。又云生者冷,爆者热。

【注释】

[1] 温中:"中"字原脱,据孙真人本、元本、道藏本补。

【白话解】

粳米味辛、苦,性平,无毒。主治心烦,止下痢,平和胃气,生长肌肉,温补中焦。另一种说法是粳米生的性寒凉,炒的性热。

糯米　味苦,温,无毒。温中,令人能食,多热,大便硬。

【白话解】

糯米味苦,性温,无毒。温补中焦,增强食欲,易生热气,使大便燥结。

醋　味酸,温,涩,无毒。消痈肿,散水气,杀邪毒,血运。扁鹊云:多食醋,损人骨。能理诸药,消毒。

醋味酸,性温,涩,无毒。消散痈肿,驱除水气,杀邪毒,运行血液。扁鹊说:食醋过多,会损伤人的骨。醋能调和各种药,清毒。

【原文】

乔麦　味酸,微寒,无毒。食之难消,动大热风。其叶生食动刺风,令人身痒。黄帝云:作面和猪、羊肉热食之,不过八九顿,作热风,令人眉须落,又还生仍稀少。泾邠以北多患此疾。

【白话解】

乔麦(荞麦)味酸,性微寒,无毒。食后难以消化,引发大热风。其叶生食会引发刺风,使人身体发痒。黄帝说:将荞麦做成面,和猪羊肉一起热食,不超过八九顿,就会发作热风,使人眉毛胡子脱落,再长出来后仍然稀少。泾州(古州名,故地在今甘肃泾川)、邠州(古州名,治所在今陕西彬州)以北普遍患这种病。

【原文】

盐　味咸,温,无毒。杀鬼蛊邪注毒气,下部䘌疮,伤寒,寒热,能吐胸中痰澼,止心腹卒痛,坚肌骨。不可多食,伤肺喜咳,令人色肤黑,损筋力。扁鹊云:盐能除一切大风,疾痛者炒熨之。黄帝云:食甜粥竟,食盐即吐,或成霍乱。

盐味咸,性温,无毒。能杀各种邪毒、下部蟹疮,治伤寒、寒热,能吐胸中痰癖,止心腹忽然疼痛,坚韧肌骨。不能多吃,会伤肺容易咳嗽,使人面色肤色黑,损伤筋骨气力。扁鹊说:盐能消除一切大风,患疾痛的人炒来热敷。黄帝说:吃完甜粥后,吃盐马上会呕吐,还可能造成霍乱。

鸟兽第五

【原文】

人乳汁　味甘,平,无毒。补五脏,令人肥白悦泽。

【白话解】

人乳汁味甘,性平,无毒。补益五脏,使人肥健白皙润泽。

【原文】

马乳汁　味辛,温,无毒。止渴。

马乳汁味辛,性温,无毒。止渴。

【原文】

牛乳汁　味甘,微寒,无毒。补虚羸,止渴。入生姜葱白,止小儿吐乳,补劳。

【白话解】

牛乳汁味甘,性微寒,无毒。补身体虚弱,止渴。加入生姜葱白,可止小儿吐乳,补虚劳。

【原文】

羊乳汁　味甘,微温,无毒。补寒冷虚乏,少血色,令人热中。

【白话解】

羊乳汁味甘,性微温,无毒。对身体寒冷、亏损虚弱、缺少血色有补益作用,使人产生内热。

驴乳　味酸,寒,一云大寒,无毒。主大热,黄疸,止渴。

【白话解】

驴乳味酸,性寒,一说大寒,无毒。主治大热、黄疸,止渴。

母猪乳汁　平,无毒。主小儿惊痫,以饮之,神妙。

【白话解】

母猪乳汁性平,无毒。主治小儿惊痫,用来喂患儿,效验非凡。

马牛羊酪　味甘、酸,微寒,无毒。补肺脏,利大肠。黄帝云:食甜酪竟,即食大酢者,变作血瘕及尿血。华佗云:马牛羊酪,蚰蜒入耳者,灌之即出。

【白话解】

马牛羊酪味甘、酸,性微寒,无毒。补益肺脏,通利大肠。黄帝说:吃完甜酪,马上就喝醋,会变成血瘕及患尿血。华佗说:蚰蜒进入耳朵,用马牛羊酪灌耳马上就出来。

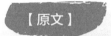

【原文】

　　沙牛及白羊酥　味甘,微寒,无毒。除胸中客气,利大小肠,治口疮。

【白话解】

　　沙牛及白羊酥味甘,性微寒,无毒。消除侵入胸中的邪气,通利大小肠,治口疮。

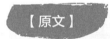

【原文】

　　牦牛酥　味甘,平,无毒。去诸风湿痹,除热,利大便,去宿食。

【白话解】

　　牦牛酥味甘,性平,无毒。消除各种风湿痹证,清热,通利大便,消除宿食。

醍醐 味甘,平,无毒。补虚,去诸风痹,百炼乃佳,甚去月蚀疮,添髓补中填骨,久服增年。

【白话解】

醍醐(牛乳制成的食用脂肪)味甘,性平,无毒。补虚,消除各种风痹,反复提炼才好,对消除月蚀疮有显著效果,补骨生髓,补益中焦,长期服用可以延年。

熊肉 味甘,微寒微温,无毒。主风痹不仁,筋急五缓。若腹中有积聚,寒热,羸瘦者食熊肉,病永不除。其脂味甘微寒,治法与肉同,又去头疡白秃,面䵟黯,食饮呕吐。久服强志不饥,轻身长年。

【白话解】

熊肉味甘,性微寒、微温,无毒。主治风痹导致的知觉麻痹,筋拘急或弛缓。如果腹中有结块、患寒热、瘦弱的人吃了熊肉,疾病永远不能痊愈。其脂味甘,性微寒,治法与肉相同,又能消除头部疮疡、白秃、面上黑斑、饮食呕吐。长期服用能增强记忆力,不易饥饿,身体轻健,延年益寿。

黄帝云：一切诸肉，煮不熟生不敛者，食之成瘕。熊及猪二脂不可作灯，其烟气入人目，失明，不能远视。

【白话解】

黄帝说：各种肉，凡久煮不熟、生放不干缩的，食用后会在体内形成瘕块。熊及猪的油不能用来点灯，其烟气熏入人眼睛会使人失明，不能看见远的事物。

【原文】

羖羊　角味酸、苦，温、微寒，无毒。主青盲，明目，杀疥虫，止寒泄，心畏惊悸，除百节中结气，及风伤蛊毒吐血，妇人产后余痛。烧之，杀鬼魅，辟虎狼。久服安心，益气轻身。勿令中湿，有毒。髓味甘，温，无毒。主男子女人伤中，阴阳气不足，却风热，止毒，利血脉，益经气。以酒和服之，亦可久服，不损人。

【白话解】

羖羊角味酸、苦，性温、微寒，无毒。主治青光眼，明目，杀疥虫，止虚寒性腹泻、畏惧惊悸，消除骨节中的郁结之气，及风伤、蛊毒、吐血、妇人产后的余痛。烧公羊角可驱逐鬼魅，使虎狼躲避。长期服用能安定心神，补益元气，使身体轻健。不能让它被湿气浸染，否则有毒。其髓味甘，性温，无毒。主治男人女人内脏受损、阴气阳气不足，祛除风热，消除各种毒，通利血脉，补益经气。用酒调和来服，可长期服用，对人无损。

青羊　胆汁，冷，无毒。主诸疮，能生人身脉，治青盲，明目。肺平，补肺治嗽，止渴[1]，多小便，伤中，止虚[2]，补不足，去风邪。肝补肝明目。心主忧恚，膈中逆气。肾补肾气虚弱，益精髓。头骨主小儿惊痫，煮以浴之。蹄肉平，主丈夫五劳七伤。肉味苦、甘，大热，无毒，主暖中[3]，止痛，字乳余疾，及头脑中大风，汗自出，虚劳寒冷，能补中，益气力，安心止惊，利产妇，不利时患人。头肉平，主风眩瘦疾，小儿惊痫，丈夫五劳七伤。其骨热，主虚劳寒中羸瘦，其宿有热者不可食。生脂止下利脱肛，去风毒，妇人产后腹中绞痛。肚主胃反，治虚羸，小便数，止虚汗。黄帝云：羊肉共醋食之，伤人心，亦不可共生鱼、酪和食之，害人。凡一切羊蹄甲中有珠子白者，名羊悬筋，食之令人癫。白羊黑头，食其脑作肠痈。羊肚共饭饮常食，久久成反胃，作噎病。甜粥共肚食之，令人多唾，喜吐清水。羊脑猪脑，男子食之损精气，少子。若欲食者，研之如粉，和醋食之，初不如不食佳。青羊肝和小豆食之，令人目少明。一切羊肝生共椒食之，破人五脏，伤心，最损小儿。弥忌水中柳木及白杨木，不得铜器中煮羖羊肉食之，丈夫损阳，女子绝阴。暴下后不可食羊肉髓及骨汁，成烦热难解，还动利。凡六畜五脏，著草自动摇，及得咸醋不变色，又堕地不汗，又与犬犬不食者，皆有毒，杀人。六月勿食羊肉，伤人神气。

【注释】

[1]止渴：孙真人本作"止汗"。

[2]止虚：孙真人本作"心虚"。

[3]暖中：孙真人本作"缓中"。

【白话解】

　　青羊胆汁性寒凉，无毒。主治各种疮，能生人身之脉，治青光眼，明目。其肺性平，可补肺治咳嗽，止渴，治小便多、中焦脾胃之气受损，补虚，补益不足，祛除风邪。其肝能补肝明目。其心主治忧愁愤恨，膈中逆气。其肾可补肾气虚弱，增益精髓。其头骨主治小儿惊痫，用来熬汤给小儿洗浴。其蹄肉性平，主治男子五劳七伤。其肉味苦、甘，性大热，无毒，主温暖中焦，止痛，产后杂病，及头脑被风吹、自汗、虚劳寒冷等症，能调补中焦，增强气力，安定心神止惊，有利于产妇，不利于伤于四时之气不正而致病的人。其头肉性平，主治因风邪或风痰所致的眩晕、瘦疾、小儿惊痫、男子五劳七伤。其骨性热，主治虚劳、中焦虚寒、瘦弱，平素有热证者不能食。其生的脂肪能止泄泻脱肛，祛除风毒，治妇女产后腹中绞痛。其肚主治反胃，治虚弱，小便频数，止虚汗。黄帝说：羊肉与醋共食，会损伤人的心脏；也不能与生鱼、酪（用牛、羊、马等乳炼成的食品）混合共食，否则对人有害。凡一切羊蹄甲中有白珠子的，名叫羊悬筋，食后会使人发癫。白羊头是黑色的，食其脑会患肠痈。羊肚常常与饭一起吃，久而久之会引起反胃，产生噎病。甜粥与羊肚共食，使人多唾沫，常吐清水。羊脑猪脑，男子食后会损伤精气，降低生育能力。如果想吃，可将它们研成粉，与醋调和一起吃，不如完全不吃好。青羊肝和小豆一起吃，能使人视力下降。一切生羊肝与椒一起吃，会损伤人五脏，犹伤心脏，最损害小儿。更忌水中柳木及白杨木，不能在铜器中煮羖羊肉来吃，否则男子损伤阳气，女子损伤阴气。严重下痢后不能食羊肉髓及骨汁，否则会生成烦热难以治疗，还会复发下痢。凡是六畜的五脏，接近草时草自己会摇动，以及接触到咸和醋不变色，又掉在地上不变脏，又给狗狗也不吃的，都有毒，会害死人。在六月不要食羊肉，否则会损伤人的神气。

沙牛 髓味甘，温，无毒。安五脏，平胃气，通十二经脉，理三焦^[1]，温骨髓，补中，续绝伤，益气力，止泄利，去消渴，皆以清酒和，暖服之。肝明目。胆可丸百药，味苦，大寒，无毒，除心腹热渴，止下利，去口焦燥，益目精。心主虚妄^[2]。肾去湿痹，补肾气，益精^[3]。齿主小儿牛痫。肉味甘，平，无毒，主消渴，止唾涎出，安中，益气力，养脾胃气。不可常食，发宿病。自死者不任食。喉咙主小儿啤^[4]。

【注释】

[1] 三焦："三焦"后原有"约"字，据孙真人本删。

[2] 虚妄：原作"虚忘"，据孙真人本改。"忘"通"妄"。

[3] 益精：孙真人本作"益齿"。

[4] 啤：恐为"呷"之误，参见《本草纲目》卷五十"牛"条。

【白话解】

沙牛髓味甘，性温，无毒。能安定五脏，平和胃气，疏通十二经脉，调理三焦，温暖骨髓，调补中焦，补益精血亏竭，增强气力，止泄泻，除消渴，都用清酒来调和，温热后服用。其肝能明目。其胆可与各种药配制成丸，味苦，性大寒，无毒，除心腹热渴，止下痢，消除口焦干燥，对眼睛有益。其心主治虚妄。其肾消除湿痹，补益肾气，填补精气。其齿主治小儿牛痫（病名。即牛癫，痫证发作时吼声如牛鸣者）。其肉味甘，性平，无毒，主治消渴，止唾沫流涎，安定中焦，增强气力，养脾胃之气。不能常吃，会引发旧病。自己死亡的沙牛不能吃。其喉咙主治小儿喉中嘶鸣的咳喘证。

黄犍沙牛黑牯牛尿　味苦、辛,微温、平,无毒。主水肿腹脚俱满者,利小便。

【白话解】

黄犍沙牛黑牯牛尿味苦、辛,性微温、平,无毒。主治水肿腹部和脚都肿满的病人,通利小便。

黄帝云:乌牛自死北首者,食其肉害人。一切牛盛热时卒死者,总不堪食,食之作肠痈。患甲蹄牛,食其蹄中拒筋,令人作肉刺。独肝牛肉,食之杀人,牛食蛇者独肝。患疥牛马肉食,令人身体痒。牛肉共猪肉食之,必作寸白虫。直尔黍米、白酒、生牛肉共食,亦作寸白虫[1],大忌。人下利者,食自死牛肉必剧。一切牛马乳汁及酪共生鱼食之,成鱼瘕。六畜脾,人一生莫食。十二月勿食牛肉,伤人神气。

【注释】

[1]寸白虫:“虫”字原脱,据元本补。

【白话解】

黄帝说:乌牛自己死亡而且头向北方的,吃了它的肉对人有害。一切牛在非常热的时候突然死去的,都不能吃,吃后会患肠痈。患甲蹄的牛,吃其蹄中拒筋,会使人长肉刺。只有一个肝的牛,吃了它的肉会死,吃蛇的牛只有一个肝。患疥疮的牛马,吃了它们的肉会使人身体发痒。牛肉与猪肉共食,必定会生寸白虫,直接将黍米、白酒与生牛肉共食,也会生寸白虫,大忌。下痢的人,吃自死的牛肉必定更加严重。一切牛马乳汁及酪与生鱼共食,会生成鱼瘕(病名。腹中瘕块状如鱼形)。六畜的脾脏,人一生都不要吃。十二月不要吃牛肉,会损伤人的神气。

【原文】

马 心主喜忘。肺主寒热,茎痿。肉味辛、苦,平,冷,无毒,主伤中、除热、下气,长筋,强腰脊,壮健,强志利意,轻身不饥。黄帝云:白马自死,食其肉害人。白马玄头,食其脑令人癫。白马鞍下乌色彻肉里者,食之伤人五脏。下利者,食马肉必加剧。白马青蹄,肉不可食。一切马汗气及毛不可入食中,害人。诸食马肉心烦闷者,饮以美酒则解,白酒则剧。五月勿食马肉,伤人神气。野马阴茎,味酸、咸,温,无毒,主男子阴痿缩,少精。肉辛平,无毒,主人马痫,筋脉不能自收,周痹[1],肌不仁。病死者不任用。

【注释】

[1]周痹:病名。孙真人本作"风痹"。因风寒湿邪侵入血脉而导致周身疼痛呈游走性,沉重麻木等。

【白话解】

马,心主治健忘。肺主治寒热,阴茎痿软。肉味辛、苦,性平,冷,无毒,主治中焦脾胃之气受损,清热,使气机下行,濡养筋脉,强健腰脊,使人健壮,增强记忆力,心意舒畅,身体轻健,不易饥饿。黄帝说:白马自己死亡的,吃了它的肉对人有害。白马的头是黑色的,吃它的脑会使人发癫。白马鞍下的乌色深入肉里的,吃了之后会损伤人的五脏。下痢的人,吃了马肉后必然更加严重。白马蹄是青色的,其肉不能吃。一切马的汗气及毛都不能进入食物中,对人有害。那些因吃马肉而心烦闷的人,饮美酒就能化解,饮白酒就会更加严重。五月不要吃马肉,会损伤人的神气。野马阴茎味酸、咸,性温,无毒,主治男子阴茎痿缩,精液少。其肉味辛,性平,无毒,主治人马痫(病名。即马癫,痫证发作时张口摇头,吼声如马鸣者)、筋脉不能自行收缩、周痹、肌体麻木等症。病死的马不能食用。

【原文】

驴　肉味酸,平,无毒。主风狂[1],愁忧不乐,能安心气。病死者不任用。其头烧却毛,煮取汁,以浸曲酿酒,甚治大风动摇不休者。皮胶亦治大风。

【注释】

[1] 风狂:病名。因风气所致的神志狂乱、精神失常之狂证。

【白话解】

驴肉味酸,性平,无毒。主治风狂、愁忧不快乐,能安定心气。病死的驴不能食用。驴的头烧掉毛,熬汤用来浸酒曲酿酒,对中风颤抖不止者有特别疗效。驴皮胶也能治中风。

狗　阴茎味酸，平，无毒。主伤中，丈夫阴痿不起。狗脑主头风痹，下部蛋疮，疮中息肉。肉味酸、咸、温，无毒，宜肾，安五脏，补绝伤劳损，久病大虚者服之，轻身，益气力。黄帝云：白犬合海鲉食之，必得恶病。犬自死不出舌者，食之害人。犬春月多狂，若鼻赤起而燥者，此欲狂，其肉不任食。九月勿食犬肉，伤人神气。

【白话解】

狗阴茎味酸，性平，无毒。主治内脏受损，男子阳痿不能勃起。狗脑主治头风痹、下部蛋疮、疮中息肉。其肉味酸、咸，性温，无毒，对肾好，能安定五脏，补益精血亏竭、劳损之症，久病而特别虚弱的人服用后，能使身体轻健，增强气力。黄帝说：白狗与海鲉共食，必患恶病。白狗自己死亡的且死后不伸出舌头的，食后对人有害。狗在春季常发狂，如果看见它的鼻子起了红斑而干燥的，这是将要发作狂犬病，其肉不能吃。九月不要吃犬肉，会损伤人的神气。

【原文】

豚　卵味甘，温，无毒。除阴茎中痛，惊痫，鬼气，蛊毒，除寒热，奔豚[1]，五癃，邪气，挛缩。一名豚颠，阴干勿令败。豚肉味辛，平，有小毒，不可久食，令人遍体筋肉碎痛，乏气。大猪后脚悬蹄甲无毒，主五痔，伏热在腹中，肠痈内蚀，取酒浸半日，炙焦用之。大猪四蹄小寒，无毒，主伤挞诸败疮。母猪蹄寒，无毒，煮汁服之，下乳汁，甚解石药毒。大猪头肉平，无毒，补虚乏气力，去惊痫、鬼毒、寒热、五癃[2]。脑主风眩。心平，无毒，主惊邪忧恚，虚悸气逆，妇人产后中风，聚血气，惊恐。肾平，无毒，除冷利，理肾气，通膀胱。肝味苦平，无毒，主明目。猪喙微寒，无毒，主冻疮痛痒。肚微寒，无毒，补中益气，止渴，断暴利虚弱。肠微寒，无毒，主消渴小便数，补下焦虚竭。其肉间脂肪平，无毒，主煎诸膏药，破冷结，散宿血，解斑蝥、芫青毒。猪洞肠平，无毒，主洞肠挺出血多者。豭猪肉味苦酸冷，无毒，主狂病多日不愈。

【注释】

[1] 奔豚：属肾之积，症见有气从少腹上冲胸脘、咽喉，状若豚奔，疼痛难忍。

[2] 五癃：孙真人本作"五痔"。

【白话解】

豚（猪）卵味甘，性温，无毒。消除阴茎中疼痛，治惊痫、鬼气、蛊毒，除寒热、奔豚、五癃、邪气、挛缩。又名豚颠，阴干使用，不要让它腐烂。猪肉味辛，性平，有小毒，不能长期食用，会使人周身筋肉碎痛，乏气。大猪后脚悬蹄甲（又名猪退）无毒，主治五种痔病，若伏热在腹中，肠痈溃烂，可用酒来浸泡半日，炙焦后使用。大猪的四蹄性小寒，无毒，主治因鞭棍致伤引起的各种败疮。母猪蹄性寒，无毒，熬汤服用，可下乳汁，对于解石药的毒性有很好效果。大猪头肉性平，无毒，可补虚弱、乏气力，除惊痫、鬼毒、寒热、五癃。其脑主治因风邪或风痰所致的眩晕。其心性平，无毒，主治惊邪忧愁愤怒，因虚弱引起的心跳加速，心神不宁，气机上逆，妇人产后中风，血气凝滞，惊恐。其肾性平，无毒，除冷痢，调理肾气，通利膀胱。其肝味苦，性平，无毒，主明目。猪嘴性微寒，无毒，主治冻疮痛痒。其肚性微寒，无毒，能补中益气，止渴，治疗严重下痢导致的虚弱。其肠性微寒，无毒，主治消渴小便频数，补下焦虚竭。其肉间脂肪性平，无毒，主要功用是煎成各种膏药，破除寒冷结聚，消散长时间的血瘀，解斑蝥、芫青之毒。猪大肠性平，无毒，主治大肠突出，出血多。豭猪肉（公猪肉）味苦、酸，性寒凉，无毒，主治患狂病多日不愈。

　　凡猪肉　味苦,微寒,宜肾,有小毒,补肾气虚竭。不可久食,令人少子精,发宿病,弱筋骨,闭血脉,虚人肌,有金疮者食之,疮尤甚。猪血平,涩,无毒,主卒下血不止,美酒清者和炒服之,又主中风绝伤,头中风眩,及诸淋露,奔豚暴气。

【白话解】

　　凡猪肉味苦,性微寒,对肾好,有小毒,补肾气虚竭。不能长期食用,会使男子少精,引发旧病,削弱筋骨,封闭血脉,使人肌体虚弱,为金属利器所伤的患者食用后,伤口更严重。猪血性平,涩,无毒,主治突然便血不止,用清酒调和炒来服用,又主治中风绝伤、头部因风邪或风痰所致的眩晕,及各种淋露、奔豚暴气等症。

【原文】

　　黄帝云:凡猪肝肺共鱼鲙食之,作痈疽。猪肝共鲤鱼肠、鱼子食之,伤人神。豚脑损男子阳道,临房不能行事。八月勿食猪肺,及饴和食之,至冬发疽。十月勿食猪肉,损人神气。

【白话解】

　　黄帝说:凡猪的肝肺与鱼细切作的肴馔一起食用,会发痈疽。猪肝与鲤鱼肠、鱼卵一起食用,会损伤人的神气。猪脑损伤男性生殖器,使性交不能成功。八月不要吃猪肺,与饴糖一起食用,到冬天就会发痈疽。十月不要吃猪肉,会损伤人的神气。

鹿　头肉平,主消渴,多梦妄见者,生血,治痈肿。茎筋主劳损。蹄肉平,主脚膝骨中疼痛不能践地。骨主内虚,续绝伤,补骨,可作酒。髓味甘,温,主丈夫妇人伤中,脉绝,筋急痛,咳逆,以酒和服。肾平,主补肾气。肉味苦,温,无毒,补中,强五脏,益气力。肉生者主中风,口僻不正,细细锉之,以薄僻上。华佗云:和生椒捣薄之,使人专看之,正则急去之,不尔复牵向不僻处。角错取屑一升,白蜜五升溲之,微火熬令小变色,曝干,更捣筛,服方寸匕,日三,令人轻身,益气力,强骨髓,补绝伤。黄帝云:鹿胆白者,食其肉害人[1]。白鹿肉不可和蒲白作羹食,发恶疮。五月勿食鹿肉,伤人神气。胡居士云:鹿性惊烈,多别良草,恒食九物,余者不尝。群处必依山冈,产归下泽。缞神用其肉者,以其性烈清净故也。凡饵药之人,不可食鹿肉,服药必不得力。所以然者,以鹿常食解毒之草,是故能制毒散诸药故也。九草者,葛叶花、鹿葱、鹿药、白蒿、水芹、甘草、齐头、蒿山苍耳、荠苨。

【注释】

[1] 害人:孙真人本作“令人澼”。

【白话解】

鹿,头肉性平,主治消渴、多梦见怪异事物的病人,能生血,治痈肿。其茎筋主治劳损。其蹄肉性平,主治脚膝骨中疼痛不能踏地。其骨主治内虚,接续断骨骨折,补骨,可作酒。其髓味甘,性温,主治男子妇女内脏受损、血脉枯涩败绝、筋脉拘挛疼痛、咳喘气机上逆,用酒调和服用。其肾性平,主补肾气。其肉味苦,性温,无毒,调补中焦,强益五脏,增强气力。生的肉主治中风、口歪不正,使用时锉细,用来敷在歪的部位上。华佗说:

生鹿肉和生椒捣来敷上,使人专门看护,如果口角正了就赶紧除下,不然又会牵向没歪的部位去。将其角磨取一升细屑,用五升白蜜浸泡,用微火熬使其稍微变色,晒干,再捣细过筛,每次服方寸匕,每日三次,能使人身体轻健,增强气力,强壮骨髓,补精血亏竭。黄帝说:鹿胆呈白色的,吃它的肉对人有害。白鹿肉不能和蒲白做羹吃,会发恶疮。五月不要吃鹿肉,会损伤人的神气。胡居士说:鹿的性情容易受惊而刚烈,常能辨别好的草,通常只吃九种食物,其余的不尝。群居必依傍山冈,生产时才回到洼泽中。祭祀神灵时用鹿肉,是因为它性情刚烈而清净的缘故。凡是在服药的人,不能吃鹿肉,否则服药必不得药力。之所以这样,是因为鹿常吃解毒的草,所以能制毒消解各种药力。九草,指的是葛叶花、鹿葱、鹿药、白蒿、水芹、甘草、齐头、蒿山苍耳、荠苨。

獐　骨微温[1],无毒,主虚损,泄精。肉味甘,温,无毒,补益五脏。髓益气力,悦泽人面。獐无胆,所以怯弱多惊恐。黄帝云:五月勿食獐肉,伤人神气。

【注释】

[1] 微温:孙真人本作"微寒"。

【白话解】

獐,其骨性微温,无毒,主治虚损,泄精。其肉味甘,性温,无毒,补益五脏。其髓能增强气力,使人面色润泽。獐没有胆,所以性情怯弱常惊恐。黄帝说:五月不要吃獐肉,会损伤人的神气。

麋脂 味辛，温，无毒。主痈肿，恶疮死肌，寒热，风寒湿痹，四肢
拘缓不收，风头肿气，通腠理，柔皮肤。不可近男子阴，令痿。一名宫
脂，十月取。黄帝云：生麋肉共虾汁合食之，令人心痛。生麋肉共雉
肉食之，作痼疾。

【白话解】

麋脂味辛，性温，无毒。主治痈肿、恶疮死肌、寒热、风寒湿痹、四肢
拘紧或弛缓不能伸缩、因中风邪而头面肿大等症，能宣通腠理，柔润皮肤。
不能接近男子阴茎，会使其阳痿。又名宫脂，在十月提取。黄帝说：生的
幼鹿肉与虾汁一起吃，会使人心痛。生的幼鹿肉与野鸡一起吃，会生久治
不愈的病。

【原文】

虎 肉味酸，无毒。主恶心欲呕，益气力，止多唾。不可热食，坏
人齿。虎头骨治风邪。虎眼睛主惊痫[1]。

【注释】

[1]惊痫：孙真人本"惊痫"下有"鬼劳梦"三字。

【白话解】

虎肉味酸，无毒。主治恶心欲呕，增强气力，止唾液多。不能热着吃，
会损坏人牙齿。虎头骨主治风邪。虎眼睛主治惊痫。

豹肉　味酸,温,无毒,宜肾。安五脏,补绝伤,轻身益气,久食利人。

【白话解】

豹肉味酸,性温,无毒,对肾好。安和五脏,补精血亏竭,使身体轻健,补益元气,长期食用对人有好处。

【原文】

狸肉　温,无毒。补中,轻身益气,亦治诸注[1]。黄帝云:正月勿食虎、豹、狸肉,伤人神,损寿。

【注释】

[1] 注:指一些具有传染性或病程迁延的疾病。

【白话解】

狸肉性温,无毒。调补中焦,使身体轻健,补益元气,并治各种注病。黄帝说:正月不要吃虎、豹、狸肉,会损伤人的精神,减少寿命。

【原文】

兔　肝主目暗。肉味辛,平,涩,无毒,补中益气,止渴。兔无脾,所以能走。盖以属二月建卯,木位也,木克土,故无脾焉。马无脾,亦能走也。黄帝云：兔肉和獭肝食之，三日必成遁尸[1]；共白鸡肝心食之，令人面失色，一年成瘅黄；共姜食，变成霍乱；共白鸡肉食之，令人血气不行。二月勿食兔肉，伤人神气。

【注释】

[1] 遁尸：病名。指一种突然发作、以心腹胀满刺痛、喘急为主症的危重病症。

【白话解】

兔肝主治眼睛昏暗。肉味辛，性平，涩，无毒，补中益气，止渴。兔没有脾，所以跑得快。大概因为兔所属的二月时北斗星斗柄指在卯位，是木位，木克土，所以兔没有脾。马没有脾，所以也跑得快。黄帝说：兔肉与獭肝一起吃，三日必成遁尸；与白鸡肝、心一起吃，使人面没有血色，一年成黄疸病；与姜一起吃，会生霍乱；与白鸡肉一起吃，使人血气不流通。二月不要吃兔肉，会损伤人的神气。

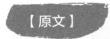

【原文】

生鼠 微温，无毒。主踒折，续筋补骨，捣薄之，三日一易。

【白话解】

生鼠性微温，无毒。主治骨折，续筋补骨，捣来敷，三日换一次。

獭 肝味甘,有小毒。主鬼疰蛊毒,却鱼鲠,止久嗽,皆烧作灰,酒和服之。獭肉味甘,温,无毒,主时病疫气,牛马时行病,皆煮取汁,停冷服之,六畜灌之。

【白话解】

獭肝味甘,有小毒。主治鬼疰蛊毒,消除鱼鲠,止长期咳嗽,都是烧成灰,用酒调和来服。獭肉味甘,性温,无毒,主治流行性传染病,牛马流行病,都煮取汁,放冷服用,治六畜病时灌入其口。

【原文】

狐 阴茎味甘,平,有小毒。主女子绝产,阴中痒,小儿阴㿉[1]卵肿。肉并五脏及肠肚,味苦,微寒,有毒,主蛊毒,寒热,五脏瘤冷,小儿惊痫,大人狂病见鬼。

【注释】

[1] 㿉(tuí):阴器之病,出自《广韵》。

【白话解】

狐阴茎味甘,性平,有小毒。主治女人不能生产,阴中痒,小儿阴囊肿大。狐肉和五脏及肠肚,味苦,性微寒,有毒,主治蛊毒、寒热、五脏顽固的冷疾、小儿惊痫、成年人狂病见鬼症。

　　黄帝云:麝肉共鹄肉食之,作癥瘕。野猪青蹄不可食,及兽赤足者不可食。野兽自死北首伏地不可食。兽有歧尾不可食。家兽自死,共鲊汁食之,成疽疮。十一月勿食经夏臭脯,成水病,作头眩,丈夫阴痿。甲子日勿食一切兽肉,大吉。鸟飞投人不肯去者,口中必有物,开看无者,拔一毛放之,大吉。一切禽兽自死无伤处不可食。三月三日勿食鸟兽五脏及一切果菜五辛等物,大吉。

【白话解】

　　黄帝说:麝肉与鹄肉一起吃,腹腔中会产生结块。野猪青蹄的不能吃,以及兽红足的不能吃。自己死亡的野兽头向北方倒伏在地的不能吃。兽有两条尾的不能吃。家禽家畜自己死亡的,和鲊汁一起吃,会生毒疮。十一月不要吃经过夏天的臭干肉,会生水肿病,引发头眩,男子阳痿。甲子日不要吃一切兽肉,大吉。鸟飞来停在人身上不肯离去的,其口中必有物,拨开其口却看到没有的,拔掉鸟身上的一根羽毛,然后放飞,大吉。一切禽兽自己死亡却没有伤痕伤口的,不能吃。三月三日不要吃鸟兽五脏及一切果菜五辛等物,大吉。

　　丹雄鸡肉　味甘,微温,无毒。主女人崩中漏下,赤白沃,补虚温中,能愈久伤乏疮[1]不肯瘥者,通神,杀恶毒。

【注释】

[1] 久伤乏疮:孙真人本作"九伤之疮"。

【白话解】

丹雄鸡肉味甘,性微温,无毒。主治女人崩中漏下、赤白带,调补虚损,温暖中焦,能治愈长期不能痊愈的疮疡,贯通神气,祛除恶毒。

【原文】

黄雌鸡 肉味酸、咸,平,无毒。主伤中,消渴,小便数而不禁,肠澼泄利,补益五脏,绝伤五劳,益气力。鸡子黄微寒,主除热,火灼烂疮,痓,可作虎魄[1]神物。卵白汁微寒,主目热赤痛,除心下伏热,止烦懑,咳逆,小儿泄利,妇人产难,胞衣不出,生吞之。

【注释】

[1] 虎魄:孙真人本作"琥珀"。

【白话解】

黄雌鸡肉味酸、咸,性平,无毒。主治中焦脾胃之气受损,消渴,小便频数而不能控制,痢疾泄泻,补益五脏,治疗精血亏竭、五脏劳损,增强气力。鸡蛋黄性微寒,主除热,火灼烂疮,筋脉痉挛强直痓,可作琥珀神物。蛋白性微寒,主治目热赤痛,消除心下伏热,消除烦懑,治疗咳喘气机上逆、小儿泄泻、妇人难产、胎盘不能娩出,使用时生吞。

白雄鸡肉　味酸,微温,无毒。下气,去狂邪,安五脏,伤中,消渴。

【白话解】

白雄鸡肉味酸,性微温,无毒。使气机下行,驱除狂邪,安和五脏,治中焦脾胃之气受损、消渴。

乌雄鸡肉　味甘,温,无毒。补中,止心痛。

【白话解】

乌雄鸡肉味甘,性温,无毒。调补中焦,止心痛。

黑[1]雌鸡肉　味甘,平,无毒。除风寒湿痹,五缓六急[2],安胎。

【注释】

[1] 黑:孙真人本作"赤"。

[2] 五缓六急:病名。当是五种缓病与六种急病的总称,但传世医书中未见记述。

【白话解】

【白话解】

黑雌鸡肉味甘,性平,无毒。消除风寒湿痹、五缓六急,安胎。

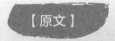

【原文】

黄帝云:一切鸡肉合鱼肉汁食之,成心瘕。鸡具五色者,食其肉必狂。若有六指四距玄鸡白头家鸡及野鸡,乌生子有纹八字,鸡及野鸟死不伸足爪,此种食之害人。鸡子白共蒜食之,令人短气。鸡子共鳖肉蒸食之,害人。鸡肉獭肉共食,作遁尸注,药所不能治。食鸡子啖生葱,变成短气。鸡肉犬肝肾共食,害人。生葱共鸡犬肉食,令人谷道终身流血。乌鸡肉合鲤鱼肉食,生痈疽。鸡兔犬肉和食,必泄利。野鸡肉共家鸡子食之,成遁尸,尸鬼缠身,四肢百节疼痛。小儿五岁以下饮乳未断者,勿食鸡肉。二月勿食鸡子,令人常恶心。丙午日食鸡雉肉,丈夫烧死目盲,女人血死妄见。四月勿食暴鸡肉,作内疽,在胸腋下出漏孔,丈夫少阳,妇人绝孕,虚劳乏气。八月勿食鸡肉,伤人神气。

【白话解】

黄帝说:一切鸡肉与鱼肉汁一起吃,会生心瘕。鸡身上有五种颜色的,吃它的肉一定会发狂。如果有六趾四距(腿后突出像脚趾的部分)的黑鸡、白头家鸡及野鸡,鸟生子有八字纹的,鸡及野鸟死后不伸足爪的,吃了后对人有害。鸡蛋清和蒜一起吃,会使人短气。鸡蛋与鳖肉一起蒸着吃,对人有害。鸡肉与獭肉一起吃,会发作遁尸注病,药物不能治疗。吃鸡蛋时吃生葱,会造成短气。鸡肉与狗的肝肾一起吃,对人有害。生葱与鸡肉狗肉一起吃,使人直肠至肛门终身流血。乌鸡肉和鲤鱼肉一起吃,会生痈疽。鸡、兔、狗肉一起吃,一定会泄泻。野鸡肉与家鸡蛋一起吃,会患遁尸,仿佛有尸鬼缠身,四肢百节疼痛。小孩子五岁以下未断乳的,不能吃鸡肉。二月不要吃鸡蛋,会使人常恶心。丙午日吃鸡肉野鸡肉,男子高热目盲,女人绝经看见怪象。四月不要吃正在孵蛋的鸡的肉,会引发内疽,在胸腋下出漏孔,男子少阳,妇女绝孕,虚劳乏气。八月不要吃鸡肉,会损伤人的神气。

【原文】

雉　肉酸,微寒,无毒。补中益气,止泄利,久食令人瘦。嘴主蚁瘘,黄帝云:八月建酉日食雉肉,令人短气。八月勿食雉肉,损人神气。

【白话解】

雉(野鸡)肉味酸,性微寒,无毒。补中益气,止泄泻,长期食用会使人瘦。嘴主治蚁瘘。黄帝说:八月建酉日吃野鸡肉,会使人短气。八月不要吃野鸡肉,会损伤人的神气。

【原文】

白鹅　脂主耳卒聋,消以灌耳。毛主射工[1]水毒。肉味辛,平,利五脏。

【注释】

[1] 射工:传说中的一种毒虫,又名蜮、水弩,能在水中含沙喷人的倒影,使人得病。

白鹅脂主治忽然耳聋,熔化来灌耳。白鹅毛主治射工水毒。其肉味辛,性平,通利五脏。

【原文】

鹜 肪味甘,平,无毒,主风虚寒热。肉补虚乏,除客热,利脏腑,利水道。黄帝云:六月勿食鹜肉,伤人神气。

【白话解】

鹜肪味甘,性平,无毒,主治风虚寒热。其肉能补虚乏,消除外来的热邪,通利脏腑,通利水道。黄帝说:六月不要吃鹜肉,会损伤人的神气。

【原文】

鸳鸯肉 味苦,微温,无毒。主瘘疮,清酒浸之,炙令热,以薄上,亦炙服之。又治梦思慕者。

【白话解】

鸳鸯肉味苦,性微温,无毒。主治瘘疮,用清酒浸泡后烤炙热,用来敷在患处,也可炙来服用。又治相思成梦者。

雁　肪味甘,平,无毒。主风挛拘急,偏枯,血气不通利。肉味甘,平,无毒。久服长发鬓须眉,益气不饥,轻身耐老[1]。黄帝云:六月勿食雁肉,伤人神气。

【注释】

[1] 耐老:原作"耐暑",据《千金翼方》卷三"雁肪"条改。

【白话解】

雁肪味甘,性平,无毒。主治中风肌肉挛拘,偏瘫,血气不通利。其肉味甘,性平,无毒,长期服用可促进头发、胡子、眉毛的生长,补益元气,使人不觉饥饿,身体轻健,不易衰老。黄帝说:六月不要吃雁肉,会损伤人的神气。

【原文】

越燕　屎味辛,平,有毒。主杀蛊毒鬼注,逐不祥邪气,破五癃,利小便,熬香用之治口疮。肉不可食之,入水为蛟龙所杀。黄帝云:十一月勿食鼠肉燕肉,损人神气。

【白话解】

越燕屎味辛,性平,有毒。主治蛊毒鬼注,驱逐不祥邪气,破除五癃,通利小便,炒香来用可治口疮。越燕肉不能吃,吃了后入水会被蛟龙所杀。黄帝说:十一月不要吃鼠肉燕肉,会损伤人的神气。

石蜜　味甘,平,微寒,无毒。主心腹邪气,惊痫痓,安五脏,治诸不足,益气补中,止腹痛,解诸药毒,除众病,和百药,养脾气,消心烦,食饮不下,止肠澼,去肌中疼痛,治口疮,明耳目。久服强志轻身,不饥耐老,延年神仙。一名石饴,白如膏者良,是今诸山崖处蜜也。青赤蜜,味酸唅[1],食之令人心烦,其蜂黑色似虻。黄帝云:七月勿食生蜜,令人暴下,发霍乱。

【注释】

[1] 唅(yǎn):当作"酼",醋。

【白话解】

石蜜味甘,性平,微寒,无毒。主治心腹邪气、惊痫导致的肌肉收缩手脚痉挛,安和五脏,治各种不足,补益元气,调补中焦,止腹痛,解各种药物的毒性,消除百病,调和百药,补养脾气,消除心烦,治饮食不消化,止痢疾,解除肌肉疼痛,治口疮,增强听力视力。长期服用可以增强记忆,使身体轻健,不易饥饿,延缓衰老,延年益寿。又名石饴,像白色的膏一样的为好,就是现在各处山崖上的野蜜蜂酿的蜜。青赤色的蜜,味酸如醋,食后使人心烦,酿蜜的蜂是黑色的,像虻。黄帝说:七月不要吃生蜜,会使人忽然下痢,引发霍乱。

蜜蜡　味甘,微温,无毒。主下利脓血,补中,续绝伤,除金疮,益气力,不饥耐老。白蜡主久泄澼瘥后重见血者,补绝伤,利小儿,久服轻身不饥。生于蜜房或木石上,恶芫花、百合。此即今所用蜡也。

【白话解】

　　蜜蜡味甘,性微温,无毒。主治下痢便脓血,调补中焦,接续断骨骨折,治疗金属利器所伤,增强气力,使人不饥饿,延缓衰老。白蜡主治长期泄泻已经痊愈后又便血,补益精血亏竭,有利小儿,长期服用可使身体轻健,不易饥饿。生在蜜房或木石上,与芫花、百合相恶。就是现在使用的蜡。

【原文】

　　蝮蛇肉　平,有毒。酿酒,去癞疾,诸九瘘,心腹痛,下结气,除蛊毒。其腹中吞鼠平,有小毒,主鼠瘘。

【白话解】

　　蝮蛇肉性平,有毒。用来酿酒可以治疗癞疾、九瘘、心腹痛,消散郁结之气,消除蛊毒。蝮蛇腹中所吞的鼠性平,有小毒,主治鼠瘘(瘰疬)。

【原文】

　　原蚕雄蛾　味咸,温,有小毒。主益精气,强男子阳道,交接不倦,甚治泄精。不用相连者。

【白话解】

　　原蚕雄蛾味咸,性温,有小毒。主要功用是增益精气,增强男子性功能,性交不疲倦,治疗遗精特别有效。不用正在交配中的。

鮧鱼　味甘,无毒。主百病。

【白话解】

鮧鱼味甘,无毒。主治各种病。

鳗鲡鱼　味甘,大温,有毒。主五痔瘘,杀诸虫。

【白话解】

鳗鲡鱼味甘,性大温,有毒。主治五种痔漏,杀各种寄生虫。

鳝鱼　肉味甘,大温,黑者无毒。主补中养血,治渖唇,五月五日取。头骨平,无毒,烧服止久利。

【白话解】

鳝鱼肉味甘,性大温,黑色的无毒。主要功用是调补中焦,养血,治渖唇(泛指常有渗出的唇部湿疮),在五月五日捕取。其头骨性平,无毒,烧来服用可止长期下痢。

鲜鱼_{徒河反} 平，无毒，主少气吸吸，足不能立地。黄帝云：四月勿食蛇肉鲜肉，损神害气。

【白话解】

鲜鱼（鼍，即扬子鳄）性平，无毒。主治少气气短，脚不能站立。黄帝说：四月不要吃蛇肉鲜肉，会损害人的神气。

【原文】

乌贼鱼 骨味咸，微温，无毒。主女子漏下，赤白经汁，血闭，阴蚀肿痛，寒热，癥瘕，无子，惊气入腹，腹痛环脐，丈夫阴中痛[1]而肿，令人有子。肉味酸，平，无毒，益气强志。

【注释】

[1] 阴中痛：孙真人本作"阴中寒"。

【白话解】

乌贼鱼骨味咸，性微温，无毒。主治女子月经淋漓不断，月经赤白色，绝经，阴中生疮肿痛，寒热，腹中有结块，不孕，惊恐之气进入腹中，脐周痛,男子阴茎肿痛。能使人生育。乌贼鱼肉味酸,性平,无毒,补益元气,增强记忆。

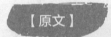
【原文】

鲤鱼肉　味甘,平,无毒。主咳逆上气,瘅黄,止渴。黄帝云:食桂竟食鲤鱼肉,害人。腹中宿癥瘕病者食鲤鱼肉,害人。

【白话解】

鲤鱼肉味甘,性平,无毒。主治气机上逆咳喘、黄疸,止渴。黄帝说:吃桂后接着吃鲤鱼肉,对人有害。腹中向来有结块的人吃鲤鱼肉,对身体有害。

【原文】

鲫鱼　味甘,平,无毒。主一切疮,烧作灰,和酱汁敷之,日二,又去肠痈。

【白话解】

鲫鱼味甘,性平,无毒。主治一切疮,使用时烧成灰,用酱汁调和来敷,每日二次,又能消除肠痈。

　　黄帝云：鱼白目不可食之。鱼有角，食之发心惊，害人。鱼无肠胆食之，三年丈夫阴痿不起，妇人绝孕。鱼身有黑点，不可食。鱼目赤，作鲙食成瘕病，作鲊食之害人。一切鱼共菜食之，作蛔虫蛲虫。一切鱼尾，食之不益人，多有勾骨著人咽，害人。鱼有角白背不可食，凡鱼赤鳞不可食，鱼无腮不可食。鱼无全腮，食之发痈疽。鯆魮鱼[1]不益人，其尾有毒，治齿痛。鯸鮧鱼[2]有毒，不可食之。二月庚寅日勿食鱼，大恶。五月五日勿以鲤鱼子共猪肝食，必不消化，成恶病。下利者食一切鱼，必加剧，致困难治。秽饭鲛[3]肉臭鱼不可合食之，害人。三月勿食鲛龙肉及一切鱼肉，令人饮食不化，发宿病，伤人神气，失气恍惚。

【注释】

　　[1] 鯆魮（bū bǐ）鱼：海鳐鱼。

　　[2] 鯸鮧（hóu yí）鱼：河豚。

　　[3] 鲛（něi）：鱼肉腐败。

【白话解】

　　黄帝说：眼睛发白的鱼不能吃。鱼有角的，吃了引发心惊，对人有害。吃了没有肠胆的鱼，三年内会导致男子阳痿、妇女不能怀孕。鱼身有黑点的不能吃。鱼眼睛红色的，细细切碎作肴馔吃了会长寄生虫，腹部形成肿块，腌制来吃对人有害。一切鱼和菜一起吃，会生蛔虫蛲虫。一切鱼尾吃了对人无益，常有勾骨附着在人的咽喉，对人有危险。有角白背的鱼不能吃，凡鳞是红色的鱼不能吃，没腮的鱼不能吃。没有全腮的鱼，吃了会发痈疽。鯆魮鱼（海鹞鱼）对人无益，其尾有毒，可治牙齿痛。鯸鮧鱼（河豚）有毒，不能吃。在二月庚寅日不要吃鱼，大恶。在五月五日不要将鲤鱼卵和猪肝一起吃，一定会不消化，生严重的病。下痢的病人无论吃什么鱼一定会加剧，导致难以治疗。变质的食物、腐败的鱼肉、臭鱼不能一起吃,对人有害。三月不要吃海中鲨鱼肉及一切鱼肉,会使人饮食不消化,引发旧病,损伤人的神气,精神恍惚。

鳖肉　味甘,平,无毒。主伤中,益气,补不足,疗脚气。黄帝云:五月五日以鳖子共鲍鱼子食之,作瘕黄。鳖腹下成王[1]字,不可食。鳖肉兔肉和芥子酱食之,损人。鳖三足食之害人。鳖肉共苋蕨菜食之,作鳖瘕,害人。

【注释】
[1] 王:原作“五”,据元本改。

【白话解】
鳖肉味甘,性平,无毒。主治中焦脾胃之气受损,补益元气,调补不足,治疗脚气病。黄帝说:在五月五日将鳖卵和鲍鱼卵一起吃,会患黄疸。鳖腹下呈现“王”字的,不能吃。鳖肉、兔肉用芥子酱调和一起吃,对人有损。三足的鳖吃了对人有害。鳖肉与苋菜蕨菜一起吃,会患鳖瘕,对人有害。

蟹壳　味酸,寒,有毒。主胸中邪热宿结痛,咽僻面肿,散[1]漆,烧之致鼠。其黄解结散血,愈漆疮,养筋益气。

【注释】

[1] 散：《千金翼方》卷四"蟹"条作"败"。

【白话解】

蟹壳味酸，性寒，有毒。主治胸中邪热、旧有结痛、口眼歪斜面肿，使漆不凝固，烧蟹壳能招致老鼠。蟹黄能解除郁结，消散瘀血，治愈因接触生漆而引起的皮肤过敏，濡养筋脉，补益元气。

【原文】

黄帝云：蟹目相向足斑者，食之害人。十二月勿食蟹鳖，损人神气。又云：龟鳖肉共猪肉食之，害人。秋果菜共龟肉食之，令人短气。饮酒食龟肉并菰白菜，令人生寒热。六甲日勿食龟鳖之肉，害人心神。螺蚌共菜食之，令人心痛，三日一发。虾鲙共猪肉食之，令人常恶心，多唾，损精色。虾无须，腹下通乌色者，食之害人，大忌，勿轻。十一月、十二月勿食虾蚌著甲之物。

【白话解】

黄帝说：眼睛相对、足有斑的蟹，吃了对人有害。十二月不要吃蟹和鳖，损伤人的神气。又说：龟鳖肉与猪肉一起吃，对人有害。秋天水果蔬菜与龟肉一起吃，使人短气。饮酒时吃龟肉和菰白，使人生寒热。在六甲日不要吃龟鳖的肉，会伤害人的心神。螺蚌与菜一起吃，会使人心痛，三日发作一次。虾、细细切碎的鱼和猪肉一起吃，令人常恶心，唾沫多，损害精气神色。虾没有须的，腹下全是黑色的，吃了对人有害，大忌，不要轻视。十一月、十二月不要吃虾、蚌等带硬壳的动物。

卷第二十七养性

养性序第一

扁鹊云:黄帝说昼夜漏下水百刻,凡一刻人百三十五息,十刻一千三百五十息,百刻一万三千五百息。人之居世,数息之间,信哉。呜呼!昔人叹逝[1],何可不为善以自补邪?吾常思一日一夜有十二时,十日十夜百二十时,百日百夜一千二百时,千日千夜一万二千时,万日万夜一十二万时,此为三十年。若长寿者九十年,只得三十六万时。百年之内,斯须之间,数时之活,朝菌蟪蛄[2],不足为喻焉。可不自摄养而驰骋六情,孜孜汲汲,追名逐利,千诈万巧,以求虚誉,没齿而无厌。故养性者知其如此,于名于利,若存若亡;于非名非利,亦若存若亡,所以没身不殆也。余慨时俗之多僻,皆放逸以殒亡,聊因暇日,粗述养性篇,用奖人伦之道,好事君子与我同志焉。

【注释】

[1]昔人叹逝:语本《论语·子罕》:"子在川上曰:逝者如斯夫,不舍昼夜。"谓时间流逝极快。

[2]朝菌蟪蛄:语本《庄子·逍遥游》:"朝菌不知晦朔,蟪蛄不知春秋,此小年也。"比喻生命极短。朝菌,指朝生暮死的菌类,或谓虫名;蟪蛄,蝉的一种。

【白话解】

扁鹊说:黄帝说一个昼夜滴漏下水一百刻,一刻时间人呼吸一百三十五次,十刻呼吸一千三百五十次,百刻呼吸一万三千五百次。

人生在世,不过数息之间,的确如此啊。哎!时光飞逝,怎么能不做些有益生命的事情来自补呢?我常想一日一夜有十二个时辰,十日十夜有一百二十个时辰,百日百夜有一千二百个时辰,千日千夜有一万二千个时辰,万日万夜有一十二万个时辰,正好是三十年。假若长寿的人活到九十岁,也只能拥有三十六万个时辰。一百年时间好像片刻之间,生命如此短暂,甚至不能用朝生暮死的菌类、夏蝉来比喻。为什么不自行调养,而放纵自己的情欲,急急忙忙迫不及待地追逐名利,挖空心思地去谋求虚名,到死都不满足呢?因此修身养性的人懂得这个道理,他们对待名利这些东西,都是可有可无的;对待非名非利的东西,也是可有可无的,所以他们终身都不会有什么危险。我慨叹时下的习俗如此僻陋,人们都放纵逸乐而丧失性命,姑且趁着空闲的日子,粗略地记述有关养性的内容,用以辅助人伦之道,喜欢养生的人与我是志同道合的吧。

【原文】

夫养性者,欲所习以成性,性自为善,不习无不利也。性既自善,内外百病皆悉不生,祸乱灾害亦无由作,此养性之大经也。善养性者,则治未病之病,是其义也。故养性者,不但饵药餐霞,其在兼于百行,百行周备,虽绝药饵,足以遐年。德行不克[1],纵服玉液金丹,未能延寿。故夫子[2]曰:善摄生者,陆行不遇虎兕,此则道德之祐也,岂假服饵而祈遐年哉。圣人所以药饵者,以救过行之人也。故愚者抱病历年而不修一行,缠疴没齿,终无悔心。此其所以岐和长逝,彭跗永归,良有以也。嵇康曰:养生有五难:名利不去为一难,喜怒不除为二难,声色不去为三难,滋味不绝为四难,神虑精散为五难。五者必存,虽心希难老,口诵至言,咀嚼英华,呼吸太阳,不能不回其操,不夭其年也。五者无于胸中,则信顺日跻,道德日全,不祈善而有福,不求寿而自延,此养生之大旨也。然或有服膺仁义,无甚泰之累者,抑亦其亚欤。

【注释】
　　[1] 克:孙真人本、元本、道藏本、四库本作"充"。
　　[2] 夫子:孙真人本、元本、道藏本、四库本作"老子"。

【白话解】
　　养性,就是通过修炼使人养成好的禀性,如果禀性本来就是好的,即使不修炼也没有什么危害。人的禀性好,身体内外都不会生百病,祸乱灾害也无从产生,这是养性的要旨。善于养性的人,在疾病尚未萌芽之前就懂得防范,这是他们的原则。所以养性的人,不仅仅是服食药饵,而且还兼修各方面的品行,如果各个方面的品行都完备了,即使停服药饵,也足以享受自然寿限。如果德行不完备,纵然服食玉液金丹,也不能延年益寿。所以老子说:善于养生的人,走在路上不会遇上老虎、犀牛之类的猛兽,这是他完备的德行带来的福气,哪是假借服食药饵来祈求长寿。圣人之所以要用药饵,是用它来挽救行为有过失的人。所以愚昧的人长期患病却不修炼哪怕一种品行,一辈子疾病缠身也终无后悔之心。这就是为什么像岐伯、医和、巫彭、俞跗那样的良医永远不复存在了,确实是这个原因。嵇康(字叔夜,魏晋时期养生学家,著有《养生论》)说过,养生有五难:名利之心不除是第一难;喜怒之情不去是第二难;声色之欲不除是第三难;膏粱厚味不绝是第四难;心神忧虑精神散乱是第五难。如果有这五难存在,即便心里希望长寿,口里吟诵养生的至理名言,嚼食食物的精华,呼吸阴阳之气,也不能不改变他的节操(指养生不成而改变志向)、缩短他的寿命。五难不存在于胸中,那么诚信一天天增加,道德一天天完善,不刻意祈求而自有福气,不刻意求长寿而寿元自延,这就是养生的大旨。然而或许有信奉仁义、没有过分欲求牵累的人,不过这又是次一等的了。

　　黄帝问于岐伯曰：余闻上古之人，春秋皆度百岁，而动作不衰。今时之人，年至半百而动作皆衰者，时代异邪，将人失之[1]也？岐伯曰：上古之人，其知道者，法则阴阳，和于术数，饮食有常节，起居有常度，不妄作劳，故能形与神俱，而尽终其天年，度百岁乃去。今时之人则不然，以酒为浆，以妄为常，醉以入房，以欲竭其精，以耗散其真。不知持满，不时御神，务快其心，逆于生乐，起居无节，故半百而衰也。

【注释】

　　[1] 将人失之：《素问·上古天真论》作"人将失之"。

【白话解】

　　黄帝向岐伯问道：我听说上古时代的人，都能够年过百岁而还没有衰老的现象，现在的人，到了五十岁动作就显出衰老了。这是因为时代不同了呢，还是人们违背了养生之道的缘故呢？岐伯说：上古时代的人，大都懂得养生的道理，效法天地阴阳的变化，遵循自然法则，饮食有一定节制，作息有一定规律，不妄事操劳，因此能够形体与精神俱存，协调统一，享尽自然寿限，活到百岁才死去。现在的人就不是这样了，把酒当作水浆那样贪饮，把荒唐的事当作常规，醉酒后还肆行房事，因而竭尽了精气，耗散了真元。不知道保持精气充盈，不奉行卫护神气，务求一时之快，违背了养生的真正乐趣，起居没有规律，所以到五十岁便衰老了。

　　夫上古圣人之教也，下皆为之，虚邪贼风，避之有时，恬憺虚无，真气从之，精神内守，病安从来。是以志闲而少欲，其心安而不惧，其形劳而不倦，气从以顺，各从其欲，皆得所愿。故甘其食，美其服，《素问》作"美其食，任其服"。乐其俗，高下不相慕，故其民曰朴。是以嗜欲不能劳其目，淫邪不能惑其心，愚智贤不肖，不惧于物，合于道数，故皆能度百岁而动作不衰者，其德全不危也。是以人之寿夭在于撙节，若消息得所，则长生不死；恣其情欲，则命同朝露也。

【白话解】

　　上古时代，对于深谙养生之道的圣人的教诲，人们都能够遵从，对于外界的虚邪贼风，能够适时回避，思想上恬淡虚无，真元之气和顺，精气与神气守持于内，这样病从哪里来呢？所以他们心志安闲，欲望很少，心境安定而没有恐惧，身体劳碌而不知疲倦，真气平和而调顺，每人随其所欲，都能实现自己的愿望。人们吃什么都香甜，穿什么都舒服，入乡随俗，随遇而安，不羡慕彼此间地位的高下，这样的人可谓自然朴实。嗜好欲望不会干扰他们的视听，淫乱邪说不能迷惑他们的心志，不论愚蠢的、聪明的、贤德的、无才德的，都不畏惧外物，他们的行为与养生之道相符合，所以能够活过百岁却还不衰老的人，是因为他们德行周备而不被内外邪气干扰侵害啊！因此，人们的长寿与否取决于是否有所节制，若调理得当，就会长生不死；恣情纵欲，那么生命就如同早晨的露水一样短暂。

岐伯曰：人年四十而阴气自半也，起居衰矣；年五十体重，耳目不聪明也；年六十阴痿，气力大衰，九窍不利，下虚上实，涕泣俱出。故曰：知之则强，不知则老，同出名异。智者察同，愚者察异；愚者不足，智者有余。有余者则耳目聪明，身体轻强，年老复壮，壮者益理。是以圣人为无为之事，乐恬淡之味，能纵欲快志，得虚无之守，故寿命无穷，与天地终。此圣人之治身也。

【白话解】

岐伯说：人活到四十岁阴气自然就衰减了一半，起居动作也显得衰老了；到五十岁身体沉重，耳不聪目不明；到六十岁，阴气痿弱，肾气大衰，九窍不通利，下虚上实，容易流鼻涕眼泪。因此说：知道养生的人身体就强健，不知道养生的人就容易衰老，同是禀受阴阳之气而生，但结果却迥然不同。聪明的人在没有病的时候就能够注意养生，愚蠢的人在发病时候才知道治疗；愚蠢的人气血不足，聪明的人气血充足。气血充足就会耳聪目明，身轻体强，年老了也可以焕发青春，原本就强壮的更加强壮不衰。所以最明达事理的人，做顺乎自然的事情，乐于恬淡的状态，让身心畅快适意，坚守虚无之道，因此他的寿命无穷尽，与天地长存。这就是最明达事理的人修身养性的方法。

【原文】

春三月，此谓发陈。天地俱生，万物以荣，夜卧早起，广步于庭，被发缓形，以使志生，生而勿杀，与而勿夺，赏而勿罚。此春气之应，养生之道也。逆之则伤肝，夏为寒为变，奉长者少。

春天三个月是万物复苏的季节。天地间生气勃发,草木欣欣向荣,人们应当夜卧早起,在庭院中散步,披散开头发,舒缓形体,使神志充满生机,促其生长而不要扼杀,给予生机而不折逆,施行奖赏而不惩罚。这就是顺应春季养生的方法。违背了这个道理就会伤肝,到了夏季就会形成寒性的病变,人体奉养夏季盛长的能力也就减少了。

【原文】

夏三月,此为蕃秀。天地气交,万物华实,夜卧早起,毋厌于日,使志无怒,使华英成秀,使气得泄,若所爱在外。此夏气之应,养长之道也。逆之则伤心,秋为痎疟,则奉收者少,冬至重病。

【白话解】

夏天三个月是草木繁盛秀美的季节。天地阴阳之气相交,各种植物都开花结果。人们应该夜卧早起,不要厌恶白昼太长,应使心中没有郁怒,使容色显得秀美,使已盛的阳气得以疏泄,就像把愉快的心情表现在外一样。这就是顺应夏季养长的方法。违背了这个道理就会伤心,到了秋季就会得疟疾,如果人体奉养秋季收敛的能力减少了,冬天到来便会生重病。

秋三月,此谓容平。天气以急,地气以明,早卧早起,与鸡俱兴,使志安宁,以缓秋刑,收敛神气,使秋气平,毋外其志,使肺气清。此秋气之应,养收之道也。逆之则伤肺,冬为飧泄,则奉藏者少。

【白话解】

秋天三个月是草木自然成熟的季节。秋风疾劲,地气清朗,人们应早睡早起,鸡鸣时就起床,使意志安宁,以此舒缓秋季收敛肃杀之气,收敛精神,使秋天肃杀之气得以平和,不让意志外弛,使肺气清朗。这就是适应秋天养收的方法。如果违背了这个方法,就会伤肺,到了冬季就要生完谷不化的飧泄病,那么人体奉养冬天潜藏的能力也就减少了。

冬三月,此谓闭藏。水冰地坼,无扰乎阳,早卧晚起,必待日光,使志若伏若匿,若有私意,若已有得,去寒就温,毋泄皮肤,使气亟夺,此冬气之应,养藏之道也。逆之则伤肾,春为痿厥,则奉生者少。

【白话解】

冬天三个月是万物密闭蛰藏的季节。水结冰地冻裂,人们不要扰动阳气,应早睡晚起,一定要等到日光显露再起床,使意志如伏如藏,像有私心似的,又像已经有所得似的。应该躲避寒冷趋近温暖,不要让皮肤腠理开泄出汗，从而使阳气频频耗伤。这就是适应冬季养藏的方法。如果违背了这个方法就会伤肾，到了春天就要得痿厥病（四肢枯痿，软弱不举），那么人体奉养春天生养的能力也就减少了。

天有四时五行，以生长收藏，以寒暑燥湿风。人有五脏，化为五气，以生喜怒悲忧恐。故喜怒伤气，寒暑伤形，暴怒伤阴，暴喜伤阳。故喜怒不节，寒暑失度，生乃不固。人能依时摄养，故得免其夭枉也。

【白话解】

自然界春夏秋冬四季的依次推移，木火土金水的变化，形成了生长收藏的规律，产生了寒暑燥湿风的气候。人有五脏，化生出五气，发为喜怒悲忧恐不同的情志。所以喜怒等情志过度，从内出会伤气，寒暑等气候从外侵入会损伤形体，大怒伤阴，大喜伤阳。所以喜怒不节制，寒暑违背适度，生命就不会安固。人们若能顺应四时进行养生，就能免受夭折枉死。

仲长统曰：王侯之宫，美女兼千；卿士之家，侍妾数百。昼则以醇酒淋其骨髓，夜则房室输其血气。耳听淫声，目乐邪色，宴内不出，游外不返。王公得之于上，豪杰驰之于下。及至生产不时，字育太早，或童孺而擅气，或疾病而构精，精气薄恶，血脉不充。既出胞脏，养护无法，又蒸之以绵纩，烁之以五味，胎伤孩病而脆。未及坚刚，复纵情欲，重重相生，病病相孕。国无良医，医无审术，奸佐其间，过谬常有，会有一疾，莫能自免。当今少百岁之人者，岂非所习不纯正也。

【白话解】

仲长统（字公理，东汉人，曾为曹操谋士）说：王公侯爵的宫室中，美女上干；士大夫的家里，侍妾数百。这些人白天让美酒浸渍骨髓，夜晚则纵欲以耗损精血元气。耳朵听的是淫秽之音，眼睛迷恋于淫邪美色，宴乐则足不出户，出游则放荡不归。王公贵族和豪杰之士上行下效。等到生育时又不按正常的年纪，过早地生育子女，有的还是孩童就两性交合，有的在生病期间肆行交媾，此时他们的身体精气薄少，血脉不充盈。孩子降生之后，养护又不得法，用丝绵来包裹身体使婴儿过热，用肥甘厚味损伤婴儿的脏腑，令先天气血不足的婴儿更加脆弱多病。这些孩子长大后，身体还未坚实刚健，又恣情纵欲，于是柔弱的婴儿一代代地出生，疾病也一代代地遗传下去。国家没有医术高明的医生，医生没有真实可信的医术，期间又受干扰，常常出现过失，总会患上某种疾病，没有谁能幸免。如今少有百岁之人的原因，难道不是因为人们的生活习性不纯正吗？

【原文】

抱朴子曰：或问所谓伤之者，岂色欲之间乎？答曰：亦何独斯哉！然长生之要，其在房中，上士知之，可以延年除病，其次不以自伐。若年当少壮，而知还阴丹[1]以补脑，采七益于长俗一作谷者[2]，不服药物，不失一二百岁也，但不得仙耳。不得其术者，古人方之于凌杯以盛汤,羽苞之蓄火。又且才所不逮而强思之伤也,力所不胜而强举之伤也。深忧重恚伤也,悲哀憔悴伤也,喜乐过度伤也,汲汲所欲伤也,戚戚所患伤也,久谈言笑伤也,寝息失时伤也,挽弓引弩伤也,沉醉呕吐伤也,饱食即卧伤也,跳足喘乏伤也,欢呼哭泣伤也,阴阳不交伤也。积伤至尽,尽则早亡,尽则非道也。是以养性之士,唾不至远,行不疾步,耳不极听,目不极视,坐不久处,立不至疲,卧不至懻。先寒而衣,先热而解;不欲极饥而食,食不可过饱;不欲极渴而饮,饮不欲过多。饱食过多则结积聚,渴饮过多则成痰癖。不欲甚劳,不欲其逸,不欲流汗,不欲多唾,不欲奔走车马,不欲极目远望,不欲多啖生冷,不欲饮酒当风,不欲数数沐浴,不欲广志远愿,不得规造异巧。冬不欲极温,夏不欲穷凉。不欲露卧星月,不欲眠中用扇,大寒大热,大风大雾,皆不欲冒之。五味不欲偏多,故酸多则伤脾,苦多则伤肺,辛多则伤肝,咸多则伤心,甘多则伤肾,此五味克五脏,五行自然之理也。

【注释】

[1] 阴丹:道教房中术的一种,又叫"还精之术"。即男女性交时,男子精液不泄,更从女子处采集阴气的方法。

[2] 采七益于长俗—作谷者:《抱朴子·极言》作"采玉液于长谷者"。玉液、长谷,此为女子阴液及女阴的隐语。

【白话解】

抱朴子(晋代医家葛洪的号。葛洪,字稚川,善神仙导引及炼丹之术,著有《肘后备急方》《抱朴子》等)说:有人问,所谓损伤身体的事,难道不是指淫欲之类的吗? 回答说:也不是只有这一件事啊! 然而令人长生不死的关键,大概在于房中术,高明的人懂得这个道理,可以据此延长寿命消除疾病,次一等的人不会因此伤害自己的身体。若在年轻力壮时,就知道用房中术来补脑,采集女子的阴气来补益自己,就是不服药物,也能活到一二百岁,只是不能长生不死罢了。不懂得养生之术的人,古人将其比作用冰杯装热水，用羽毛制的苞蓄存烈火。而且又因才思不足却过度思考而伤身，力量不足却强力撑举而伤身，深深忧愁极度愤怒而伤身，悲哀憔悴而伤身，喜乐过度而伤身，急切地追求想要的东西而伤身，对忧虑的事情忧伤不已而伤身，长久地言谈说笑而伤身，不按时睡卧休息而伤身，用力挽弓拉弩而伤身，大醉呕吐而伤身，吃饱了就睡而伤身，跳跃走路气喘困乏而伤身，欢呼哭泣而伤身，男女不交接而伤身。所有这些对人体所造成的伤害不断积累，到了精气乏竭的地步，人便早亡了，精气乏竭就不是养生之道。所以养生的人，要做到：吐唾液不吐向远处，行走不快步向前，耳朵不极力去听，眼睛不极目眺望，不要长时间静坐，不要站立过久以致疲劳，睡觉不要过度以致身体强直。在感觉到冷之前就穿起衣服，在感觉到热之前就解开衣裳；不宜太饿才进食，进食不过分饱；不宜太渴才喝水，喝水也不宜过量。凡是吃得太饱的，就会造成积食，过量饮水的，就会造成痰癖。不宜太劳累，不宜太安逸，不宜大汗淋漓，不宜过多吐口水，不宜车马劳顿，不宜极目远望，不宜多吃生冷食物，不宜当风饮酒，不宜频繁洗头洗澡，不宜志向过高愿望过大，不宜规划建造奇异精巧之物。冬天不宜穿得过暖，夏天不宜过于贪凉。不宜在夜晚露天睡卧，不宜在睡觉时用扇，大寒、大热、大风、大雾，都不应触犯。五味不宜偏多，因为酸味太过会伤脾，苦味太过会伤肺，辛味太过会伤肝，咸味太过会伤心，甜味太过会伤肾。这是五味克五脏，五行相克的自然之理。

【原文】

凡言伤者，亦不即觉也，谓久即损寿耳。是以善摄生者，卧起有四时之早晚，兴居有至和之常制，调利筋骨有偃仰之方，祛疾闲邪有吐纳之术，流行荣卫有补泻之法，节宣劳逸有与夺之要。忍怒以全阴，抑喜以养阳。然后先服草木以救亏缺，后服金丹以定无穷。养性之理,尽于此矣。夫欲快意任怀,自谓达识知命,不泥异端,极情肆力,不劳持久[1]者,闻此言也,虽风之过耳,电之经目,不足喻也。虽身枯于留连之中,气绝于绮纨之际,而甘心焉,亦安可告之以养性之事哉!匪惟不纳,乃谓妖讹也,而望彼信之,所谓以明鉴给矇瞽,以丝竹娱聋夫者也。

【注释】

[1] 不劳持久:《抱朴子·极言》作"不营久生"。

【白话解】

凡以上所谈的那些伤害,并不会即刻被人觉察,而是说日积月累便有损寿命。所以善于养生的人,睡卧起床依四季不同而有早有晚,起居有最和谐的常规,调节通利筋骨有导引之类的方法,祛除疾病、抵御病邪有呼吸吐纳之术,通畅营卫之气有补虚泻实之法,调节宣泄劳作逸乐有允许和禁止的要诀。忍住暴怒来保全阴气,抑制暴喜来扶养阳气。然后,先服食草木药物来补救体内亏缺的东西,再服食金丹来奠定无穷的寿命。养性的妙理,全在这里了。那些想恣意所欲放任性子,自认为富有才识知于天命,不拘泥于异端邪说,极力放纵感情用尽气力,不求长生的人,听到这些理论,即便疾风吹过耳朵,闪电掠过眼睛,也不能使他们明白。即使身体在耽于游乐而忘返中枯竭,真气在美色中耗绝,也心甘情愿,又怎么可能告诉他们修身养性的道理呢?他们不仅不会接纳,反而将此称为怪诞乖谬之言,想让他们相信这些道理,就像把镜子赠给盲人,用音乐娱乐聋人一样!

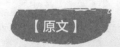【原文】

魏武与皇甫隆令曰:闻卿年出百岁,而体力不衰,耳目聪明,颜色和悦,此盛事也。所服食施行道引[1],可得闻乎?若有可传,想可密

示封内。隆上疏对曰：臣闻天地之性，惟人为贵，人之所贵，莫贵于生。唐荒无始，劫运无穷，人生其间，忽如电过，每一思此，罔然心热。生不再来，逝不可追，何不抑情养性以自保惜？今四海垂定，太平之际，又当须展才布德，当由万年。万年无穷，当由修道；道甚易知，但莫能行。臣常闻道人蒯京，已年一百七十八，而甚丁壮，言人当朝朝服食玉泉，琢齿，使人丁壮有颜色，去三虫而坚齿。玉泉者，口中唾也。朝旦未起，早嗽津令满口，乃吞之，琢齿二七遍，如此者，乃名曰练精。

【注释】

[1] 道引：又称"导引"，是以主动的肢体运动为主，并配合呼吸运动或自我推拿而进行的一种锻炼身体、预防疾病的方法。

【白话解】

魏武帝（即曹操。东汉末政治家、军事家。生前封魏王，死后追尊为"太祖武皇帝"）下诏给皇甫隆（东汉末、三国时期魏国人，养生家）：听说你年过百岁了，而体力不衰，耳聪目明，面色和悦，这是件大好事啊！你平日所服食的东西、施行导引的方法，可以说给我听听吗？如果可以传授，请呈上密函。皇甫隆进呈奏章回答道：臣听说天地之间，只有人最宝贵，人最宝贵的，又莫过于生命。广阔天地无始终，劫运连连无穷尽，人生在世，犹如闪电转瞬即逝，每每想到这些，不禁感慨万分。生命不可再来，消逝的不可再追，为什么不克制情欲修身养性来保护爱惜自己呢？如今天下稳定太平，应当施展自己的才华，传布自己的德行，这就需要长寿。要想长寿，应当通过修道来实现。道理虽然容易理解，但没有谁能实行。我曾听说道人蒯京，年纪已有一百七十八岁，身体却非常强壮，他说应当每日早晨服食玉泉，叩齿，这样就能使人身体强壮面色红润，祛除多种寄生虫，坚固牙齿。玉泉，即口中的唾液。每日早上未起床的时候，嗽上满口唾液并吞咽下去，再叩齿十四遍，这叫练精。

嵇康云：穰岁多病，饥年少疾，信哉不虚。是以关中土地，俗好俭啬，厨膳肴羞，不过菹酱而已，其人少病而寿。江南岭表，其处饶足，海陆鲑肴，无所不备，土俗多疾，而人早夭。北方仕子游官至彼，遇其丰赡，以为福佑所臻，是以尊卑长幼，恣口食啖，夜长醉饱，四体热闷，赤露眠卧，宿食不消，未逾期月，大小皆病。或患霍乱脚气胀满，或寒热疟痢，恶核[1]疗肿，或痈疽痔漏，或偏风猥退，不知医疗，以至于死。凡如此者，比肩皆是，惟云不习水土，都不知病之所由。静言思之，可谓太息者也。学者先须识此，以自诫慎。

【注释】

[1]恶核：病名。指核生于肉中，形如豆或梅李，推之可动，患处疼痛，发热恶寒的病证。因气机郁结，或精气亏虚，温毒内伏，瘀痰凝滞所致。

【白话解】

嵇康说：丰收的年头多病，饥荒的年头少疾，这话的确不假。所以关中地区，民风崇尚俭朴节约，所吃的食物不过是些腌菜肉酱而已，那里的人们少病而长寿。江南岭南地区，物产丰饶，海里的陆上的食物应有尽有，当地人多病而早亡。北方人到那里做官，面对如此丰盛的物产，认为是种福分，所以不论地位尊卑，年龄长幼，全都尽情吃喝，长夜酒食过度，身体热闷，裸露睡卧，以致积食不消，不到一月，大大小小全部生病。有的患霍乱、脚气、胀满，有的患寒热疟痢、恶核疗肿，有的患痈疽痔漏，有的患偏瘫萎缩，不懂得如何医治，以致死亡。像这样的情况，比比皆是，除了解释为水土不服之外，都不知道得病的原因。静静地想一想，实在令人叹息啊！学习养生的人须首先明白这些道理，用以自我警惕。

抱朴子曰：一人之身，一国之象也。胸腹之位，犹宫室也；四肢之列，犹郊境也；骨节之分，犹百官也。神犹君也，血犹臣也，气犹民也，知治身则能治国也。夫爱其民，所以安其国，惜其气，所以全其身。民散则国亡，气竭则身死。死者不可生也，亡者不可存也。是以至人消未起之患，治未病之疾。医之于无事之前，不追于既逝之后。夫人难养而易危也，气难清而易浊也。故能审威德所以保社稷，割嗜欲所以固血气，然后真一存焉，三一守焉，百病却焉，年寿延焉。

【白话解】

抱朴子说：一个人的身体就像一个国家一样，胸腹的位置如同帝皇宫殿，四肢的排列如同城郊边境，骨节的分布如同下属百官。神如同一国之君，血如同臣，气如同庶民，知道怎样调治身体就能知道怎样治理国家。君主爱惜民众，所以国家安定；人爱惜气，所以能保全身体。民心涣散国家就会灭亡，气竭绝身体就会死亡。死者不可复生，衰亡难以生存。所以明智的人消除尚未兴起的祸患，治疗尚在萌芽状态的疾病。在病情未严重前就着手医治，而不是在事情发生后才去挽救。人难于保养而易于被伤害，气难以清明而容易混浊。所以，君主如能传播威严与美德，国家社稷就可以保全；舍弃嗜欲，就可以固护人的血气，然后本性得以保存，精气神得以固守，百病得以祛除，寿命得以延长。

道林养性第二

真人曰：虽常服饵，而不知养性之术，亦难以长生也。养性之道，常欲小劳，但莫大疲，及强所不能堪耳。且流水不腐，户枢不蠹，以其运动故也。

【白话解】

真人说：即使经常服食药饵，若不懂得养生的方法，也难以长寿。养生之道，在于经常稍微活动，但不能让身体感到过分疲劳，以及不能勉强干自己力所不及的事情。流水不会腐臭，门轴不会腐烂，是因为它们经常运动的缘故。

【原文】

养性之道，莫久行久立，久坐久卧，久视久听，盖以久视伤血，久卧伤气，久立伤骨，久坐伤肉，久行伤筋也。仍莫强食，莫强酒，莫强举重，莫忧思，莫大怒，莫悲愁，莫大惧，莫跳踉，莫多言，莫大笑。勿汲汲于所欲，勿悁悁怀忿恨，皆损寿命。若能不犯者，则得长生也。故善摄生者，常少思少念，少欲少事，少语少笑，少愁少乐，少喜少怒，少好少恶。行此十二少者，养性之都契也。多思则神殆，多念则志散，多欲则志昏[1]，多事则形劳，多语则气乏，多笑而脏伤，多愁则心慑，多乐则意溢，多喜则忘错昏乱，多怒则百脉不定，多好则专迷不理，多恶则憔悴无欢。此十二多不除，则荣卫失度，血气妄行，丧生之本也。惟无多无少者，几于道矣。是知勿外缘者，真人初学道之法也。若能如此者，可居温疫之中，无忧疑矣。

【注释】

[1] 志昏：孙真人本作"损智"。

【白话解】

养生的方法，不要久行久立，久坐久卧，久视久听。因为久视伤血，久卧伤气，久立伤骨，久坐伤肉，久行伤筋。而且不要过量进食，不要过量饮酒，不要强行撑举重物，不要忧虑，不要大怒，不要悲伤忧愁，不要大惊大惧，不要跳跃，不要多言，不要大笑。不要急迫地去追求自己想要的东西，不要心怀愤恨，这些都会损人寿命。如果能不违反这些，人就能长生了。所以善于养生的人，常常少思少念，少欲少事，少语少笑，少愁少乐，少怒少喜，少好少恶。这十二条是养性的要义。思虑过度就会精神疲怠，思念过度就会意志散乱，欲望过多就会意志惑乱，劳作过度就会使形体劳累，言语过多就会乏气，笑得多就会伤五脏，忧愁过度就会心里恐惧，快乐过度就会心意外溢，喜悦过度就会使人头脑昏乱健忘出错，愤怒过度就会全身血脉紊乱，爱好过多就会使人沉迷其中置他事于不顾，厌恶过多就会让人形体憔悴，心情不能愉悦。这十二条如不除，就会营卫失调，气血运行不正常，丧失生命的根本。只有不多不少适度而为，才是养生之道。由此可知不受人与外界的接触和联系的干扰，是真人初学道时的方法。如果能这样做，即使是处在瘟疫横行的地方，也无染疾之忧。

既屏外缘,会须守五神肝心脾肺肾,从四正言行坐立。言最不得浮思妄念,心想欲事,恶邪大起。故孔子曰:思无邪也。常当习黄帝内视法,存想思念,令见五脏如悬磬,五色了了分明,勿辍也。仍可每旦初起,面向午,展两手于膝上,心眼观气,上入顶,下达涌泉,旦旦如此,名曰迎气[1]。常以鼻引气,口吐气,小微吐之,不得开口,复欲得出气少,入气多。每欲食,送气入腹,每欲食气为主人也[2]。凡心有所爱,不用深爱;心有所憎,不用深憎,并皆损性伤神。亦不用深赞,亦不用深毁。常须运心,于物平等,如觉偏颇,寻改正之。居贫勿谓常贫,居富莫谓常富。居贫富之中,常须守道,勿以贫富易志改性。识达道理,似不能言,有大功德,勿自矜伐。美药勿离手,善言勿离口,乱想勿经心。常以深心至诚,恭敬于物,慎勿诈善,以悦于人,终身为善。为人所嫌,勿得起恨。事君尽礼,人以为谄,当以道自平其心。道之所在,其德不孤,勿言行善不得善报,以自怨仇。居处勿令心有不足,若有不足,则自抑之,勿令得起。人知止足,天遗其禄。所至之处,勿得多求,多求则心自疲而志苦。若夫人之所以多病,当由不能养性。平康之日,谓言常然。纵情恣欲,心所欲得,则便为之,不拘禁忌,欺罔幽明,无所不作,自言适性,不知过后一一皆为病本。及两手摸空,白汗流出,口唱皇天,无所逮及。皆以生平粗心,不能自察,一至于此。但能少时内省身心,则自知见行之中,皆长诸痾。将知四百四病,身手自造,本非由天。及一朝病发,和缓不救,方更诽谤医药无效,神仙无灵。故有智之人,爱惜性命者,当自思念,深生耻愧,诫勒身心,常修善事也。至于居处,不得绮靡华丽,令人贪婪无厌,乃患害之源。但令雅素净洁,无风雨暑湿为佳。衣服器械,勿用珍玉金宝,增长过失,使人烦恼根深。厨膳勿使脯肉丰盈,常令俭约为佳。然后行作鹅王步，语作含钟声，眠作狮子卧_{右胁肋着地坐脚也}。每日自咏歌云：美食须熟嚼，生食不粗吞。问我居止处，大宅总林村。胎息守五脏，气至骨成仙。又歌曰：日食三个毒^[3]，不嚼而自消。锦绣为五脏，身着粪扫袍。

【注释】

[1] 迎气：孙真人本作"送气"。

[2] 送气入腹，每欲食气为主人也：孙真人本作："先须送气入肠，微以食为主"。

[3] 毒：疑为"枣"之误。

【白话解】

屏绝了人与外界的接触和联系的干扰，还必须固守肝心脾肺肾，遵循言正行正坐正立正的原则。最不能胡思乱想，心里想着纵欲，就会起恶邪之心。所以孔子说：思想纯正无邪念。应经常练习黄帝的内视法（意念注视身体某个部位的功法），存想思念，至洞见五脏如悬挂的磬，看见五脏颜色分明，如此不间断地练习。还可在每日早上起床后，面向正南方，将两手平放在双膝上，用心和眼睛观气，气向上进入头顶，向下抵达涌泉。每日早上如此练习，叫作迎气。常用鼻吸气，口吐气，轻轻地吐一小口，不要将口张大，让气出得少进得多。每当想吃饭时，将气送入腹中，让气成为主人。凡是心中有爱慕的，不能爱得过深；心中有憎恨的，不能恨得过深，两者都会损伤精神性情。也不要大加赞赏，也不要过度诋毁。常要用心，对待各种事物要平等，如果觉得心性已经有所偏颇，应该立即纠正它。身处贫困不要认为永远贫困，身处富裕不要认为永远富裕。无论是处于贫困还是富裕，要常固守养生之道，不能因为贫富而改变意志心性。通达道理，好像不善言辞，有大功大德，也不自我夸耀。身上常带好药，口中常说友善的话，心中不存非分之想。待人接物要诚心诚意，恭恭敬敬，千万不要欺诈虚伪，并常使人快乐，终身行善。即使被人嫌恶，也不要起恨心。在君王面前竭尽礼数，而被他人认为是谄媚，也要用大道理来平定自己的心情。有道义存在的地方，具有崇高品德的人是不会被孤立的，不要认为行善却得不到善报，而使自己萌生抱怨仇恨。起居方面不要让心不知满足，如心中有不满足之处，就自己平抑它，不要让不满的情绪产生。人若知足，上天会赐予他福禄。所到之处，也不要要求太多，要求太多就会心意疲惫而情志劳苦。一个人之所以经常患病，就是因为他不能够修身养性。平常无病之时习以为常，纵情恣欲，想干什么就干什么，不讲禁忌，欺骗蒙蔽神明，无所不作，还自认为是顺适性情，其实这一切都是后来生病的根源。等到神志不清，两手摸空，气脱大汗，即使呼唤苍天也无能为力了。这都是因为平时不谨慎，不能审察自己的行为而造成的。但凡稍微反省一下自己的身心言行，就会知道现在所做的一切都会导致生病。知道一切疾病都是自己一手造成的，并非上天注定的。等到一朝病发，就是医和、医缓（春秋时期秦国的名医）这样的名医也救不了了，才反过来诽谤医生无能，药物无效，神仙不灵。所以，有智慧而爱惜生命的人，时常自我反省，为自己的过失而深感羞愧可耻，约束自己的行为，常做善事。至于所居之处，不得绮靡奢华，这会使人贪婪无厌，是祸害的根源。只要让居处素雅洁净，能避风雨暑湿就好。衣服用具，不必用金银珠宝之类，它们会增加人的过失，使人徒生烦恼。膳食中的肉食不要过于丰盛，常能节约为佳。走路要用持正稳健的步态，说话如钟声浑厚，睡觉采用狮子卧法（右肋侧睡）。每日自己唱歌：美食须反复咀嚼，生吃也不能粗吞。问我居住在何处，我总住在那乡野。胎中呼吸守五脏，精气至骨可长寿。以及：每日食用三个枣，不用咀嚼也能消。五脏如锦绣之美，身上穿着粪扫袍（又称粪扫衣，是僧服的一种，以各色碎布拼缀而成）。

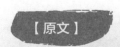

【原文】

修心既平，又须慎言语。凡言语读诵，常想声在气海中（脐下也）。每日初入后，勿言语读诵，宁待平旦也。且起欲专言善事，不欲先计校钱财。又食上不得语,语而食者,常患胸背痛。亦不用寝卧多言笑,寝不得言语者,言五脏如钟磬,不悬则不可发声。行不得语,若欲语须住[1]乃语,行语则令人失气。冬至日,止可语,不可言。自言曰言,答人曰语。言有人来问,不可不答,自不可发言也。仍勿触冷开口大语为佳。

【注释】

[1] 住: 元本、道藏本、四库本"住"字后有"脚"字。

【白话解】

心性修炼平和后,还必须谨慎言语。凡是说话读书念诵时,要时常想到声音在气海(腹正中线脐下 1.5 寸)中。每日太阳下山后,就不要说话诵读了,宁可等到次日天明再进行。早上起床后应只谈吉利的事情,不应先计较钱财。还有吃饭时不能说话,边说话边吃饭的人,经常患胸背疼痛的病。也不能在睡觉时过多谈笑,因为五脏像钟一样,不悬起来就不能发声。走路时不能说话,如果要说话就必须停下来才说,走路时说话会使人失气。冬至那天只能语,不能言。自己说话叫言,回答别人的问话叫语。说的是有人问你,你不能不回答,但自己不能主动发言。还有不要冒着冷气张大嘴巴说话为好。

【原文】

言语既慎,仍节饮食。是以善养性者,先饥而食,先渴而饮。食欲数而少,不欲顿而多,则难消也。常欲令如饱中饥,饥中饱耳。盖饱则伤肺,饥则伤气,咸则伤筋,醋则伤骨。故每学淡食,食当熟嚼,使米脂入腹,勿使酒脂入肠。人之当食,须去烦恼暴数为烦,侵触为恼,如食五味,必不得暴嗔,多令人神惊,夜梦飞扬。每食不用重肉,喜生百病,常须少食肉,多食饭,及少菹菜,并勿食生菜生米小豆陈臭物。勿饮浊酒食面,使塞气孔。勿食生肉,伤胃。一切肉惟须煮烂,停冷食之。食毕当漱口数过,令人牙齿不败,口香。热食讫,以冷醋浆漱口者,令人口气常臭,作齼齿病。又诸热食咸物后,不得饮冷醋浆水,喜失声,成尸咽[1]。凡热食汗出,勿当风,发痉头痛,令人目涩多睡。每食讫,以手摩面及腹,令津液通流。食毕,当行步踟蹰,计使中数里来。行毕,使人以粉摩腹上数百遍,则食易消,大益人,令人能饮食,无百病,然后有所修为为快也。饱食即卧,乃生百病,不消成积聚。饱食仰卧,成气痞,作头风。触寒来者,寒未解食热食,成刺风[2]。人不得夜食。又云:夜勿过醉饱食,勿精思为劳苦事,有损余,虚损人。常须日在巳时食讫,则不须饮酒,终身无干呕。

【注释】

[1] 尸咽:即狐惑,因感染风毒热气,上蚀咽喉而致咽喉生疮。

[2] 刺风:因气血为风寒所侵,不得宣利,蕴滞而生热,寒热相搏于皮肤之间,遍身如针刺。

【白话解】

言语已经谨慎了,还要节制饮食。善于养生的人,必定在饥饿之前吃饭,在口渴之前饮水。吃饭要少吃多餐,不会一顿吃得过多过饱,那样会难以消化。经常保持半饱半饥的状态。因为过饱则伤肺,过饥则伤气,过咸则伤筋,过酸则伤骨。所以宜吃清淡的食物,吃的时候当细嚼慢咽,使米脂入腹,而不让酒脂入肠。人要进食的时候,首先要除去烦恼(突然而频繁为烦,触动内心为恼)。如果在进食,一定不能大怒,这样会使元神受惊,夜间会梦见自己高高飞扬。不必顿顿大鱼大肉,否则容易生各种疾病。常宜少吃肉,多吃饭,以及少吃腌菜,同时不能吃生的蔬菜、米、小豆以及陈腐臭物。不能喝着未滤过的酒吃面,会使气孔闭塞。不吃生肉,否则会伤胃。一切肉类必须煮熟煮烂,待凉后再吃。吃完以后应把口漱干净,这样可使牙齿不坏,口中不臭。吃完热食,用冷醋漱口的,会使人口气常臭,患牙病。还有吃过热食咸物后,不能喝冷醋浆水,容易失声,发展成尸咽。凡是吃热食出汗,不要吹风,否则头疼头痛,使人目涩常瞌睡。每次吃完饭后,用手按摩面部和腹部,让津液流通。饭后当缓缓地散步几里,走完后叫人用粉按摩腹部数百遍,那么食物就容易消化,对人很有益,令人开胃,百病不生,之后再修行最好了。吃饱后立即睡觉,会滋生百病,食物不消化生成积聚。吃饱后仰卧,会形成气痞,变为头风。冒着严寒来的,寒气未去就吃热食,会成刺风。人不能在夜里吃饭。又说:晚上不能大醉,不能过饱,不能精心思考,做劳者之事,否则正气盛的人就会损伤正气,正气虚的人就会损伤人体。要在上午九点至十一点吃完饭,吃完就不应饮酒,那么终身无干呕的情况。

【原文】

勿食一切脑,大损人。茅屋漏水堕诸脯肉上,食之成瘕结。凡曝肉作脯不肯干者,害人。祭神肉无故自动,食之害人。饮食上蜂行住,食之必有毒,害人。腹内有宿病,勿食鲮鲤鱼肉,害人。湿食及酒浆临上看之,不见人物影者,勿食之,成卒注;若已食腹胀者,急以药下之。

【白话解】

不要吃一切动物的脑,对人十分有害。茅屋漏水滴在干肉上,吃后成瘕结。凡晒肉作脯,肉不能干的,对人有害。祭神的肉无缘无故自己动,吃了对人有害。食物上有蜂经过或逗留的,吃了必有毒,对人有害。腹内有旧病的,不要吃鲮鱼鲤鱼肉,对人有害。液态食物及酒浆,从上面看照不出人影的,不能吃,否则会突然发生注病;若已吃而且腹胀的,立即用药使其泻下。

　　每十日一食葵,葵滑,所以通五脏拥气,又是菜之主,不用合心食之。又饮酒不欲使多,多则速吐之为佳。勿令至醉,即终身百病不除。久饮酒者,腐烂肠胃,渍髓蒸筋,伤神损寿。醉不可以当风向阳,令人发强[1]。又不可当风卧,不可令人扇之,皆即得病也。醉不可露卧及卧黍穰中,发癞疮。醉不可强食,或发痈疽,或发喑,或生疮。醉饱不可以走车马及跳踯。醉不可以接房,醉饱交接,小者面䵟,咳嗽,大者伤绝脏脉损命。

【注释】

　　[1]发强:元本、道藏本、四库本作"发狂"。

【白话解】

　　每隔十日吃一次葵,葵性滑,用来通五脏间的壅塞之气,又是菜中之主,不可连心食用。另外饮酒不能过多,过多就尽快催吐为好。饮酒不要饮到非常醉,否则终身百病不能痊愈。长期饮酒,会腐烂肠胃,酒精浸渍骨髓灼伤筋,损伤元神折损寿命。醉后不可吹风向阳,否则会使人强直。又不能吹着风躺卧,不能叫人扇风,都会使人即刻得病。醉后不能露天而卧以及卧在黍麦稻秆中,会发癞疮;醉后不可强行进食,否则会发痈疽,或喑哑,或生疮。醉饱后不能坐车骑马上下跳跃。醉后不能行房事,如果吃饱喝醉行房事,轻则生雀斑,咳嗽,重则损伤脏脉断送性命。

凡人饥欲坐小便,若饱则立小便,慎之无病。又忍尿不便,膝冷成痹;忍大便不出,成气痔。小便勿努,令两足及膝冷。大便不用呼气及强努,令人腰疼目涩,宜任之佳。凡遇山水坞中出泉者,不可久居,常食作瘿病。又深阴地冷水不可饮,必作痎疟。饮食以调,时慎脱着。

湿衣及汗衣皆不可久着,令人发疮及风瘙。大汗能易衣佳,不易者急洗之,不尔令人小便不利。凡大汗,勿偏脱衣,喜得偏风,半身不遂。春天不可薄衣,令人伤寒霍乱,食不消,头痛。

【白话解】

凡是人饥饿时应蹲着小便,若已吃饱则站着小便,谨慎行事可无病。忍尿不解,会膝冷生成痹病;忍大便不解,会生成气痔。小便勿强解,否则两足及双膝发冷;大便不要呼气及强解,会令人腰疼目涩,顺其自然为好。凡是遇到出泉水的山坞,不能久居,常饮此泉会生瘿病。另外阴暗地方的冷水不可饮用,必生疟疾。饮食调和,还要时刻注意衣服的添减。

湿衣及汗衣都不能久穿,否则使人生疮以及患风瘙。大汗时最好能换衣服,不换的应赶快洗掉,不然会使小便不利。凡大汗时不要脱去半边衣服,这样容易得偏风,半身不遂。春天不能穿单薄的衣服,令人患伤寒、霍乱、饮食不消、头痛。

【原文】

脱着既时,须调寝处。凡人卧,春夏向东,秋冬向西,头勿北卧,及墙北亦勿安床。凡欲眠,勿歌咏,不祥起。上床坐,先脱左足,卧勿当舍脊下。卧讫，勿留灯烛，令魂魄及六神不安，多愁怨。人头边勿安火炉，日久引火气，头重目赤，睛及鼻干。夜卧当耳勿有孔，吹人即耳聋。夏不用露面卧，令人面皮厚，喜成癣，或作面风。冬夜勿覆其头，得长寿。凡人眠，勿以脚悬踏高处，久成肾水及损房，足冷。人每见十步直墙勿顺墙卧，风利吹人发癫及体重。人汗勿跂床悬脚，久成血痹，两足重，腰疼。又不得昼眠，令人失气。卧勿大语，损人气力。暮卧常习闭口，口开即失气，且邪恶从口入，久而成消渴及失血色。屈膝侧卧益人气力，胜正偃卧。按孔子不尸卧，故曰睡不厌踧，觉不厌舒。

凡眠，先卧心，后卧眼。人卧一夜当作五度反覆，常逐更转。凡人夜魇，勿燃灯唤之，定死无疑，暗唤之吉，亦不得近而急唤。

衣食寝处皆适，能顺时气者，始尽养生之道。故善摄生者，无犯日月之忌，无失岁时之和。须知一日之忌，暮无饱食；一月之忌，晦无大醉；一岁之忌，暮无远行；终身之忌，暮无燃烛行房。暮常护气也。

【白话解】

按时节增减衣服之外，还必须调节睡觉事宜。凡人睡觉，春夏季头朝东，秋冬季头朝西，头不要朝北，北面的墙也不要安床。睡觉前，不要唱歌，会产生不祥的事情。上床坐，先脱左脚的鞋。睡觉不要在屋脊正下方。睡后不要留灯烛，否则会使魂魄及六神不安，常怀愁怨。头边不要放置火炉，以免日久引动火气，导致头重目赤，眼睛和鼻子干涩。睡觉时耳朵不要对着风孔，风吹入耳中即患耳聋。夏季不宜露面而卧，会使人面皮增厚，易成癣，或患上面风；冬季不要蒙头睡，这样才能够长寿。睡眠时不要把脚悬踏在高处，以免日久肾积水以及有损房事，足冷。每当见到十步宽的直墙，不要顺墙而卧，受到迅疾之风吹袭，人会发癫和身体感觉沉重。出汗的时候不要垂足坐于床，日久成血痹，两足沉重，腰疼。另外不能白天睡觉，会使人失气。睡觉时不要大声说话，损人气力。晚上睡觉时要常常做到闭口,口开即失气,而且还有邪恶之气从口中侵入,久而成消渴病以及丧失血气。屈膝侧卧,能增益人的气力,胜过正面仰卧。按,孔子强调不要像尸体一样僵卧。所以说:睡觉时要侧身踡卧,睡醒时要舒展伸直。

凡睡觉,先睡心,后睡眼。人睡一夜当五次翻身,逐一改变睡姿。凡人夜里做恶梦,不要点着灯唤他,定死无疑,暗暗地唤他为好,也不能凑近急声唤他。

衣食寝处都适宜了,能顺应时令气候,才完全做到养生之道。所以善于养生的人,从不违犯日月之忌,从不与年运季节相违背。要知道一日之忌,是晚上不要吃饱;一月之忌,是月末不要大醉;一年之忌,是晚上不要远行;终身之忌,是晚上不要点灯烛行房。每日晚上应当固守真气。

【原文】

凡气,冬至起于涌泉,十一月至膝,十二月至股,正月至腰,名三阳成。二月至膊,三月至项,四月至顶,纯阳用事,阴亦仿此。故四月、十月不得入房,避阴阳纯用事之月也。每冬至日,于北壁下厚铺草而卧,云受元气。每八月一日以后,即微火暖足,勿令下冷无生意。常欲使气在下,勿欲泄于上。春冻未判,衣欲下厚上薄。养阳收阴,继世长生;养阴收阳,祸则灭门。故云:冬时天地气闭,血气伏藏,人不可作劳出汗,发泄阳气,有损于人也。又云:冬日冻脑,春秋脑足俱冻,此圣人之常法也。春欲晏卧早起,夏及秋欲侵夜乃卧早起,冬欲早卧而晏起,皆益人。虽云早起,莫在鸡鸣前;虽言晏起,莫在日出后。凡冬月忽有大热之时,夏月忽有大凉之时,皆勿受之。人有患天行时气者,皆由犯此也。即须调气息,使寒热平和,即免患也。

卷第二十七 养性

235

人身之气,冬至日从涌泉出发,十一月到达膝部,十二月到达大腿,正月到达腰部,称为三阳成。二月到达胳膊,三月到达颈部,四月到达头顶,这是纯阳之气在运行,纯阴之气的运行与此相仿。所以四月、十月不能行房,是避开纯阴纯阳之气运行的月份。每到冬至日,可以在北边墙壁下厚厚地铺上草而卧,这叫受元气。每年八月初一以后,即用微火暖足,不要让脚发冷而无生气。应常使气在下,不要向上泄出。春冻尚未消散,穿衣应当下厚上薄。养阳气收阴气,可以长寿;养阴气收阳气,可导致灭门之灾。所以说:冬季天地之气闭,人的血气伏藏,不能劳累出汗,发泄阳气,对人有损害。又说:冬日脑受冻,春秋脑足俱受冻,这是圣人通常的原则。春天宜晚睡早起,夏天和秋天宜临到夜间才睡而早起,冬天则应早睡晚起,这些都对人体有益。虽说早起,但不要在鸡鸣以前;虽说晚起,但不要在日出以后。凡是冬季突然有大热的天气和夏季突然有大凉的天气,都不要受这些热邪寒邪的侵袭。患上流行性传染病的人,都是由于冲犯了这些热邪寒邪引起的。应当马上调节气息,使寒热平和,即可免除祸患。

居处法第三

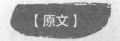

凡人居止之室,必须周密,勿令有细隙,致有风气得入。小觉有风,勿强忍之久坐之,必须急急避之;久居不觉,使人中风。古来忽得

偏风,四肢不随,或如角弓反张,或失音不语者,皆由忽此耳。身既中风,诸病总集,邪气得便,遭此致卒者,十中有九。是以大须周密,无得轻之,慎焉慎焉。所居之室,勿塞井及水渎,令人聋盲。

【白话解】

　　凡是人居住的地方,房屋必须周密,不能有细小的缝隙,以免有虚邪贼风进入。稍微感觉有风,不要强忍久坐,必须赶快躲避;长期居住在这样的屋子里,不以为然,便会中风。以前有忽然得了偏风,四肢不遂,或身体如角弓反张,或失音不语的,都是因为忽略了这一点。身体既被风邪伤害,各种病便应运而生,邪气便乘虚而入,因这种情况而丧命的,十成中占了九成。所以房屋务必要周密,不能轻视这一点,千万要小心谨慎啊!居住的屋子,不要堵塞水井和水沟,否则会使人耳聋眼瞎。

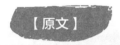

【原文】

　　凡在家及外行,卒逢大飘风、暴雨震电、昏暗大雾,宜入室闭户,烧香静坐,安心以避之。待过后乃出,不尔损人。或当时虽未苦,于后不佳矣。又阴雾中亦不可远行。

【白话解】

　　凡居家或出门在外,突然遇到旋风、暴雨、电闪雷鸣、天昏地暗、大雾等天气,宜赶快进入房中关好门窗,烧香静坐,平心静气地躲避,待一切过后才出门,否则对人不利。有的可能当时没有感到什么不适,但已埋下后患。阴天大雾中也不能远行。

凡居家不欲数沐浴,若沐浴,必须密室,不得大热,亦不得大冷,皆生百病。冬浴不必汗出霖霖,沐浴后不得触风冷。新沐发讫,勿当风,勿湿萦髻,勿湿头卧,使人头风眩闷,发秃面黑,齿痛耳聋,头生白屑。饥忌浴,饱忌沐。沐讫,须进少许食饮乃出。夜沐发,不食即卧,令人心虚,饶汗多梦。

凡炊汤经宿,洗人体成癣,洗面无光,洗脚即疼痛,作甀畦疮。热泔洗头,冷水濯之,作头风。饮水沐头,亦作头风。时行病新汗解,勿冷水洗浴,损心包不能复。

【白话解】

凡居家不应当频繁沐浴,如果沐浴,必须在密闭的房间里,水不能太热,也不能太冷,否则都会滋生百病。冬天沐浴不能汗出淋漓,沐浴后不能触风冒冷。刚洗完头发后不要吹风,头发未干不要挽髻,头发湿时不要睡卧,会使人患头风眩闷、头发秃、面发黑、牙齿痛、耳失聪、头生白屑。饥饿时不要洗澡,吃饱后不要洗发。洗发后须吃少许食物才出来。夜间洗发后,不吃点东西就睡觉,会使人心虚,多汗多梦。

凡用过夜的蒸饭水洗浴,会生癣,洗脸则脸上无光泽,洗脚则脚疼痛,生甀畦疮。用热淘米水洗头,再用冷水清洗,会生头风。用饮水来洗头,也会生头风。患流行病后刚刚出汗缓解,不要用冷水洗浴,恐损害心包不能恢复。

　　凡居家，常戒约内外长幼，有不快，即须早道，勿使隐忍以为无苦，过时不知，便为重病，遂成不救。小有不好，即按摩挼捺，令百节通利，泄其邪气。凡人无问有事无事，常须日别蹋脊背四肢一度。头项苦，令熟蹋，即风气时行不能著人。此大要妙，不可具论。

【白话解】

　　凡居家，应时常告诫全家老少，有不适要早点说出来，不要隐忍，以为没什么大不了，恐过时不知便成重病，不可救治。稍感不适，即按摩推拿身体，令全身骨节通利，宣泄邪气。平时无论有事无事，常须每日各踩背和四肢一次。头项不适就要反复踩，这样可避免流行病的侵害。这是很精深微妙的，难以一一详论。

　　凡人居家及远行，随身常有熟艾一升，备急丸、辟鬼丸、生肌药、甘湿药、疗肿药、水银大黄芒硝甘草干姜桂心蜀椒。不能更蓄余药，此等常不可缺少。及一两卷百一备急药方，并带避毒蛇蜂蝎毒药随身也。

【白话解】

　　凡人居家或远行，应常常随身携带熟艾一升，以及备急丸、避鬼丸、生肌药、疳湿药、疗肿药、水银、大黄、芒硝、甘草、干姜、桂心、蜀椒。如果不能再准备其他药，这些常备药便是必不可少的。还要随身携带一两卷《肘后备急方》《补阙肘后百一方》之类的书籍，以及避毒蛇、蜂、蝎毒的药。

凡人自觉十日以上康健，即须灸三数穴以泄风气。每日必须调气补泻，按摩导引为佳。勿以康健便为常然，常须安不忘危，预防诸病也。灸法当须避人神[1]人神禁忌法在第二十九卷中。凡畜手力细累，春秋皆须与转泻药一度，则不中天行时气也。

【注释】

[1] 人神：古代针灸宜忌说法。意指人神按时巡行各部，其所在部位忌用针灸。

【白话解】

凡自觉十日以来身体健康的，即须灸三几个穴位来泄风气，每日必须调节气机，或补或泻，做按摩导引为佳。不要认为自己会永远健康，应当常常居安思危，预防各种疾病。施行灸法应当避开人神所在处人神禁忌法在第二十九卷中。凡是家中的佣仆家眷，春秋两季都应给他们吃一次转泻药，这样就不会患流行性传染病。

按摩法第四

天竺国按摩,此是婆罗门法。

两手相捉纽捩,如洗手法。

两手浅相叉,翻覆向胸。

两手相捉共按胫[1],左右同。

两手相重按髀,徐徐捩身,左右同。

以手如挽五石力弓,左右同。

作拳向前筑,左右同。

如拓石法,左右同。

作拳却顿,此是开胸,左右同。

大坐斜身,偏欹如排山,左右同。

两手抱头,宛转髀上,此是抽胁。

两手据地,缩身曲脊,向上三举。

以手反捶背上,左右同。

大坐伸两脚,即以一脚向前虚掣[2],左右同。

两手拒地回顾,此是虎视法,左右同。

立地反拗身,三举。

两手急相叉,以脚踏手中,左右同。

起立,以脚前后虚踏,左右同。

大坐伸两脚,用当相手勾所伸脚著膝中,以手按之,左右同。

上十八势,但是老人日别能依此三遍者,一月后百病除,行及奔马,补益延年,能食,眼明,轻健,不复疲乏。

【注释】

[1] 胫:元本、道藏本、四库本作"腥"。"腥"同"髀"。

[2] 即以一脚向前虚掣:孙真人本作"用当相手反制向后"。

【白话解】

天竺国(古印度)按摩,这是婆罗门法。

两手相握扭转,如洗手一样。

两手十指交叉,手心朝胸,然后翻掌向前,再覆掌向胸,反复进行。

两手相握,按压一侧小腿,左右交替进行,姿势相同。

两手重叠,按压一侧大腿,身体慢慢向另一侧扭转,左右交替进行,姿势相同。

用手如拉五石(一百二十斤为一石)力的弓,左右交替,姿势相同。

握拳向前冲拳,左右交替,姿势相同。

单手如托石上举,左右交替,姿势相同。

两手握拳向后用力振作,这是扩胸运动,左右姿势相同。

直身正坐,上身微微向左右前后倾斜如排山,左右姿势相同。

两手抱头,俯身贴近大腿部位,这是抽胁动作。

两手按地,俯身屈背,然后向上挺身,做三次。

两手反捶背部,左右姿势相同。

直身正坐,伸直两脚,再用一只脚向前虚蹬,左右交替,姿势相同。

两手撑地回头怒视,这是虎视法,左右交替,姿势相同。

站立,身体后仰再挺直,做三次。

两手紧紧交叉,将一只脚踏在手中,然后放开手脚,左右交替,姿势相同。

起立,用脚前后虚踏,左右交替,姿势相同。

直身正坐,伸两脚,用同侧手勾住所伸出的脚牵引至膝下,用另一只手按住,左右交替,姿势相同。

以上十八种姿势,即便是老人,只要每日按照这种方法做三遍,一个月后就能消除百病,走起路来赶得上快马,补益延年,增强食欲,眼睛明亮,身体轻健,不再疲乏。

【原文】

老子按摩法。

两手捺髀，左右扳身二七遍。

两手捻髀，左右纽肩二七遍。

两手抱头，左右纽腰二七遍。

左右挑头二七遍。

一手抱头，一手托膝，三折，左右同。

两手托头，三举之。

一手托头，一手托膝，从下向上三遍，左右同。

两手攀头下向，三顿足。

两手相捉头上过，左右三遍。

两手相叉托心，前推却挽三遍。

两手相叉，著心三遍。

曲腕筑肋挽肘，左右亦三遍。

左右挽，前后拔，各三遍。

舒手挽项，左右三遍。

反手著膝，手挽肘，覆手著膝上，左右亦三遍。

手摸肩，从上至下使遍，左右同。

两手空拳筑三遍。

外振手三遍，内振三遍，覆手振亦三遍。

两手相叉，反复搅各七遍。

摩纽指三遍。

两手反摇三遍。

两手反叉，上下纽肘无数，单用十呼。

两手上耸三遍。

两手下顿三遍。

两手相叉头上过，左右伸肋十遍。

两手拳反背上，掘脊上下亦三遍，掘，搲之也。

两手反捉，上下直脊三遍。

覆掌搦腕内外振三遍。

覆掌前耸三遍。

覆掌两手相叉，交横三遍。

覆手横直，即耸三遍。

若有手患冷，从上打至下，得热便休。

舒左脚，右手承之，左手捺脚耸上至下，直脚，三遍。右手捺脚亦尔。

前后捩足三遍。

左捩足，右捩足，各三遍。

前后却捩足三遍。

直脚三遍。

纽髀三遍。

内外振脚三遍。

若有脚患冷者，打热便休。

纽髀，以意多少，顿脚三遍。

却直脚三遍。

虎据，左右纽肩三遍。

推天托地，左右三遍。

左右排山、负山，拔木，各三遍。

舒手直前，顿伸手，三遍。

舒两手两膝，亦各三遍。

舒脚直反，顿伸手，三遍。

捩内脊外脊各三遍。

【白话解】

老子按摩法。

两手按住大腿，左右扭转身体十四次。

两手握住大腿，左右扭肩十四次。

两手抱头，左右扭腰十四次。

头从一侧低下，从另一侧抬起，做十四次。

一手抱头，一手托膝，躯干大腿小腿成三折，左右姿势相同。

两手托头上举三次。

一手托头，一手托膝，向上抬举三次，左右姿势相同。

两手牵引头向下，以足跺地三次。

两手互相抓住，从头上绕过，向左右拉伸，做三次。

两手相叉置胸前，向前推出再向内收回，做三次。

两手相叉，按摩胸前三次。

曲腕，叩击肋部，伸肘，左右各三次。

两手向左右前后尽力拉伸，各三次。

两手握住后颈部，扭转头部，左右三次。

左手手背放在左膝上，右手牵拉左手手肘，使左手手心覆于右膝上，左右各三次。

以一只手搓摩另一只手，从肩部开始，从上至下，左右相同。

两手冲拳三次。

两手向外振臂三次，向内振臂三次，两手手心向下振臂三次。

两手相叉，反复绕转两腕关节，各七次。

按摩扭动十指关节三次。

两手向后振臂三次。

两手反叉，上下扭肘无数次，以呼气十次为度。

两手下垂，肩部上耸三次。

两手下垂，肩部下顿三次。

两手相叉，从头上绕过，向左右伸展肋部，做十次。

两手握拳，反手放在背上，从上至下摩擦脊背，做三次。

两手反握，前俯、挺直脊背，做三次。

一只手握住另一只手腕部，向内向外振动三次。

两臂前伸，掌心向下，上举下落三次。

两臂抬起，掌心向下，两手横向交叉分开三次。

两臂向外伸展，掌心向下，抬起放下三次。

如果手冷，从上拍打至下，发热就停止。

伸左脚，用右手承托住它，左手从上而下按压左脚，再伸直左脚，做三次。右手按脚也这样。

前后扭转足三次。

向左扭转足，向右扭转足，各三次。

向前向后回扭足，三次。

直脚三次。

扭转大腿三次。

两腿交替外展内收各三次。

如果脚冷，拍打至发热后停止。

扭大腿，随意多少次，以足踩地三次。

两脚交替后伸三次。

如虎蹲踞，左右扭肩三次。

一只手上托，另一只手下按，左右交替各三次。

做左右排山，负山，拔木等动作，各三次。

放松两手伸直向前，顿手，伸手，做三次。

放松伸展两手两膝，也各做三次。

放松伸直双脚向后，顿手，伸手，做三次。

脊背向内向外扭转各三次。

调气法第五

彭祖曰：道不在烦，但能不思衣食，不思声色，不思胜负，不思曲直，不思得失，不思荣辱，心无烦，形勿极，而兼之以导引，行气[1]不已，亦可得长年。

凡人不可无思，当以渐遣除之。

【注释】

[1] 行气：亦称"服气""食气""炼气"，是一种以呼吸吐纳为主，辅以导引、按摩的养生内修方法。

【白话解】

彭祖（传说故事人物，姓篯名铿，因封于彭城，故称彭祖。生于夏代，至殷末已八百岁，旧时作为长寿的象征）说：修道的关键不在于烦琐，只要能不讲究穿衣饮食，不思声色犬马，不计较成败，不判断是非，不在乎得失，不在意荣辱，心里不烦乱，形体不疲劳，再加上做导引，不断呼吸吐纳，也可以长寿。

人不可能不想这些，但应当逐渐摒除这些杂念。

彭祖曰：和神导气之道，当得密室闭户，安床暖席，枕高二寸半，正身偃卧，瞑目闭气于胸膈中，以鸿毛著鼻上而不动。经三百息，耳

无所闻,目无所见,心无所思。如此则寒暑不能侵,蜂虿不能毒,寿
三百六十岁,比邻于真人也。

【白话解】

　　彭祖说:让心神平和引导气息的方法,应当在密闭的房中,关闭门窗,
在舒服温暖的床上,正身仰卧,枕高二寸半,闭上眼睛,闭气于胸膈中,用
一根羽毛放置在鼻子上,而羽毛不动。经过三百遍呼吸,耳中什么也听不
到,眼里什么也看不见,心里什么也想不到。能够这样,则寒暑不能侵袭,
毒虫不能伤身,活到三百六十岁,跟真人差不多。

【原文】

　　每旦夕旦夕者,是阴阳转换之时。凡旦,五更初暖气至,频申眼开,是上生气至,
名曰阳息而阴消。暮日入后冷气至,凛凛然,时乃至床坐睡倒,是下生气至,名曰阳消
而阴息。旦五更初暖气至,暮日入后冷气至,常出入天地日月山川河海,人畜草木,一
切万物体中,代谢往来,无一时休息,一进一退,如昼夜之更迭,如海水之潮汐,是天地消
息之道也。面向午,展两手于脚膝上,徐徐按捺肢节,口吐浊气,鼻引清
气。凡吐者,去故气,亦名死气。纳者,取新气,亦名生气。故《老子经》云:玄牝之门,
天地之根,绵绵若存,用之不勤。言口鼻天地之门,可以出纳阴阳死生之气也。良久,
徐徐乃以手左托右托,上托下托,前托后托,瞑目张口,叩齿摩眼,押
头拔耳,挽发放腰,咳嗽发阳振动也。双作只作,反手为之。然后掣
足仰振,数八十九十而止。仰下徐徐定心,作禅观[1]之法,闭目存思,
想见空中太和元气,如紫云成盖,五色分明,下入毛际,渐渐入顶[2],
如雨初晴,云入山,透皮入肉,至骨至脑,渐渐下入腹中,四肢五脏皆
受其润,如水渗入地。若彻,则觉腹中有声汩汩然。意专思存,不得

外缘,斯须即觉元气达于气海,须臾则自达于涌泉,则觉身体振动,两脚蜷曲,亦令床坐有声拉拉然,则名一通。一通二通,乃至日别得三通五通,则身体悦泽,面色光辉,鬓毛润泽,耳目精明,令人食美,气力强健,百病皆去。五年十岁,长存不忘,得满千万通,则去仙不远矣。人身虚无,但有游气,气息得理,即百病不生。若消息失宜,即诸疴竞起。善摄养者,须知调气方焉。调气方,疗万病大患,百日生眉须,自余者不足言也。

【注释】

[1]禅观:佛教徒依禅理参究修行之法。此指收敛心神,静思幻想,以达身心轻安,观照明净的状态。

[2]入顶:孙真人本作"下入项"。

【白话解】

每日早晚(早晚是阴阳转换之时。五更即凌晨三点至五点初暖气至,频频伸展身体,睁开眼睛,这是向上生发之气到了,叫阳长而阴消。黄昏时分太阳落山后,冷气至,给人寒冷的感觉,这时就上床榻睡倒,这是向下生发之气到了,叫阳消而阴长。早晨五更初暖气至,傍晚日落后冷气至,这冷暖之气常出入于天地日月、山川河海、人畜草木,在万事万物中代谢往复,没有一刻休止。一进一退,如昼夜更迭,如潮涨潮退,这是天地消长的规律。)面向南方,展开两手放置在膝上,缓缓地按捺肢节,口中吐出浊气,鼻中引入清气。(吐,是吐出故气,也叫死气。纳,是吸入新气,也叫生气。所以《老子经》说:"玄牝之门,是天地的根源,连绵不绝,永远存在,用也用不完"说的是口鼻为天地之门,可以吐出吸入阴阳死生之气。)过一段时间,慢慢地用手左推右推,上推下推,前推后推,睁开眼张大口,叩击牙齿,按摩眼睛,按压头部,揉拔耳朵,绾起头发,松开腰带,以咳嗽来引发阳气振动。或双手做,或单手做,将手放到背后做,然后牵引双腿仰卧向上振动,数到八十九十下后停止。仰面躺下,慢慢让心意静定下来,按照静思幻想的方法修炼。闭上眼睛存想,想见空中的太和元气像紫云堆成的盖,五色分明,向下进入自己的毛际,渐渐进入头顶,如雨过初晴,像云进入山中一样透过毛皮钻入肉里,到达骨到达脑。渐渐下行进入腹中,四肢五脏都受到它的浸润,像水渗入地里一般。如果意念通彻,就会觉得腹中有汩汩的声音。专注于存想我的意念,不想与外界的联系,一会儿就觉得元气到达气海,再过一会儿就觉得到达涌泉,觉得身体在振动,两脚蜷曲,使床榻也发出拉拉的响声,这就叫导气一通。一通、两通,甚至每日做三通、五通,就会身体滋润,面上有光泽,毛发润泽,耳聪目明,使人饮食有滋有味,气力强健,百病消除。这样坚持做功五年十年,记忆长存不忘,做满千万通,就离长生不远了。人身本是虚无的,只有游动的气息,气息顺畅,那么就不会产生各种疾病。如果呼吸违背合适的方法,各种各样的病就会争相产生。善于养生的人,须懂得调理气息的方法。调理气息的方法,能治疗各种病,运用调气法一百日就能再生出眉毛胡须来,其他的就用不着说了。

【原文】

凡调气之法,夜半后,日中前,气生得调;日中后,夜半前,气死不得调。调气之时,则仰卧床,铺厚软,枕高下共身平,舒手展脚,两手握大拇指节,去身四五寸,两脚相去四五寸,数数叩齿,饮玉浆,引气从鼻入腹,足则停止。有力更取。久住气闷,以口细细吐出尽,还从鼻细细引入。出气一准前法。闭口以心中数数,令耳不闻,恐有误乱,兼以手下筹,能至千则去仙不远矣。若天阴雾恶风猛寒,勿取气也,但闭之。

　　练习调气法,应在夜半后正午前,此时气生,可调息;正午后夜半前,此时气死,不可调息。调气时应仰卧在床,床铺要厚软,枕高与身体相平,舒展手脚,两手握住大拇指指节,手离身体四五寸,两脚相距亦四五寸,频频叩齿,吞唾沫,将气息从鼻引入腹中,气足就停止。有力则继续引气。然后长时间闭气直到发闷时,用口细细地将气完全吐出,再从鼻中细细地引入。出气还照前面的方法。闭口,在心中数数,使耳不能听见,恐有误乱,同时用手放筹码来计数,能闭气数至一千就离长生不远了。若遇天阴大雾,狂风严寒天气,就不取气,只闭气。

　　若患寒热及卒患痈疽,不问日中,疾患未发前一食间即调,如其不得好瘥,明日依式更调之。

　　如果患寒热及突发性痈疽,不管是否在正午,可在疾患发作前一顿饭时间练习调气,如不好转痊愈,次日按照这种方法再调气。

　　若患心冷病,气即呼出;若热病,气即吹出;若肺病即嘘出;若肝病即呵出;若脾病即唏出;若肾病即呬出。夜半后八十一,鸡鸣七十二,平旦六十三,日出五十四,辰时四十五,巳时三十六。欲作此法,先左右导引三百六十遍。

【白话解】

如患心冷病,气吸入后,就以呼字出气;如患热病,就以吹字出气;如患肺病,就以嘘字出气;如患肝病,就以呵字出气;如患脾病,就以唏字出气;如患肾病,就以呬字出气。晚上十一点到凌晨一点后,吐气八十一次;凌晨一点到三点,吐气七十二次;凌晨三点到五点,吐气六十三次;早晨五点到七点,吐气五十四次;上午七点至九点吐气四十五次;上午九点至十一点吐气三十六次。想要按这种方法调气,必须先做左右导引三百六十遍。

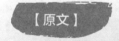
【原文】

病有四种:一冷痹,二气疾,三邪风,四热毒。若有患者,安心调气,此法无有不瘥也。

【白话解】

病有四种:一是冷痹,二是气疾,三是邪风,四是热毒。如果有患这些病的,按照此法安心调气,没有不痊愈的。

凡百病不离五脏,五脏各有八十一种疾,冷热风气,计成四百四病,事须识其相类,善以知之。

【白话解】

各种疾病都离不开五脏,五脏各有八十一种疾病,因冷、热、风、气导致,共计有四百零四种,治疗前应鉴别相似的病证,很好地了解它们。

【原文】

心脏病者,体冷热。相法:心色赤,患者梦中见人著赤衣,持赤刀杖,火来怖人。疗法:用呼吹二气,呼疗冷,吹治热。

【白话解】

心脏有病的人,身体时冷时热。相法:心的颜色是红色,患者会在梦中见人穿着红色的衣服,手持着红色的刀杖,用火来恐吓自己。疗法:用呼吹二法出气,呼治疗发冷,吹治疗发热。

【原文】

肺脏病者,胸背满胀,四肢烦闷。相法:肺色白。患者喜梦见美女美男,诈亲附人,共相抱持,或作父母兄弟妻子。疗法:用嘘气出。

肺脏有病的人,胸背部胀满,四肢烦闷。相法:肺的颜色是白色,患者常梦见美女俊男,相依相偎,有的梦见父母、兄弟、妻子、儿女。疗法:用嘘字出气。

【原文】

肝脏病者,忧愁不乐,悲思,喜头眼疼痛。相法:肝色青,梦见人著青衣,捉青刀杖,或狮子虎狼来恐怖人。疗法:用呵气出。

【白话解】

肝脏有病的人,忧愁不乐,悲伤忧思,容易头眼疼痛。相法:肝的颜色是青色,患者在梦中见人穿着青衣,提着青色的刀杖,或者梦见狮子虎狼来恐吓人。疗法:用呵字出气。

【原文】

脾脏病者,体上游风习习,遍身痛,烦闷。相法:脾色黄,通土色,梦或作小儿击历[1]人,邪犹[2]人,或如旋风团栾[3]转。治法:用唏气出。

【注释】

[1]击历:一作"击枥",以手指互相戳刺。

[2] 邪犹：一作"邪揄"，喻笑、戏弄。
　　[3] 团栾：圆貌。

【白话解】

　　脾脏有病的人，身上有游移不定的风，遍身疼痛，烦闷。相法：脾的颜色是黄色，与土的颜色相同。患者有时梦见小孩用手指刺人，戏弄人，或像旋风一样团团转。治法：用唏字出气。

　　肾脏病者，体冷阴衰，面目恶瘘。相法：肾色黑，梦见黑衣及兽物捉刀杖相怖。用呬气出。

【白话解】

　　肾脏有病的人，身体发冷，阴气衰减，面目丑陋萎缩。相法：肾的颜色是黑色，患者会梦见黑衣人及野兽提刀持杖来恐吓人。用呬字出气。

　　冷病者，用大呼三十遍，细呼十遍。呼法：鼻中引气入，口中吐气出，当令声相逐，呼字而吐之。热病者，用大吹五十遍，细吹十遍，吹如吹物之吹，当使字气声似字。肺病者，用大嘘三十遍，细嘘十遍。肝病者，用大呵三十遍，细呵十遍；脾病者，用大唏三十遍，细唏十遍；肾病者，用大呬五十遍，细呬三十遍。此十二种调气法，若有病，依此法恭敬用心，无有不瘥。皆须左右导引三百六十遍，然后乃为之。

【白话解】

患有冷病的，练习大呼法三十遍，细呼法十遍。呼法：用鼻吸气，用口吐气，边呼气边出声，使声音连续不断。患有热病的，练习大吹法五十遍，细吹法十遍。吹时像吹东西一样，使吹出的气与字声相似。肺有病的，练习大嘘法三十遍，细嘘法十遍。肝有病的，练大呵法三十遍，细呵法十遍。脾有病的，练大唏法三十遍，细唏法十遍。肾有病的，练大呬法五十遍，细呬法三十遍。这十二种调气法，若有病就依照着静心练习，没有不愈的。但都须先做左右导引三百六十遍，然后才练习。

服食法第六

【原文】

论曰：凡人春服小续命汤五剂，及诸补散各一剂。夏大热，则服肾沥汤三剂。秋服黄芪等丸一两剂。冬服药酒两三剂，立春日则止。此法终身常尔，则百病不生矣。俗人见浅，但知钩吻之杀人，不信黄精之益寿；但识五谷之疗饥，不知百药之济命；但解施泻以生育，不能秘固以颐养。故有服饵方焉。

有言道：人在春季服小续命汤五剂，以及各种滋补的药散各一剂。夏季酷热，则服肾沥汤三剂。秋季服黄芪等药丸一两剂。冬季服药酒两三剂，到立春日就停止。终身遵照此法，就会百病不生。世俗之人见识浅薄，只知道钩吻（断肠草）能毒死人，不信黄精能延年益寿；只知五谷能解饥，不知百药能救命；只知道射精可以生育，不懂用秘固的方法来保护调养。所以才有服饵的药方。

【原文】

郄愔曰：夫欲服食，当寻性理所宜，审冷暖之适。不可见彼得力，我便服之。初御药皆先草木，次石，是为将药之大较也。所谓精粗相代，阶粗以至精者也。夫人从少至长，体习五谷，卒不可一朝顿遗之。凡服药物为益迟微，则无充饥之验，然积年不已，方能骨髓填实，五谷俱然[1]而自断。今人多望朝夕之效，求目下之应，腑脏未充，便已绝粒，谷气始除，药未有用。又将御女，形神与俗无别，以此致弊，胡不怪哉。服饵大体，皆有次第，不知其术者，非止交有所损，卒亦不得其力。故服饵大法，必先去三虫，三虫既去，次服草药，好得药力，次服木药，好得力讫，次服石药。依此次第，乃得遂其药性，庶事安稳，可以延龄矣。

【注释】

［1］俱然：孙真人本、元本、道藏本、四库本并作"居然"。

【白话解】

郄愔（字方回，高平金乡人，东晋时任临海太守）说：若要服食药饵，应先探究药饵的性味、功效所适宜的情况,体察寒温的合适法度,不能看见别人服用有效,我便服用。最先进服的应是草本木本药,然后是丹石药,这是服药的大法。所谓精粗更迭服用,是由粗到精的过程。人从小到大,身体功能已习惯了五谷,不能突然一下子断掉。服用药物发挥作用缓慢,没有充饥的效果,长年连续不断地服用,才能使骨髓充实,五谷不知不觉间自己断绝。如今的人大多希望短时间内就取得效果,期求眼前立刻显现的效验,脏腑还未充实,便断绝谷粮,谷气随之消除,药物还未发挥作用。又肆行房事,行为举止、思想品性与市井俗人没有丝毫区别,因此而导致祸患,又有什么奇怪的呢?服食药饵的大法,都有一定的次序,不懂得这些方法,就不只是交媾有损了,最终也得不到药力。所以服药饵,必先祛除三虫。三虫除去后,再服草本药,好发挥药物的效用,接着服木本药,药力发挥后,再服石药。依照这样的次序服用,才能很好地实现它的药性,诸事安稳,可以借此延年益寿。

【原文】

去三虫方。

生地黄汁三斗,东向灶苇火煎三沸,纳清漆二升,以荆匕搅之,日移一尺,纳真丹三两;复移一尺,纳瓜子末三升;复移一尺,纳大黄末三两;微火勿令焦,候之可丸。先食服如梧子大一丸,日三。浊血下鼻中,三十日诸虫皆下,五十日百病愈,面色有光泽。

【白话解】

去三虫方。

生地黄汁三斗,在朝东的灶上用苇火煎沸三次,倒入清漆二升,用荆条搅匀,太阳影子移动一尺,就放入真丹三两;再移动一尺,就放入瓜子末三升；再移动一尺，放入大黄末三两；改用微火煎，不要煎焦，待可做丸为止。饭前服用如梧桐子大的药丸一丸，每日服三次。服后浊血从鼻中流出，一个月后各种寄生虫都排出，五十日后百病痊愈，面色有光泽。

【原文】

又方　漆二升　芜菁子三升，末　大黄六两，末　酒一升半。

上四味以微火合煎可丸，先食服如梧子三丸，十日浊血下出鼻中，三十日虫皆烂下，五十日身光泽，一年行及奔马。消息四体安稳，乃可服草药。

【白话解】

又方：漆二升　芜菁子三升，末　大黄六两，末　酒一升半。

以上四味药，用微火合煎至可以做成丸，饭前服用如梧桐子大的三丸，服用十日浊血从鼻中流出，三十日体内的寄生虫都烂掉排出，五十日身上有光泽，一年后走起路来赶得上快马。斟酌四体已经安稳了，才可以服用草药。

【原文】

服天门冬方。

天门冬曝干，捣下筛。食后服方寸匕，日三，可至十服，小儿服尤良。与松脂若蜜丸服之益善，惟多弥佳。

服天门冬方。

将天门冬晒干,捣细后过筛。饭后服一方寸匕,一日服三次,可以增至每日服十次,小儿服尤好。与松脂制成蜜丸服更好,多多益善。

【原文】

又方　捣取汁,微火煎取五斗,下白蜜一斗,胡麻炒末二升,合煎,搅之勿息,可丸即止火,下大豆黄末和为饼,径三寸,厚半寸。一服一枚,日三。百日以上得益。此方最上,妙包众方。一法酿酒服。始伤多无苦,多即吐去病也,方在第十四卷中。蒯道人年近二百而少,常告皇甫隆云:但取天门冬,去心皮,切,干之,酒服方寸匕,日三,令人不老,补中益气,愈百病也。天门冬生奉高山谷,在东岳名淫羊食,在中岳名天门冬,在西岳名管松,在南岳名百部,在北岳名无不愈,在原陆山阜名颠棘。虽然处处有之,异名其实一也。在背阴地者佳。取细切,烈日干之,久服令人长生,气力百倍。治虚劳绝伤,年老衰损,羸瘦,偏枯不随,风湿不仁,冷痹,心腹积聚,恶疮痈疽肿,癞疾。重者周身脓坏,鼻柱败烂,服之皮脱虫出,颜色肥白。此无所不治,亦治阴痿耳聋目暗。久服白发黑,齿落生,延年益命,入水不濡[1]。服二百日后,恬泰[2]疾损,拘急者缓,羸劣者强。三百日身轻,三年走及奔马,三年[3]心腹痼疾皆去。

【注释】

[1] 濡:孙真人本作"溺"。

[2] 恬泰:孙真人本作"怡颜"。

[3] 三年:元本、道藏本、四库本并作"又三年"。

又方：将天门冬捣烂取汁，用微火煎取五斗，下白蜜一斗，胡麻炒末二升，合在一起煎，并不停地搅拌，至可做丸时即停火，放入大豆黄末和好做成饼，饼直径三寸，厚半寸。一次服一枚，每日三次。百日以后才有效。此方最好，包罗了各种药方的妙处。还有一种方法是酿酒服用。开始服时有些不适，但不妨事，多次服后会吐出病物。药方在第十四卷中。蒯道人（即蒯京）年近二百岁还显得年轻，曾经告诉皇甫隆说：只消取天门冬去掉心皮，切后制干，用酒送服一方寸匕，一日三次，就可令人不老，且补中益气，能愈百病。天门冬生于奉高山谷，在东岳名叫淫羊食，在中岳名叫天门冬，在西岳名叫管松，在南岳名叫百部，在北岳名叫无不愈，在平原和丘陵地区名叫颠棘。虽然处处都有，名称各异，但其实是同一种药。在背阴地生长得最好。取来切细，在烈日下晒干。久服使人长生，气力百倍。治虚劳损伤，年老衰损，瘦弱，半身不遂，风湿麻木，冷痹，心腹积聚，恶疮、痈疽、肿毒、麻风病。麻风病严重的周身发脓腐烂，鼻柱败烂，服后脱皮癞虫出，颜色肥白。此药无所不治，也治阳痿、耳聋、目暗。久服则白发变黑，齿落更生，延年益寿，入水不湿。服二百日后，神情泰然，疾病减轻，拘急的得以缓解，赢弱的得以强壮。三百日后身体轻快，三年后跑起来赶得上快马，又过三年后心腹积久难治的病皆去。

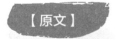

【原文】

服地黄方。

生地黄五十斤，捣之，绞取汁，澄去滓[1]，微火上煎，减过半，纳白蜜五升，枣脂一升，搅之令相得，可丸乃止。服如鸡子一枚，日三，令人肥白。

【注释】

[1] 绞取汁,澄去滓:孙真人本作"以水三斗,煮取汁,绞去滓"。

【白话解】

服地黄方。

取生地黄五十斤,捣烂,绞取汁,过滤去渣滓,用微火煎,待汁液减到一半时,放入白蜜五升,枣脂一升,搅拌使融合,至可做丸为止。每次服鸡蛋大一枚,每日三次,令人肥白。

【原文】

又方　地黄十斤,细切,以淳酒二斗渍三宿,出曝干,反复纳之[1],取酒尽止。与甘草、巴戟天、厚朴、干漆、覆盆子各一斤,捣下筛,食后酒服方寸匕,日三,加至二匕,使人老者还少,强力,无病延年。

【注释】

[1] 纳之:元本、道藏本、四库本并作"纳渍"。

【白话解】

又方:地黄十斤,细细切碎,用香郁纯正的美酒二斗浸渍三晚,取出晒干,然后再放进酒中浸渍,如此反复,直至酒干为止。与甘草、巴戟天、厚朴、干漆、覆盆子各一斤,捣烂过筛,饭后用酒服方寸匕,每日三次,逐渐加到二匕,使老年人年轻,增强气力,没有疾病,延年益寿。

作熟干地黄法。

采地黄,去其须叶及细根,捣绞取汁以渍肥者,著甑中,土若米无在以盖上,蒸之一时出,曝燥,更纳汁中,又蒸,汁尽止,便干之。亦可直切蒸之半日,数以酒洒之,使周匝,至夕出曝干。可捣蜜丸服之。

【白话解】

制作熟干地黄的方法。

采地黄,去掉须叶及细根,捣绞取汁用来浸泡肥大的,然后放在蒸锅中,随便用土或米盖在上面,蒸一个时辰后取出晒干,再放入汁中浸泡,再蒸,至汁尽为止,晒干即可。也可只切开后蒸半日,频频用酒淋洒,使全部地黄表面被酒淋到,到黄昏时取出晒干。也可捣碎后制成蜜丸服用。

【原文】

种地黄法。

先择好地黄赤色虚软者,深耕之,腊月逆耕冻地弥好。择肥大好地黄根,切长四五分至一二寸许,一斛可种一亩。二三月种之,作畦畔相去一尺,生后随锄壅,数耘之。至九月、十月,视其叶小衰乃掘取。一亩得二十许斛。择取大根,水净洗,其细根乃剪头尾辈,亦洗取之。日曝令极燥小胮[1],乃以竹刀切,长寸余许。白茅露甑下蒸之,密盖上,亦可囊盛土填之,从旦至暮当黑。不尽黑者,明日又择取蒸之。先时已捣其细碎者,取汁,铜器煎之如薄饧,于是以地黄纳汁中,周匝,出,曝干,又纳,尽汁止。率百斤生者令得一二十斤。取初八月、九月中掘者,其根勿令太老强,蒸则不消尽,有筋脉。初以地黄纳甑中时,先用铜器承其下,以好酒淋地黄上令匝汁后,下入器中,取以并和煎汁,佳。

【注释】

[1] 胕(zhù): 皱缩。

【白话解】

种地黄法。

先挑选赤色虚软的好地黄,深耕地,在腊月提前耕冻地更好。选择肥大的好地黄根,切成大约长四五分至一两寸,一斛可种一亩。二三月种植,每畦相距一尺,地黄长出后随即培土,常常除草。到九月、十月,看到叶子稍微衰败就掘取。一亩可以收获二十多斛。挑选大根用水洗净,那些细根就剪掉头尾,也洗净取用。日晒令之非常干燥稍微皱缩,才用竹刀切,每块长一寸多。用白茅覆盖在蒸锅里面蒸,上面盖严实,也可以用口袋装土填满蒸锅,从早蒸到晚应当会变黑。那些不完全黑的,第二日又挑出来再蒸。之前已经捣烂的那些地黄,取汁,用铜器煎成薄薄的糖浆样,这时将地黄放入汁中,待地黄全部裹上汁后,取出,晒干,又放进去,直到汁尽为止。大概一百斤生地黄做成后能得一二十斤。取当初八月、九月中掘取的地黄,其根不至于太老硬,否则大火蒸也会有筋脉消除不尽。开始将地黄放入蒸锅中时,先用铜器承接在蒸锅的下面,用好酒浇淋到地黄上使地黄表面全部被酒淋到后,放入铜器中,取来和细根煎的汁一起煎,很好。

黄精膏方。

黄精一石,去须毛,洗令净洁,打碎蒸,令好熟,押[1]得汁,复煎去上游水,得一斗。纳干姜末三两,桂心末一两,微火煎之。看色郁郁然欲黄,便去火待冷,盛不津器中。酒五合和,服二合,常未食前,日二服。旧皮脱,颜色变光,花色有异,鬓发更改。欲长服者,不须和酒,纳生大豆黄,绝谷食之,不饥渴,长生不老。

【注释】

[1]押:通"压"。

【白话解】

黄精膏方。

黄精一石,去须毛,洗干净,打碎蒸,使它容易熟,压取汁,再煎去上面的水,得一斗。放入干姜末三两,桂心末一两,微火煎,看到颜色要变黄,便离开火等它冷却,装在不会渗漏的器皿中。用酒五合调和,服二合,常在饭前服,每日两次。服后会旧皮脱落,面色变得有光泽,容色美丽异常,鬓发更改。想要长期服用的,不用与酒调和,放入生大豆黄,不吃五谷仅服食它,服后不会感觉到饥渴,可以延年益寿。

服乌麻法。

取黑皮真檀色者乌麻,随多少,水拌令润,勿过湿。蒸令气遍,即出下曝之使干。如此九蒸九捣，去上皮，未食前和水若酒服二方寸匕，日三。渐渐不饥，绝谷，久服百病不生，常服延年不老。

【白话解】

服乌麻法。

取黑皮檀香色的乌麻，随意多少，用水搅拌令其湿润，但不要过湿。蒸之令蒸汽全部渗透，即拿出晒干。如此九蒸九捣，去上皮，饭前用水或酒调服二方寸匕，每日三次。渐渐不会感觉到饥饿，不吃五谷，久服百病不生，常服延年不老。

【原文】

饮[1]松子方。

七月七日采松子，过时即落，不可得。治服方寸匕，日三四。一云一服三合。百日身轻，三百日行五百里，绝谷服升仙。渴饮水，亦可和脂服之。若丸，如梧桐子大，服十丸。

【注释】

[1] 饮：孙真人本作"饵"。

【白话解】

饮松子方。

七月七日采松子，过时松子即掉落，不可得。炮制后服方寸匕，每日三四次。一种说法是每次服三合。服用百日后身体轻快，三百日后可行五百里，不吃五谷服用可升仙。口渴的话饮水，也可以和松脂一起服用。若做成丸，就做成像梧桐子那么大，每次服十丸。

饵柏实方。

柏子仁二升,捣令细,淳酒四升渍,搅之如泥,下白蜜二升,枣膏三升,捣令可丸,入干地黄末、白术末各一升,搅和丸如梧子,日二服,每服三十丸。二十日万病皆愈。

【白话解】

饵柏实方。

柏子仁二升,捣细,用味厚的美酒四升浸渍,搅拌成泥状,放入白蜜二升,枣膏三升,捣至可以做成丸的状态,放入干地黄末、白术末各一升,搅和做成如梧桐子大的丸药,每日服二次,每次服三十丸。二十日万病皆愈。

【原文】

服松脂方。

百炼松脂下筛,以蜜和纳筒中,勿令中风,日服如博棋一枚。博棋长二寸,方一寸,日三,渐渐月别服一斤,不饥延年。亦可淳酒和白蜜如饧,日服一二两至半斤。

【白话解】

服松脂方。

将炼过多次的松脂过筛,用蜜调和放入筒中,不要被风吹到,每日服像棋子大的一枚。棋子长二寸,方一寸,每日服三次,渐渐至每月服用一斤,不会感到饥饿,可以延年益寿。也可用淳酒和白蜜调和像糖稀一样,每日服一二两至半斤。

凡取松脂,老松皮自有聚脂者最第一。其根下有伤折处不见日月者得之,名曰阴脂,弥良。惟衡山东行五百里有大松,皆三四十围,乃多脂。又法:五月刻大松阳面使向下,二十四株,株可得半升,亦煮其老节根处者,有脂得用。《仙经》云:常以三月入衡山之阴,取不见日月松脂,炼而饵之,即不召而自来[1]。服之百日耐寒暑,二百日五脏补益,服之五年,即见西王母。《仙经》又云:诸石所生三百六十五山,其可食者,满谷阴怀中松脂耳。其谷正从衡山岭直东四百八十里,当横揵正在[2]横岭东北,行过其南,入谷五十里,穷穴有石城白鹤,其东方有大石四十余丈,状如白松,松下二丈有小穴,东入山有丹砂,可食。其南方阴中有大松,大三十余围,有三十余株,不见日月,皆可取服之。

【注释】

[1] 炼而饵之,即不召而自来:孙真人本作"炼而白者"。

[2] 正在:《千金翼方》卷十三作"正石"。

【白话解】

采集松脂时,老松皮下自然聚集形成的松脂最佳。在那些根下有伤折处不见日月的地方得到的,叫作阴脂,更佳。衡山向东走五百里有大松,全都三四十围(两手拇指和食指合拢的长度叫一围)粗,有很多松脂。又有一种方法,五月砍下大松向阳的一面,砍二十四株,每株可得半升松脂,也可煮那些老的节根,得脂可用。《仙经》说:常在三月进入衡山北麓,取不见日月的松脂,炼来服食,就会不召自来。服食百日耐寒暑,二百日补益五脏,服食五年,就可见到西王母。《仙经》又说:诸石所形成的三百六十五山中,可以食用的,只有山谷阴面的松脂罢了。这个山谷正好在衡山正东四百八十里,横着与衡山相接,在横岭东北,走到南边,进入山谷五十里,走尽洞穴有石城白鹤,它的东方有大石四十余丈,形状像白松,松下二丈有小洞穴,向东入山有丹砂,可以食用。它南方背阴的地方有大松,粗三十余围,有三十余株,不见日月,这些松脂都可取来服食。

采松脂法。

以日入时,破其阴以取其膏,破其阳以取其脂。脂膏等分,食之可以通神灵。凿其阴阳为孔,令方五寸,深五寸,还以皮掩其孔,无令风入,风入则不可服。以春夏时取之,取讫封塞勿泄,以泥涂之。东北行丹砂穴有阴泉水可饮。此弘农车君以元封元年入此[1]山食松脂,十六年复下,居长安东市,在上谷、牛头谷,时往来至秦岭上,年常如三十者。

【注释】

[1]此:原作“北”,据元刻本、道藏本、四库本改。

【白话解】

采松脂法。

在日落时分,破开它背阴的一面来取它的膏,破开它向阳的一面来取它的脂。脂膏等份,服食可以通神灵。在它的阴阳面凿孔,孔方五寸,深五寸,又用皮掩盖住孔口,不让风吹入,风吹入则不可服。在春夏时取松脂,取完塞住不让松脂泄出,用泥涂抹封口。向东北行有丹砂穴,那里有阴泉水可饮用。弘农(郡名,治在今河南灵宝北)的车君在元封元年(公元前110年。元封为汉武帝刘彻年号)入此山食松脂,过了十六年,又下山住在长安东市,又住在上谷、牛头谷,时常往来于秦岭上,他的年纪常像三十岁。

【原文】

炼松脂法。

松脂七斤,以桑灰汁[1]一石煮脂三沸,接置冷水中凝,复煮之,凡十遍,脂白矣,可服。今谷在衡州东南攸县界。此松脂与天下松脂不同。

【注释】

[1]灰汁:将植物烧成灰倒入水过滤取汁。

【白话解】

炼松脂法。

松脂七斤,用桑灰汁一石煮沸三次,将其置于冷水中凝固,再煮,共煮十遍,脂白了,就可服。产松脂的山谷在衡州东南攸县界内。这里的松脂与天下松脂不同。

饵茯苓方。

茯苓十斤去皮,酒渍密封之。十五日出之,取服如博棋,日三。亦可屑服方寸。凡饵茯苓,皆汤煮四五沸,或以水渍六七日。

【白话解】

饵茯苓方。

茯苓十斤去皮,用酒浸泡,密封。过十五日取出,取棋子那么大的来服用,每日三次。也可服食屑末状的,服方寸匕。凡服食茯苓,都要用热水煮沸四五次,或用水浸泡六七日。

【原文】

茯苓酥方。

茯苓五斤,灰汁煮十遍,浆水煮十遍,清水煮十遍　松脂五斤,煮如茯苓法,每次煮四十遍　生天门冬五斤,去心皮,曝干作末　牛酥三斤,炼三十遍　白蜜三斤,煎令沫尽　蜡三斤,炼三十遍

上六味各捣筛,以铜器重汤上,先纳酥,次蜡,次蜜,消讫纳药,急搅之勿住,务令大均,纳瓷器中,密封之,勿泄气。先一日不食。欲不食,先须吃好美食令极饱,然后绝食。即服二两,二十日后服四两,又二十日后八两,细丸之,以咽中下为度。第二度以四两为初,二十日后八两,又二十日二两。第三度服以八两为初,二十日二两,二十日四两,合一百八十日药成,自后服三丸将补,不服亦得。恒以酥蜜消

息之,美酒服一升为佳。合药须取四时王相日[1],特忌刑杀厌及四激休废[2]等日,大凶。此彭祖法。

【注释】

[1] 王相日:王日和相日。王日为四时正王之辰,四正之位,帝王之象。相日为四时官日之所生,相气之辰,宰相之象。合称王相日,皆吉辰。

[2] 刑杀厌及四激休废:旧说中的一些忌日。详见《千金翼方》卷二十八。

【白话解】

茯苓酥方。

茯苓五斤,用灰汁煮十遍,浆水煮十遍,清水煮十遍　松脂五斤,煮法和茯苓一样,每次煮四十遍　生天门冬五斤,去心皮,晒干研成末　牛酥三斤,炼三十遍　白蜜三斤,煎到没有泡沫　蜡三斤,炼三十遍

以上六味药各自捣碎过筛,把铜器放在热水上,先放入酥,其次放入蜡,其次放入蜜,熔化后放入药,快速搅拌不要停,一定要使之非常均匀,放入瓷器中,密封不要漏气。服食的前一日不要进食。想要不吃,之前一定要吃美食到非常饱,然后绝食。先服二两,二十日后服四两,又二十日后服八两,做成细细的药丸,以咽喉能吞下为度。第二度服药,起初服四两,二十日后服八两,又二十日服二两。第三度服药,起初服八两,二十日服二两,又二十日服四两,总共一百八十日为一疗程,此后服三丸调理补益,不服也可以。经常用酥蜜调服,用美酒服一升为佳。合药须取四季中的王相日,特忌刑杀厌及四激休废等日,大凶。这是彭祖法。

茯苓膏方《千金翼》名凝灵膏。

茯苓净去皮　松脂二十四斤　松子仁　柏子仁各十二斤

上四味皆依法炼之，松柏仁不炼，捣筛，白蜜二斗四升，纳铜器中，汤上微火煎一日一夕。次第下药，搅令相得，微火煎七日七夜止。丸如小枣，每服七丸，日三。欲绝谷，顿服取饱，即得轻身明目不老。

【白话解】

茯苓膏方《千金翼方》名凝灵膏。

茯苓洗净去皮　松脂二十四斤　松子仁　柏子仁各十二斤

以上四味皆依法提炼，松柏仁不炼，捣细过筛，白蜜二斗四升，放在铜器中，将铜器置于热水上，用微火煎一日一夜。按照顺序下药，搅拌使之均匀，微火煎七日七夜停止。药丸如小枣大小，每次服用七丸，每日三次。想要不吃谷物，一次性服食吃饱，就可以身轻明目不老。

服枸杞根方主养性退龄。

枸杞根切一石，水一石二斗，煮取六斗，澄清，煎取三升。以小麦一斗，干，净择，纳汁中渍一宿，曝，二往返令汁尽，曝干捣末，酒服方寸匕，日二。一年之中，以二月、八月各合一剂，终身不老。

【白话解】

服枸杞根方_{主养生长寿}。

枸杞根切一石,水一石二斗,煮成六斗,澄清,煎成三升。选择干小麦一斗,挑拣干净,放在汁中浸泡一宿,曝晒,反复操作使汁液被吸收完,晒干捣成末,用酒送服方寸匕,每日二次。一年之中,在二月、八月各合药一剂,终身不老。

【原文】

枸杞酒方。

枸杞根一百二十斤,切,以东流水四石煮一日一夜,取清汁一石渍曲,一如家酝法。熟取清,贮不津器中,纳干地黄末二斤半,桂心、干姜、泽泻、蜀椒末各一升,商陆末二升,以绢袋贮,纳酒底,紧塞口,埋入地三尺,坚覆上。三七日沐浴,整衣冠,再拜,平晓向甲寅地日出处开之,其酒赤如金色。旦空腹服半升,十日万病皆愈,三十日瘢痕灭。恶疾人以水一升和酒半升,分五服愈。《千金翼》又云:若欲服石者,取河中青白石如枣杏大者二升,以水三升煮一沸,以此酒半合置中,须臾即熟可食。

【白话解】

枸杞酒方。

枸杞根一百二十斤,切细,用东流水四石煮一日一夜,取清汁一石浸曲,完全像家酿法一样。熟后取清酒,放在不渗漏的容器中,放入干地黄末二斤半,桂心、干姜、泽泻、蜀椒末各一升,商陆末二升,用绢袋贮装,放在酒底,塞紧器口,埋入地下三尺,并用重物盖好。二十一日后,沐浴整理衣冠,拜两拜,在日出时向太阳出来的方向取出,其酒赤如金色。清晨空腹服半升,服十日万病皆愈,三十日瘢痕消失。患有恶疾(多指麻风病）的人可用水一升,和酒半斤,分五次服即愈。《千金翼方》又说:若想服石药,取河中青白石像枣杏大的二升,用水三升煮沸一次,放入这种酒半合,一会儿就熟便可服用。

【原文】

饵云母水方疗万病。

上白云母二十斤薄擘,以露水八斗作汤,分半淘洗云母。如此再过。又取二斗作汤,纳芒硝十斤,以云母木器中渍之,二十日出,绢袋盛,悬屋上,勿使见风日,令燥。以水渍鹿皮为囊,揉挺之,从旦至日中[1],乃以细绢下筛滓,复揉挺,令得好粉五斗,余者弃之。取粉一斗,纳崖蜜二斤,搅令如粥,纳生竹筒中,薄削之,漆固口,埋北垣南岸下,入地六尺覆土。春夏四十日,秋冬三十日,出之,当如泽为成。若洞洞不消者,更埋三十日出之。先取水一合,纳药一合搅和,尽服之,日三,水寒温尽自在。服十日,小便当变黄,此先疗劳气风疹也;二十日腹中寒癖消;三十日龋齿除,更新生;四十日不畏风寒;五十日诸病皆愈,颜色日少,长生神仙。吾目验之,所以述录。

【注释】

[1] 日中:“日”字原脱,据元刻本、道藏本、四库本补。

【白话解】

饵云母水方治疗各种病。

上好的白云母二十斤,薄薄擘开,将露水八斗加热,分出一半来淘洗云母。这样操作两遍。又取二斗露水加热,放入芒硝十斤,和云母一起放入木器中浸泡,二十日后拿出,用绢袋装好,悬挂在屋梁上,不能见风日,使其干燥。用水浸泡鹿皮做成口袋,将云母置于袋中,从上午至中午一直揉搓,用细绢来过滤渣滓,再揉搓,使之成为很好的粉末五斗,其他的扔掉。取粉一斗,放入山崖间野蜂所酿的蜜二斤,搅拌成粥状,放入生竹筒中,削薄,用漆封口,埋在北墙南岸下,入地六尺,用土覆盖。春夏四十日,秋冬三十日,然后取出,要有光泽才算成功。如果没有混合相融,再埋三十日取出。先取水一合,放入药一合搅和,全部服完,每日三次,水的寒温程度随便。服用十日,小便会变黄,这是先治疗劳气风疹;二十日腹中寒癖消除;三十日龋齿掉落,长出新的牙齿;四十日不畏风寒;五十日各种病都痊愈,面容一天天变年轻,延年益寿。我亲眼所见,所以记录下来。

炼钟乳粉法。

钟乳一斤,不问厚薄,但取白净光色好者即任用,非此者不堪用。先泥铁铛可受四五斗者为灶,贮水令满,去口三寸,纳乳著金银瓷盎中,任有用之,乃下铛中,令水没盎上一寸余即得。常令如此,勿使出水也。微火烧之,日夜不绝,水欲竭即添成暖水,每一周时辄易水洗铛并淘乳,七日七夜出之。净淘干,纳瓷钵中,玉椎缚格,少著水研之,一日一夜,急著水搅令大浊,澄取浊汁。其乳粗者自然著底,作末者即自作浊水出。即经宿澄取其粗著底者,准前法研之,凡五日五夜,皆细逐水作粉好用。澄炼取曝干,即更于银钵中研之一日,候入肉水洗不落者佳。

【白话解】

炼钟乳粉法。

钟乳一斤,不论厚薄,只取白净光泽好的来用,不是这样的不堪用。先做成可装四五斗的铁铛为灶,贮满水,水离铛口三寸,将钟乳放入金银瓷瓦器中,不论有何器皿皆可随便取用,放进铛中,使水没过器皿上一寸多即可。常常保持这种状态,不要让器皿露出水。用微火烧,日夜不停,水将要烧干了就添水,每一昼夜就换水洗铛并淘洗钟乳,七日七夜取出。洗净淘干,放入瓷钵中,用玉椎和白绢做的罗筛,放少许水研磨,一日一夜,放进水里快速搅动,使水变得很混浊,让水中的物质沉淀取浊水。钟乳中粗的自然沉底,粉末状的就自然成为浊水。经过一宿,澄取那些粗的著底的,依照前面的方法研磨,共五日五夜,都变成细的逐水的好用粉末。澄清提炼后取出晒干,换到银钵中研磨一日,等到进入皮肤水洗不落的程度为好。

【原文】

钟乳散　治虚羸不足,六十以上人瘦弱不能食者,百病方。

成炼钟乳粉三两　上党人参　石斛　干姜各三分

上四味,捣下筛,三味与乳合和相得,均分作九贴,平旦空腹温淳酒服一贴,日午后服一贴,黄昏后服一贴。三日后准此服之。凡服此药,法皆三日一剂。三日内止食一升半饭、一升肉。肉及饭惟烂,不得服葱豉。问曰:何故三日少食勿得饱也? 答曰:三夜乳在腹中熏补脏腑,若此饱食,即推药出腹,所以不得饱食也。何故不得生食? 由食生故即损伤药力,药力既损,脂肪亦伤,所以不得食生食也。何故不得食葱豉? 葱豉杀药,故不得食也。三日服药既尽,三日内须作羹食补之,任意所便,仍不用葱豉及硬食也。三日补讫,还须准式服药如前,尽此一斤乳讫,其气力当自知耳,不能具述。一得此法,其后服十斤、二十斤,任意方便可知也。

钟乳散是治疗虚弱不足,六十岁以上的人瘦弱不能饮食,生百病的方。

炼好的钟乳粉_{三两} 上党人参 石斛 干姜_{各三分}

以上四味药捣细过筛,其他三味药与钟乳掺和均匀,均分作九贴,清晨空腹温淳酒服一贴,正午后服一贴,黄昏后服一贴。三日后依照这个方法再服用。凡服此药,方法都是三日一剂。三日内只吃一升半饭和一升肉。肉及饭都要烂,不能吃葱豉。有人问:为什么服药这三日要少吃,不能吃饱呢?回答说:这三夜,钟乳在腹中熏补脏腑,如果这三日吃得饱,就会将药推出腹部,所以不能饱食。为什么不能吃生的食物?因为吃生的食物会损伤药力,药力损伤了,脂肪也就损伤了,所以不能吃生的食物。为什么不能吃葱豉?葱豉消减药力,所以不能吃。三日后服完药,必须在三日内做羹食来补益身体,任意做什么羹都行,但还是不能吃葱豉以及硬的食物。三日补完身体后,还要依照前面的方法来服药,服尽这一斤钟乳,药力自然能感觉到,不能一一细述。完全按照这个方法,其后服十斤、二十斤,随意适宜就好。

【原文】

西岳真人灵飞散方。

云母粉_{一斤} 茯苓_{八两} 钟乳粉 柏子仁 人参_{《千金翼》作白术} 续断 桂心_{各七两} 菊花_{十五两} 干地黄_{十二两}

上九味为末,生天门冬十九斤取汁溲药,纳铜器中蒸一石二斗黍米下,米熟,曝干为末。先食饮服方寸匕,日一。三日力倍,五日血脉充盛,七日身轻,十日面色悦泽,十五日行及奔马,三十日夜视有光,七十日白发尽落,故齿皆去。更取二十一匕,白蜜和捣二百杵,丸如梧子大,作八十一枚,曝干,丸皆映彻如水精珠[1]。欲令发齿时生者,吞七枚,日三,即生。发未白、齿不落者,但服散,五百年乃白[2],如前法服。已白者,饵药至七百年[3]乃落。入山日吞七丸,绝谷不饥。余得此方以来,将逾三纪,顷者但美而悦之,疑而未敢措手。积年询访,屡有好名人曾饵得力,遂服之,一如方说。但能业之不已,功不徒弃耳。

【注释】

[1] 水精珠:孙真人本作"水晶珠"。

[2] 但服散,五百年乃白:孙真人本作"且服散五日乃白"。

[3] 七百年:孙真人本作"七年"。

【白话解】

西岳真人灵飞散方。

云母粉一斤　茯苓八两　钟乳粉　柏子仁　人参《千金翼方》作白术　续断　桂心各七两　菊花十五两　干地黄十二两

以上九味药研成末,用生天门冬十九斤取汁来拌药,放入铜器中,蒸于一石二斗黍米下,黍米熟后,取出晒干为末。每次饭前用水送服方寸匕,每日一次。服用三日力气倍增,五日血脉充盛,七日身体轻快,十日面色润泽,十五日走起路来赶得上快马,三十日在夜里都可以看清,七十日白发全部掉落,原来的牙齿脱落。再取二十一匕,用白蜜调和捣二百杵,做成如梧桐子大的药丸,作八十一枚,晒干,药丸都晶莹剔透如水晶珠。想要头发牙齿即时长出来的,吞药丸七枚,每日三次,即生。头发未白、牙齿不落的人,只用服散,五百年头发才白,照前面所说的方法服。头发已白的,吃了药至七百年头发才落。入山每日吞七枚药丸,不吃五谷而不感饥饿。我得到这个方子至今快超过三十六年了,过去只是觉得它很不错心里很满意,但是心存疑惑而未敢着手实施。多年询访,屡屡看到有名人曾经服食此药获得药力,于是我也服食,效果一如方子所说。只不过要持续炼服,药效才不会前功尽弃。

黄帝杂忌法第七

旦起勿开目洗面，令人目涩失明，饶泪。清旦常言善事，勿恶言。闻恶事即向所来方三唾之，吉。又勿嗔怒，勿叱咤咄呼，勿嗟叹，勿唱奈何，名曰请祸。勿立膝坐而交臂膝上，勿令发覆面，皆不祥。勿举足向火，勿对灶骂詈。凡行立坐勿背日，吉。勿面北坐久思，不祥起。凡欲行来，常存魁纲在头上，所向皆吉。若欲征战，存斗柄在前以指敌，吉。勿面北冠带，凶。勿向西北唾，犯魁纲神，凶。勿咳唾，唾不用远，成肺病，令人手足重及背痛咳嗽。勿向西北大小便，勿杀龟蛇，勿怒目视日月，喜令人失明。行及乘马不用回顾，则神去。人不用鬼行踏粟。凡过神庙，慎勿辄入，入必恭敬，不得举目恣意顾瞻，当如对严君焉，乃享其福耳，不尔速获其祸。亦不得返首顾视神庙。忽见龙蛇，勿兴心惊怪，亦勿注意瞻视。忽见鬼怪变异之物，即强抑之勿怪。咒曰：见怪不怪，其怪自坏。又路行及众中见殊妙美女，慎勿熟视而爱之，此当魑魅之物，使人深爱。无问空山旷野，稠人广众之中，皆亦如之。

【白话解】

早上起床后不要睁开眼睛洗脸，会使人眼睛发涩、失明、多泪。清晨应时常谈论好事，不要出恶言。听到不好的事情，马上向所来的方向吐三次唾沫，吉。另外不要嗔怒，不要怒叱呼叫，不要唉声叹气，不要说无可奈何，这叫请祸。不要立膝而坐，并把手臂交叉放在膝上，不要让头发盖住面部，这样做会发生不祥的事。不要举脚伸向火边，不要对着灶咒骂。凡是坐立行走不要背着太阳，吉。不要面朝北方坐着长时间思考，这样做会发生不祥的事。凡是外出行走，应时常想到北斗星中的斗魁和天罡二星就在头上,所面对的方向都吉利。如果要征战,想到北斗星的斗柄在前方指向敌人,吉。不要朝着北方穿衣戴帽,凶。不要朝着西北方向吐口水,会冲犯斗魁天罡星,凶。不要咳嗽吐唾沫,吐唾沫不必远,会导致肺病,让人手脚沉重以及背痛咳嗽。也不要向着西北大小便,不要杀戮龟蛇,不要怒视太阳月亮,容易让人失明。行路以及骑马不要回顾,否则元神散去。走路不要践踏庄稼。凡是路过神庙,小心不要马上进入,进去务必要恭恭敬敬,不得举目肆意观看,应当像面对威严的君王一样庄重肃穆,这样才能享受神的赐福,否则就会招致灾难。也不能回头观看神庙。忽然遇见龙蛇,心中不要惊怪,也不要留意瞻视,忽然遇到鬼怪变异之类的东西,也应立即强抑住不要惊怪。念咒曰:见怪不怪,其怪自坏。走路的时候以及在人群中见到非常艳丽的女子,小心不要注目细看而爱恋上她,也许她是鬼魅,诱惑人堕入情网。无论是空山旷野,还是人多的地方,都应如此。

【原文】

凡山水有沙虱处,勿在中浴,害人。欲渡者,随驴马后急渡,不伤人。有水弩处,射人影即死。欲渡水者,以物打水,其弩即散,急渡不伤人。诸山有孔,云入采宝者,唯三月、九月,余月山闭气交,死也。凡人空腹不用见尸,臭气入鼻,舌上白起,口常臭。欲见尸者,皆须饮酒见之,能辟毒。远行触热,途中逢河勿洗面,生乌黔。

【白话解】

凡是山水中有沙虱的地方,不要在那里洗浴,会伤害人。要渡水时,在驴马后面赶紧渡过,沙虱不会伤人。有水弩(射工)的地方,水弩射人影,人就会死去。要渡水的,用东西击打水面,水弩就会散去,赶紧渡过不至于受伤。各座山上有洞穴,想要进洞采宝的,只能在三月和九月,其他的月份山中闭塞,毒气交杂可置人于死地。凡是空腹的时候不能见死尸,臭气进入鼻孔,舌上会长出白色物,口中经常发臭。要见死尸的,都必须事先饮些酒才见,能避毒。走长路感触热气,途中遇到河不要洗脸,否则脸上会长黑斑。

房中补益第八

论曰：人年四十以下多有放恣，四十以上即顿觉气力一时衰退。衰退既至，众病蜂起，久而不治，遂至不救。

故年未满四十者，不足与论房中之事。贪心未止，兼饵补药，倍力行房，不过半年，精髓枯竭，惟向死近。少年极须慎之。人年四十以上，常服炼乳散不绝，可以不老。又饵云母，足以愈疾延年。人年四十以上，勿服泻药，常饵补药，大佳。

【白话解】

有言道：人在四十岁以下，多有肆意放纵；到了四十岁以上，顿时觉得气力一下就衰退了。衰退以后，各种疾病就会连接不断地发生，时间久了不予医治，就会无法救治而死。

因此年未满四十岁的，不足以跟他讨论房中之事。如果贪恋女色的心不止，又兼服食房中药饵，加倍行房，不过半年，就会精髓枯竭，一步步走向死亡。年少的人千万要谨慎。人四十岁以上，不间断地服炼乳散，可以不老。又，服食云母，足以治疗疾病，延年益寿。人四十岁以上，不要服食泻药，应常服补药，效果非常好。

【原文】

凡御女之道，不欲令气未感动，阳气微弱，即以交合。必须先徐徐嬉戏，使神和意感良久，乃可令得阴气，阴气推之，须臾自强。

凡与女子同房的方法,不要在气未感动,阳气还很微弱的时候交合。必须先慢慢嬉戏,使神情和意念感动良久,才可能阴气升腾,有阴气推助,一会儿自当坚强。

【原文】

凡精少则病,精尽则死,不可不思,不可不慎。数交而一泻,精气随长,不能使人虚也。若不数交,交而即泻,则不得益。泻之,精气自然生长,但迟微,不如数交接不泻之速也。

【白话解】

凡是精少了就会生病,精耗尽就会死去,不可不思量,不可不谨慎。数次交合泄精一次,精气随之增长,不会使人体虚。如果不是交合几次,一交合就泄精,就不会有什么好处。精泄出,精气会自然生长,但时间慢数量少,不如数次交合而不施泻来得快。

【原文】

凡人习交合之时,常以鼻多纳气,口微吐气,自然益矣。交会毕蒸热,是得气也。以菖蒲末三分,白粱粉敷摩令燥,即使强盛,又湿疮不生也。凡欲施泻者,当闭口张目,闭气,握固两手,左右上下缩鼻取气,又缩下部及吸腹,小偃脊膂,急以左手中两指抑屏翳穴,长吐气并啄齿千遍,则精上补脑,使人长生。若精妄出,则损神也。

　　凡人交合的时候，常习惯用鼻子吸气，口微微吐气，这样自然有益身体。交合完毕之后，遍体蒸热，这是得气的缘故。用三分菖蒲末，和白粱粉涂抹下部使之干爽，既能使它强盛，又不生湿疮。凡要施泻的时候，应紧闭嘴巴，张开双眼，闭气，紧握双手，左右上下收缩鼻孔吸气。又收缩下部及小腹，稍稍仰起脊背，快速用左手中两指按住屏翳穴（会阴穴），长吐气并叩齿一千遍，那么精会上行补脑，使人长生。如果让精液妄出，就有损元神。

【原文】

　　《仙经》曰：令人长生不老，先与女戏，饮玉浆。玉浆，口中津也。使男女感动，以左手握持，思存丹田，中有赤气，内黄外白，变为日月，徘徊丹田中，俱入泥丸[1]，两半合成一团。闭气深纳勿出入，但上下徐徐咽气。情动欲出，急退之。此非上士有智者不能行也。其丹田在脐下三寸；泥丸者，在头中对两目直入内。思作日月想，合径三寸许。两半放形而一，谓日月相擒者也。虽出入仍思念所作者勿废，佳也。

【注释】

　　[1] 泥丸：《黄庭内景经》："脑神精根字泥丸"。

【白话解】

　　《仙经》说：想长生不老，要先与女子嬉戏，吞饮玉浆。玉浆，就是口中的唾液。使男女动情，用左手握持，意守丹田，想象当中有赤气，内黄外白，变为日月，往返回旋于丹田中，都进入脑神，两半合成一团。深深吸气闭气不要呼出，只上下慢慢咽气。情动想要施泻，就快速退出来。不是道德高尚有智慧的人做不到。丹田在脐下三寸；泥丸，在头中对两目直入内。想象着日月，合起来直径有三寸多。日月形状相仿合而为一，谓日月相推移。即使阴茎插入退出仍想着日月推移不停止，这样效果会比较好。

御女之法，能一月再泄，一岁二十四泄，皆得二百岁，有颜色，无疾病。若加以药，则可长生也。人年二十者，四日一泄；三十者，八日一泄；四十者，十六日一泄；五十者，二十日一泄；六十者，闭精勿泄。若体力犹壮者，一月一泄。凡人气力自有强盛过人者，亦不可抑忍，久而不泄，致生痈疽。若年过六十，而有数旬不得交合，意中平平者，自可闭固也。昔贞观初，有一野老年七十余，诣余曰：数日来阳气益盛，思与家姬昼寝，春事皆成。未知垂老有此，为善恶耶？余答之曰：是大不祥。子独不闻膏火乎？夫膏火之将竭也，必先暗而后明，明止则灭。今足下年迈桑榆，久当闭精息欲。兹忽春情猛发，岂非反常耶？窃谓足下忧之，子其勉欤。后四旬发病而死，此其不慎之效也。如斯之辈非一，且疏一人，以勖将来耳。

【白话解】

与女子同房，能一月泄精两次，一年共泄精二十四次，人都能活到两百岁，容颜不老，没有疾病。如果再加上服食药饵，就可以长生。人年满二十的，四日泄精一次；满三十岁的，八日泄精一次；满四十岁的，十六日泄精一次；满五十岁的，二十日泄精一次；满六十岁的，闭精勿泄，如果体力还很强壮的，一月一泄。人的气力自有强盛过人的，也不可强行抑制，久而不泄，会导致痈疽。如果年过六十，有几十日没有交合，而心中意念平淡的，自然就可以闭固了。以前贞观初年，有位七十多岁的老翁，到我这来问我：几天来觉得阳气越来越强盛，想与老太婆白天交合，每次都能成就春事，不知我垂垂老矣还能做这种事，这是吉还是凶呢？我回答他说：是大凶。您没听说过照明用的油火吗？油火即将燃尽的时候，必先暗下来然后增亮，一旦增亮完毕油火就熄灭了。如今您已是垂老之年，早就该闭精息欲。这忽然情欲猛发，难道不是反常吗？我私下为你担心，你要好自为之。后来过了四十日，那老人发病死了，这是他不小心谨慎的证明。像他那样的人不止一个，这里只写他一人，来勉励后来的人。

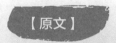
【原文】

所以善摄生者，凡觉阳事辄盛，必谨而抑之，不可纵心竭意以自贼也。若一度制得，则一度火灭，一度增油。若不能制，纵情施泻，即是膏火将灭，更去其油，可不深自防。所患人少年时不知道，知道亦不能信行之，至老乃知道，便已晚矣，病难养也。晚而自保，犹得延年益寿。若年少壮而能行道者，得仙速矣。或曰：年未六十，当闭精守一，为可尔否？曰：不然。男不可无女，女不可无男。无女则意动，意动则神劳，神劳则损寿。若念真正无可思者，则大佳，长生也。然而万无一有。强抑郁闭之，难持易失，使人漏精尿浊，以致鬼交之病，损一而当百也。

【白话解】

所以善于养生的人，凡是觉得性欲旺盛，必定小心抑制，不可纵心竭意自残身体。如果一度抑制住色欲，那么一度火熄灭，一度油增加。如果不能抑制，纵情施泻，就像快要熄灭的油火，再抽去油脂一样，不能不高度提防。令人担忧的是，人少年时不了解养生之道，就算了解也不能切实践行，等到老了才了解养生之道，就已晚了，病难以治疗了。如果晚年能自保，还能延年益寿。如果年少之时能遵行养生之道，就容易长寿。有人问：未满六十岁的，要闭精固守，可不可以？回答说：不行。男人不可以没有女人，女人也不可以没有男人。男人没有女人就会情绪波动，情绪波动就会心神疲劳，心神疲劳就折损年寿。如果意念中真正不思情欲的人，就很好，可以长生。然而这样的人万人中没有一个。强行抑制这种冲动，人难以把持，容易失败，使人患漏精和尿浊的病证，甚至患梦交之病，这样损精一次相当于交合百次。

御女之法：交会者当避丙丁日及弦望晦朔[1]，大风大雨大雾，大寒大暑，雷电霹雳，天地晦冥，日月薄蚀，虹霓地动。若御女者，则损人神，不吉。损男百倍，令女得病，有子必癫痴顽愚，喑哑聋聩，挛跛盲眇，多病短寿，不孝不仁。又避日月星辰，火光之下，神庙佛寺之中，井灶圊厕之侧，冢墓尸柩之旁，皆悉不可。夫交合如法，则有福德、大智、善人降托胎中，仍令性行调顺，所作和合，家道日隆，祥瑞竞集。若不如法，则有薄福、愚痴、恶人来托胎中，仍令父母性行凶险，所作不成，家道日否，殃咎屡至，虽生成长，家国灭亡。夫祸福之应，有如影响，此乃必然之理，可不再思之。若欲求子者，但待妇人月经绝后一日、三日、五日，择其王相日及月宿在贵宿日，以生气时夜半后乃施泻，有子皆男，必寿而贤明高爵也。以月经绝后二日、四日、六日施泻，有子必女。过六日后，勿得施泻，既不得子，亦不成人。

【注释】

[1] 弦望晦朔：弦，每月的初七、初八日（上弦），二十二、二十三日（下弦）；望，每月十五日；晦，每月最后一日；朔，每月第一日。

【白话解】

与女子交合，应当避开丙丁日，以及每月的上弦、下弦和初一、十五、月末，还有大风大雨大雾，大寒大暑，雷电交加，天昏地暗，日食月食，虹霓地震等日子。如果在这些日子与女子交合，就会损人元神，不吉利。损男子百倍，使女子生病，如果因此怀孕生子，孩子必定会精神错乱、不聪慧、顽劣愚钝，声哑耳聋，眼瞎脚跛，多病短寿，不孝不仁。还有，交合时应避免在日月星辰、火光之下，神庙佛寺里面，井台、灶旁、厕所旁边，坟墓灵柩旁边，这些地点全都不可以。如果交合有法度，就会有福德、大智、大善的人降托胎中，于是令父母性情行为调顺，所做的事都顺当，家道一天天昌隆,祥瑞竞相汇聚家中。如果交合不合法度,就会有薄福、愚昧、奸恶的人降托胎中,让父母性情行为凶恶,所做的事都不顺,家道一天天败落,灾祸频频到来,孩子即使长大成人,也会导致家破国亡。福祸的报应,就像影子、回声一样,这是必然之理,能不再三思考吗。如果想生孩子的,只要等到妻子月经干净后的一、三、五日,选择王相日,以及月宿在贵宿的日子,在气始生的半夜以后施泻,怀上的孩子都是男孩,并且都长寿、贤明、享有高的爵位。在月经干净后的二、四、六日施泻,怀上的孩子必定是女孩。六日过后不能施泻,施泻既不得子,就算得子也不能成人。

本段反映了古人的优生思想,但具体说法带有迷信色彩,不可取。

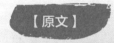

【原文】

黄帝杂禁忌法曰:人有所怒,血气未定,因以交合,令人发痈疽。又不可忍小便交合,使人淋,茎中痛,面失血色。及远行疲乏来入房,为五劳虚损,少子。且妇人月事未绝而与交合,令人成病,得白驳也。水银不可近阴,令人消缩。鹿猪二脂不可近阴,令阴痿不起。

【白话解】

黄帝杂禁忌法说:人若发怒,血气不定,此时交合,使人生痈疽。又不能忍小便交合,使人生淋病,茎中疼痛,面失血色。以及走远路疲乏行房事,会五劳虚损,子嗣少。而且在妇女月经未干净时与之交合,使人生白驳病。水银不能接近阴部,会使人阴器消缩。猪脂鹿脂不能接近阴部,会使人阳痿不起。

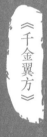

《千金翼方》

卷第五妇人一

妇人面药第五

【原文】

论曰：面脂手膏，衣香澡豆，仕人贵胜，皆是所要。然今之医门极为秘惜，不许子弟泄漏一法，至于父子之间亦不传示。然圣人立法，欲使家家悉解，人人自知，岂使愚于天下，令至道不行，拥蔽圣人之意，甚可怪也。

【白话解】

有言道：抹脸和抹手的膏脂，熏衣服的香和洁肤的澡豆，都是达官贵人想要得到的。然而当今的医生们极为保密，不许弟子泄露任何一种方法，即便是父子之间也不相传。但是圣人创造了这种方法，是想要大家都了解它。难道还要使天下的人愚昧，不让高明的方法在世间流行吗？遮掩圣人的本意，真是很奇怪啊。

【原文】

面脂　主面及皱皯黑䵟，凡是面上之病悉皆主之方。

丁香十分　零陵香　桃仁去皮　土瓜根　白蔹　白及　栀子花　沉香　防风　当归　辛夷　麝香研　芎䓖　商陆各三两　白芷　萎蕤　菟丝子　甘松香　藿香各十五分　蜀水花　青木香各二两　茯

苓十四分　木兰皮　藁本　白僵蚕各二两半　冬瓜仁四两　鹅脂　羊髓各一升半　羊肾脂一升　猪胰六具　清酒五升　生猪肪脂三大升

上三十二味切，以上件酒挼猪胰汁，渍药一宿于脂中，以炭火煎，三上三下，白芷黄，绵滤贮器中，以涂面。

【白话解】

面脂是主治面皴裂、黑痣和黑气，凡是面部的疾病都可以主治的方。

丁香十分　零陵香　桃仁去皮　土瓜根　白蔹　白及　栀子花　沉香　防风　当归　辛夷　麝香研　芎䓖　商陆各三两　白芷　萎蕤　菟丝子　甘松香　藿香各十五分　蜀水花　青木香各二两　茯苓十四分　木兰皮　藁本　白僵蚕各二两半　冬瓜仁四两　鹅脂　羊髓各一升半　羊肾脂一升　猪胰六具　清酒五升　生猪肪脂三大升

以上三十二味药切碎，用清酒揉搓猪胰取汁，将药浸渍在鹅脂、羊肾脂中过一夜，然后用炭火煎，沸腾取下，冷却后再煎，反复三次，白芷颜色发黄，用棉纱过滤，贮存在容器中，用来涂面。

【原文】

面脂方。

防风　芎䓖　白芷　白僵蚕　藁本　萎蕤　茯苓　白蔹　细辛　土瓜根　栝楼仁　桃仁去皮尖　蜀水花　青木香　当归　辛夷各半两　鹅脂一升　羊脂肾一升　猪脂二升

上一十九味细切，绵裹，酒二升渍一日一夜，纳脂中，急火煎之，三上三下，然后缓火一夜，药成去滓，以寒水石粉半两纳脂中，以柳木篦熟搅，任用之。

面脂方。

防风　芎劳　白芷　白僵蚕　藁本　萎蕤　茯苓　白蔹　细辛　土瓜根　栝楼仁　桃仁去皮尖　蜀水花　青木香　当归　辛夷各半两　鹅脂一升　羊脂肾一升　猪脂二升

以上十九味药细细切碎,用棉纱裹住,在二升酒中浸渍一日一夜,放入油脂中,用猛火煎,沸腾取下,冷却后再煎,反复三次,然后用文火煎一夜,药成之后去掉渣滓,用寒水石粉半两拌入油脂中,用柳木制成的篦子反复搅拌均匀,然后就可以随便用了。

【原文】

又方　杏仁二升,去皮尖　白附子三两　密陀僧二两,研如粉　生白羊髓二升半　真珠十四枚,研如粉　白鲜皮一两　鸡子白七枚　胡粉二两,以帛四重裹,一石米下蒸之,熟下阴干。

上八味,以清酒二升半先取杏仁盆中研之如膏,又下鸡子白研二百遍,又下羊髓研二百遍,捣筛诸药纳之,研五百遍至千遍,弥佳。初研杏仁,即少少下酒薄,渐渐下使尽药成,以指捻看如脂,即可用也。草药绢筛直取细如粉,佳。

【白话解】

又方:杏仁二升,去皮尖　白附子三两　密陀僧二两,研成粉状　生白羊髓二升半　珍珠十四枚,研成粉状　白鲜皮一两　鸡子白七枚　胡粉二两,用帛裹四重,放在一石米下蒸,熟后取出阴干。

以上八味药,先用二升半清酒和杏仁放在盆中一起研磨至膏状,再下鸡蛋白一起研二百遍,再下羊髓研磨二百遍,其他药捣碎过筛后放入,研磨五百遍至一千遍效果会更佳。刚开始研磨杏仁时要一点点往盆中注入清酒稀释,慢慢下,酒加完了药就做好了,用手捻一下药,如果成膏脂状,即可使用。用绢筛过滤草药时,只取粉末状的为好。

【原文】

又方 当归 芎䓖 细辛各五分 蜀水花 密陀僧 商陆 辛夷 木兰皮 栝楼 白僵蚕 藁本 桃花 香附子 杜蘅 鹰屎 零陵香 姜蕤 土瓜根各三分 麝香 丁香各半两 白术二两 白芷七分 白附子 玉屑各一两 鹅脂五合 鹿髓一升 白蜡四两 猪膏二两 羊髓一升。

上二十九味细切,醋浸密封一宿,明晓以猪膏煎三上三下,以白芷黄为药成,去滓,搅数万遍,令色白,傅面,慎风日,良。

【白话解】

又方:当归 芎䓖 细辛各五分 蜀水花 密陀僧 商陆 辛夷 木兰皮 栝楼 白僵蚕 藁本 桃花 香附子 杜蘅 鹰屎 零陵香 姜蕤 土瓜根各三分 麝香 丁香各半两 白术二两 白芷七分 白附子 玉屑各一两 鹅脂五合 鹿髓一升 白蜡四两 猪膏二两 羊髓一升。

以上二十九味药细细切碎,在醋中浸渍密封一夜,天亮时用猪膏煎,沸腾取下,冷却后再煎,反复三次,以白芷颜色发黄为度,去掉渣滓,搅拌数万遍,令其色白,用来敷面,要避免风吹日晒,效果好。

面膏方。

杜蘅　牡蛎熬,一云杜若　防风　藁本　细辛　白附子　白芷　当归　木兰皮　白术　独活　萎蕤　天雄　茯苓　玉屑各一两　菟丝子　防己　商陆　栀子花　橘皮一云橘仁　白蔹　人参各三两　甘松香　青木香　藿香　零陵香　丁香各二两　麝香半两　白犬脂　白鹅脂无鹅脂,以羊髓代之　牛髓各一升　羊胰三具

上三十二味,以水浸膏髓等五日,日别再易水;又五日,日别一易水;又十日,二日一易水,凡二十日止。以酒一升挼羊胰令消尽,去脉,乃细切香于瓷器中浸之,密封一宿,晓以诸脂等合煎,三上三下,以酒水气尽为候,即以绵布绞去滓,研之千遍,待凝乃止,使白如雪,每夜涂面,昼则洗却,更涂新者,十日以后色等桃花。《外台》有冬瓜仁、靡芜花,无白蔹、人参。

【白话解】

面膏方。

杜蘅　牡蛎熬,一云杜若　防风　藁本　细辛　白附子　白芷　当归　木兰皮　白术　独活　萎蕤　天雄　茯苓　玉屑各一两　菟丝子　防己　商陆　栀子花　橘皮一云橘仁　白蔹　人参各三两　甘松香　青木香　藿香　零陵香　丁香各二两　麝香半两　白犬脂　白鹅脂无鹅脂,以羊髓代之　牛髓各一升　羊胰三具

以上三十二味药,用水浸泡膏髓等五日,每日换水两次;又浸渍五日,每日换水一次;再浸渍十日,两日换水一次,总共浸泡二十日为止。用一升酒揉搓羊胰使其完全消融,然后去掉筋脉血管,将香切细后一起置于瓷器中浸泡,密封一夜,天亮时与其他膏脂一起煎煮,沸腾取下,冷却后再煎,反复三次,以酒的水汽蒸发完为度,就用棉布包裹药物拧去渣滓,然后研磨千遍,等到药膏凝固为止,使药膏色白如雪,每日晚上涂脸,天亮时

洗去，再涂抹新的，十日后便面如桃花。《外台秘要》中有冬瓜仁、蘸芜花，没有白蔹、人参。

面膏　主有黯黯及痦㿔并皮肤皴劈方。

防风　藁本　辛夷　芍药　当归　白芷　牛膝　商陆　细辛　密陀僧　芎劳　独活　鸡舌香　零陵香　萎蕤　木兰皮　麝香　丁香　未穿真珠各一两　蕤仁　杏仁各二两，去皮尖　牛髓五升　油一升　腊月猪脂三升，炼　獐鹿脑各一具，若无獐鹿，羊脑亦得

上二十五味，先以水浸脑髓使白，藿香以上咬咀如麦片，乃于脑髓脂油内煎之，三上三下，即以绵裹搦去滓，乃纳麝香及真珠末，研之千遍，凝即涂面上，甚妙。今据药止二十六味，后云"藿香以上"，而方中无藿香，必脱漏三味也。

[白话解]

面膏是主治黑斑、面带黑气、荨麻疹和皮肤皴裂的方。

防风　藁本　辛夷　芍药　当归　白芷　牛膝　商陆　细辛　密陀僧　芎劳　独活　鸡舌香　零陵香　萎蕤　木兰皮　麝香　丁香　未穿珍珠各一两　蕤仁　杏仁各二两，去皮尖　牛髓五升　油一升　腊月猪脂三升，炼　獐鹿脑各一具，若无獐鹿，羊脑也可以

以上二十五味中药，先用水把脑髓浸渍发白，把藿香以上的药切细如麦片大小，加入脑髓油脂中同煎，沸腾取下，冷却后再煎，反复三次，即用棉纱包裹按压，去渣滓，加入麝香和珍珠末一起研一千遍，凝固后即可涂在脸上，非常妙。现今所看到的药只有二十六味，后面说"藿香以上"，而方中没有藿香，想必是漏掉了三味药。

又方 香附子十枚大者 白芷一两 零陵香二两 茯苓一大两,细切
蔓菁油二升,无即猪脂代之 牛髓 羊髓各一斗 白蜡八两 麝香半两。

上九味切,以油髓微火煎五物,令色变,去滓,纳麝香,研千遍,凝。
每澡豆洗面而涂之。

【白话解】

又方:香附子大的十枚 白芷一两 零陵香二两 茯苓一大两,细细切碎
蔓菁油二升,没有就用猪脂代替 牛髓 羊髓各一斗 白蜡八两 麝香半两。

以上九味药切细,用油脂和骨髓文火煎五味药,煎至变色,去掉渣滓
后,放入麝香同研一千遍,待其凝固。每次用澡豆洗脸后再涂膏。

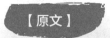

【原文】

面药方。

朱砂研 雄黄研 水银霜各半两 胡粉二团 黄鹰屎一升

上五味合和,净洗面,夜涂之。以一两药和面脂,令稠如泥,先于
夜欲卧时,澡豆净洗面,并手干拭,以药涂面,厚薄如寻常涂面厚薄,
乃以指细细熟摩之,令药与肉相入,乃卧。一上经五日五夜勿洗面,
止就上作妆即得,要不洗面。至第六夜洗面涂,一如前法。满三度洗
更不涂也,一如常洗面也,其色光净,与未涂时百倍也。

【白话解】

面药方。

朱砂研　雄黄研　水银霜各半两　胡粉二团　黄鹰屎一升

以上五味药混合调和,脸洗干净后,夜晚涂脸。用一两药与面脂调和,使其黏稠如泥,在晚上睡觉之前,用澡豆把脸洗干净,和手一起擦干,把药涂在脸上,像平时涂脸一样厚薄,然后用手轻轻反复按摩,使药被皮肤充分吸收才睡觉。一经涂在脸上,五日五夜不洗脸,只在上面化妆就可以了,关键在不洗脸。到第六日晚上洗脸再涂,如同前法。满三次就洗掉不再涂了,脸上就像常常洗过一样,脸色光亮洁净,比未涂时好百倍。

【原文】

悦泽面方。

雄黄研　朱砂研　白僵蚕各一两　真珠十枚,研末

上四味并粉末之,以面脂和胡粉,纳药和搅,涂面作妆。晓以醋浆水洗面讫,乃涂之,三十日后如凝脂。五十岁人涂之,面如弱冠,夜常涂之勿绝。

【白话解】

悦泽面方。

雄黄研　朱砂研　白僵蚕各一两　珍珠十枚,研末

以上四味药一起研成粉末,同面脂和胡粉搅和在一起,涂在脸上化妆。天亮时用醋浆水洗完脸后,用来涂脸,三十日后便肤如凝脂。五十岁的人用来涂脸后就像二十岁一样,晚上要常涂不可间断。

令面生光方　密陀僧研,以乳煎之涂面,即生光。

【白话解】

令面生光的方:把密陀僧研磨成粉末,与乳同煎后涂脸,脸上即刻有光泽。

令面白媚好方。

白附子　白芷　杜若　赤石脂　白石脂　杏仁去皮尖　桃花　瓜子　牛膝　鸡屎白　菱蕤　远志去心

上一十二味各三分,捣筛为末,以人乳汁一升、白蜜一升和,空腹服七丸,日三服。

【白话解】

令面白媚好方。

白附子　白芷　杜若　赤石脂　白石脂　杏仁去皮尖　桃花　瓜子牛膝　鸡屎白　菱蕤　远志去心

以上十二味药各三分,捣碎过筛为粉末,用人乳汁一升、白蜜一升调和成丸,空腹服七丸,每日服三次。

鹿角涂面方。

鹿角一握　芎䓖　细辛　白蔹　白术　白附子　天门冬去心　白芷各二两　杏仁二七枚，去皮尖　牛乳三升

上一十味，鹿角先以水渍之，百日令软，总纳乳中，微火煎之令汁竭，出角，以白练袋盛之，余药勿收，至夜取牛乳石上摩鹿角涂面，晓以清浆水洗之，令老如少也。一方用酥三两。

【白话解】

鹿角涂面方。

鹿角一握　芎䓖　细辛　白蔹　白术　白附子　天门冬去心　白芷各二两　杏仁十四枚，去皮尖　牛乳三升

以上十味药，鹿角先用水浸泡百日，令其柔软，所有药放入牛乳中，用微火煎煮至牛乳干，捞出鹿角，盛到白色绢袋中，其他药不用，到晚上用牛乳在石头上磨鹿角取汁抹脸上，天亮用清水洗净，就会使老人的脸如少年一样。一方用酥三两。

急面皮方。

大猪蹄一具治如食法，水二升、清浆水一升，釜中煎成胶，以洗面。又和澡豆夜涂面，晓以浆水洗，令面皮急矣。

紧致面皮方。

大猪蹄一具,像饮食烹饪之法处理,用水二升、清浆水一升,在干净的锅中熬成胶,用来洗脸,还可以和上澡豆晚上涂脸,天亮用浆水洗净,令脸上皮肤紧致。

【原文】

治妇人令好颜色方。

女菀二两半　铅丹五分

上二味捣筛为散,酒服一刀圭,日再服,男十日,女二十日,知则止。黑色皆从大便出,色白如雪。

【白话解】

治妇人令好颜色的方。

女菀二两半　铅丹五分

以上两味药捣碎过筛制成散,用酒送服一刀圭,每日服二次,男性服十日,女性服二十日,见效就停止。黑色都从大便排出,脸色白如雪。

【原文】

又方　白瓜子五分　白杨皮三分　桃花一两。

上三味捣筛为散,以饮服方寸匕,日三服,三十日面白,五十日手足白。一云:欲白加瓜子,欲赤加桃花。

又方: 白瓜子五分　白杨皮三分　桃花一两。

以上三味药捣碎过筛制成散,用水送服方寸匕,每日服三次,三十日后面白如雪,五十日后手脚也变白。有一种说法:想要白加瓜子,想要红加桃花。

【原文】

令人面手白净澡豆方。

白鲜皮　白僵蚕　白附子　鹰矢白　白芷　芎藭　白术　青木香一方用藁本　甘松香　白檀香　麝香　丁香各三两　桂心六两　瓜子一两,一方用土瓜根　杏仁三十枚,去皮尖　猪胰三具　白梅三七枚　冬瓜仁五合　鸡子白七枚　面三升

上二十味,先以猪胰和面,曝令干,然后合诸药捣筛为散,又和白豆屑二升,用洗手面。十日内色白如雪,二十日如凝脂。《千金》有枣三十枚,无桂心。

【白话解】

令人面手白净澡豆方。

白鲜皮　白僵蚕　白附子　鹰矢白　白芷　芎藭　白术　青木香一方用藁本　甘松香　白檀香　麝香　丁香各三两　桂心六两　瓜子一两,一方用土瓜根　杏仁三十枚,去皮尖　猪胰三具　白梅二十一枚　冬瓜仁五合　鸡子白七枚　面三升

以上二十味药,先用猪胰和面一起调和,晒干,然后和各种药捣碎过筛做成散,再与二升白豆屑混合,用来洗手和面。十日内面色白皙如雪,二十日便肤如凝脂。《千金要方》中有枣三十枚,没有桂心。

又方　麝香二分　猪胰两具　大豆黄卷一升五合　桃花一两　菟丝子三两　冬葵子五合,一云冬瓜子　白附子二两　木兰皮三两　萎蕤二合栀子花二两　苴蓿一两。

上一十一味,以水浸猪胰三四度易水,血色及浮脂尽,乃捣诸味为散,和令相得,曝捣筛,以洗手面,面净光润而香。一方若无前件可得者,直取苴蓿香一升,土瓜根、商陆、青木香各一两,合捣为散,洗手面,大佳。

【白话解】

又方:麝香二分　猪胰两具　大豆黄卷一升五合　桃花一两　菟丝子三两　冬葵子五合,一云冬瓜子　白附子二两　木兰皮三两　萎蕤二合　栀子花二两　苴蓿一两。

以上十一味药,用水浸泡猪胰,换三四次水,令血色和浮脂去尽,然后和各种药一起捣碎为散,搅和均匀,晒干过筛,用来洗手面,则面部干净润泽而芳香。另一个方,若是没有前面的那些中药,可只取苴蓿香一升,土瓜根、商陆、青木香各一两,一起捣成散,洗手洗脸,非常好。

【原文】

澡豆方。

细辛半两　白术三分　栝楼二枚　土瓜根三分　皂荚五挺,炙去皮子商陆一两半　冬瓜仁半升　雀屎半合　菟丝子二合　猪胰一具,去脂　藁本　防风　白芷[1]　白附子　茯苓　杏仁去皮尖　桃仁去皮尖,各一两

豆末四升　面一升

上一十九味捣细筛,以面浆煮猪胰一具令烂,取汁和散作饼子,曝之令干,更熟捣细罗之,以洗手面甚佳。

【注释】

[1] 白芷:原作"白芒",据《外台秘要》卷三十二《澡豆方》改。

【白话解】

澡豆方。

细辛半两　白术三分　栝楼二枚　土瓜根三分　皂荚五挺,炙去皮子　商陆一两半　冬瓜仁半升　雀屎半合　菟丝子二合　猪胰一具,去脂　藁本　防风　白芷　白附子　茯苓　杏仁去皮尖　桃仁去皮尖,各一两　豆末四升　面一升

以上十九味药捣碎细筛,把面浆和一具猪胰一起煮至猪胰软烂,用其汁调和药散做成饼,晒干,再反复捣碎用细罗筛,用细末来洗手洗脸都非常好。

【原文】

又方　丁香　沉香　青木香　桃花　钟乳粉　真珠　玉屑　蜀水花　木瓜花各三两　楝花　梨花　红莲花　李花　樱桃花　白蜀葵花　旋覆花各四两　麝香一铢。

上一十七味[1],捣诸花,别捣诸香,真珠玉屑别研成粉,合和大豆末七合,研之千遍,密贮勿泄。常用洗手面作妆,一百日其面如玉光净润泽,臭气粉滓皆除,咽喉臂膊皆用洗之,悉得如意。

[1] 一十七味:《外台秘要》卷三十二《澡豆方》有白莲花,为一十八味。

【白话解】

又方:丁香 沉香 青木香 桃花 钟乳粉 珍珠 玉屑 蜀水花 木瓜花各三两 榛花(茉莉花) 梨花 红莲花 李花 樱桃花 白蜀葵花 旋覆花各四两 麝香一铢。

以上十七味药,先捣各种花类,另捣各种香药,珍珠、玉屑另研成粉,这些药与七合大豆末一起混合,研磨千遍,密封存贮起来不要泄气。常用来洗手面化妆,一百日后面部会像玉一样光净润泽,臭气粉滓全部祛除,咽喉、胳膊、手臂等用该药洗过,效果都会让人满意。

【原文】

治面疱疮瘢三十年以上,并冷疮虫瘢令灭方。

斑猫去翅足,熬 巴豆去心皮,熬,各三枚 胡粉 鹅脂 金淘沙 密陀僧 高良姜 海蛤各三两

上八味为粉,以鹅脂和,夜半涂,晓以甘草汤洗之。

【白话解】

治粉刺、三十年以上的疮瘢和灭冷疮虫瘢的方。

斑猫去翅足,熬 巴豆去心皮,熬,各三枚 胡粉 鹅脂 金淘沙 密陀僧 高良姜 海蛤各三两

以上八味药捣成粉,用鹅脂调和,晚上涂抹患处,天亮时用甘草汤洗净。

治面皯黯方。

矾石_烧　硫黄　白附子_{各一两}

上三味细研,以大醋一盏浸之一宿,净洗面涂之,慎风。

【白话解】

治面上黑气的方。

矾石_烧　硫黄　白附子_{各一两}

以上三味药研成细末,用一盏大醋浸泡一夜,洗干净脸后涂抹,要避风。

【原文】

治面疱方。

白附子　青木香　麝香　由跋　细辛_{各二两}

上五味细末,水和之,涂面日三。《外台方》无细辛。

【白话解】

治面部粉刺的方。

白附子　青木香　麝香　由跋　细辛_{各二两}

以上五味药研成细末,用水调和,一日涂脸三次。《外台方》中没有细辛。

又方　木兰皮_{五两,取厚者}　栀子仁_{六两}。

上二味为散,以蜜浆服方寸匕,日三服。

【白话解】

又方:木兰皮_{五两,取厚的}　栀子仁_{六两}。

以上两味药捣碎做成散,用蜂蜜送服方寸匕,每日服三次。

【原文】

治面疱甚如麻豆,痛痒,搔之黄水出,及黑色黯黵^[1]不可去方。

冬瓜子　柏子仁　茯苓　冬葵子

上四味等分,捣筛,饮服方寸匕,日三服。《外台方》无冬瓜子。

【注释】

[1] 黯黵(àn dàn):昏暗不明。

【白话解】

治粉刺严重如麻豆,痛痒,搔之出黄水,及色黑而黯不可去除的方。

冬瓜子　柏子仁　茯苓　冬葵子

以上四味药等量捣碎过筛,每次用水送服方寸匕,一日三次。《外台方》中没有冬瓜子。

白膏　主面瘟疱疥痈恶疮方。

附子十五枚　蜀椒一升　野葛一尺五寸

上三味切,醋渍一宿,猪膏一斤煎附子黄,去滓涂之,日三。

【白话解】

白膏是主治粉刺、疥疮、痈、恶疮的方。

附子十五枚　蜀椒一升　野葛一尺五寸

以上三味药切碎,用醋浸泡一夜,用猪膏一斤煎附子,至附子变黄,去掉渣滓涂抹患处,一日涂三次。

栀子丸　治酒瘟鼻疱方。

栀子仁三升　芎䓖四两　大黄六两　好豉熬,三升　木兰皮半斤　甘草炙,四两

上六味捣筛为末,炼蜜和,丸如梧桐子,以饮服十丸,日三服,稍加至二十五丸。

【白话解】

栀子丸是治酒渣鼻疱的方。

栀子仁三升　芎䓖四两　大黄六两　上好的豉熬,三升　木兰皮半斤甘草炙,四两

以上六味药捣碎过筛制成末,用炼制过的蜜调和成如梧桐子大的丸,每次用水送服十丸,一日服三次,逐渐加至二十五丸。

又敷方。

蒺藜子　栀子仁　豉各一两,熬　木兰皮半斤,一方无

上四味为末,以醋浆水和之如泥,夜涂上,日未出时以暖水洗之。
亦灭瘢痕。

【白话解】

又敷方。

蒺藜子　栀子仁　豉各一两,熬　木兰皮半斤,一方无

以上四味药捣成细末,用醋浆水搅和成泥状,晚上涂抹,太阳未出时
用暖水洗净。也可消瘢痕。

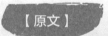

又方　鸬鹚屎一斤。

上一味捣筛,腊月猪脂和如泥,夜涂之。

【白话解】

又方:鸬鹚屎一斤。

以上一味药捣碎过筛,用腊月猪脂调和成泥状,晚上涂抹。

飞水银霜方。

水银一斤　朴消八两　大醋半升　黄矾十两　锡二十两,成炼二遍者

玄精六两　盐花三斤

上七味,先炼锡讫,又温水银令热,乃投锡中,又捣玄精黄矾令细,以绢筛之,又捣锡令碎,以盐花并玄精等合和,以醋拌之令湿,以盐花一斤藉底,乃布药令平,以朴消盖上讫,以盆盖合,以盐灰为泥,泥缝固际干之,微火三日,武火四日,凡七日去火,一日开之。扫取极须勤守,勿令须臾间懈慢,大失矣。

【白话解】

飞水银霜方。

水银一斤　朴消八两　大醋半升　黄矾十两　锡二十两,炼过二遍的

玄精六两　食盐三斤

以上七味药,先炼锡完毕,然后加热水银,倒入锡中,再把玄精黄矾另捣成细末,用细绢筛过,把锡捣碎,和盐、玄精、黄矾等药混合,用醋搅拌令其湿润,用一斤盐花作底,用布把药盖住令其平整,再盖上朴消,再盖上盆,把盐灰当作泥把盆封住,等泥缝干后,用微火烧三日,用武火烧四日,共七日后把火撤掉,过一日打开。扫取水银霜时必须极其谨慎,不要有丝毫的懈怠,否则会铸成大错。

炼粉方。

胡粉三大升,盆中盛水,投粉于中熟搅,以鸡羽水上扫取,以旧破鸡子十枚,去黄泻白于瓷碗中,以粉置其上,以瓷碗密盖之,五升米下蒸之,乃曝干研用,敷面百倍省,面有光。

【白话解】

炼粉方。

将三升胡粉投入一盆水中反复搅拌均匀,用鸡毛扫取水上的粉,用十枚老鸡蛋,去掉蛋黄将蛋清打在瓷碗里,将扫取的粉倒在蛋清上,再用瓷碗严密封盖,放到五升米下蒸,然后晒干研末使用,用少许敷面,敷后面部有光泽。

灭瘢方。

衣鱼二枚　　白石脂一分　　雁屎三分　　白附子一分　　白僵蚕半两

上五味为末,腊月猪脂和敷,慎生冷风日,令肌腻。

【白话解】

灭瘢方。

衣鱼二枚　　白石脂一分　　雁屎三分　　白附子一分　　白僵蚕半两

以上五味研成粉末,用腊月猪脂调和后敷在瘢处,不要吃生冷食物,避风日,能使肌肤细腻。

灭瘢方。

丹参　羊脂

上二味和煎,敷之灭瘢,神妙。

【白话解】

灭瘢方。

丹参　羊脂

上面两味药调和在一起煎,然后敷在皮肤上,可以消瘢痕,非常
神奇。

又方　以蜜涂之,佳。

【白话解】

又方:用蜂蜜涂,效果好。

又方　取禹余粮、半夏等分捣末,以鸡子黄和,先以新布拭瘢上
令赤,以涂之,勿见风,涂之二十日,十年瘢并灭。

又方：取禹余粮、半夏各等份捣成末，用鸡蛋黄调和，先用新布擦拭瘢痕使其发红，然后涂上药物，不要让风吹到，涂二十日后，十年的瘢痕都会消失。

【原文】

手膏方。

桃仁　杏仁各二十枚,去皮尖　橘仁一合　赤胭十枚　大枣三十枚　辛夷　芎劳　当归　牛脑　羊脑　白狗脑各二两,无白狗,诸狗亦得

上二十一味,先以酒渍脑,又别以酒六升煮赤胭以上药,令沸停冷,乃和诸脑等,然后碎辛夷三味,以绵裹之,去枣皮核,合纳酒中,以瓷器贮之。五日以后,先净讫,取涂手,甚光润,而忌近火炙手。

【白话解】

手膏方。

桃仁　杏仁各二十枚,去皮尖　橘仁一合　赤胭（疑即淫羊藿）十枚　大枣三十枚　辛夷　芎劳　当归　牛脑　羊脑　白狗脑各二两,没有白狗,其他狗也可以

以上二十一味药,先用酒浸泡牛羊狗脑,另外用六升酒煮桃仁、杏仁、橘仁、赤胭等药,煮沸后停下冷却,再和牛羊狗脑搅和在一起,然后捣碎辛夷、芎劳、当归等三味药,用棉纱包裹,与去皮去核的大枣一起放入酒中,用瓷器存储。五日后,洗净手后取来涂手,手会非常光泽润滑,切忌近火烤手。

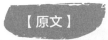

治手足皲裂,血出疼痛方　取猪胰著热酒中以洗之,即瘥。

【白话解】

治手足皲裂,血出疼痛的方:将猪胰放入热酒中用来洗手,立刻就会好。

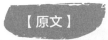
【原文】

治冬月冒涉冻凌,面目手足瘃坏,及始热疼痛欲瘃方　取麦窠煮取浓汁,热渍手足兼洗之,三五即度瘥。

【白话解】

治冬天走在冰上,面目手脚生冻疮,以及开始发热疼痛将要生冻疮的方:将麦壳煮成浓汁,用来浸泡手脚兼洗手脚,三五次就会好。

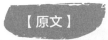
【原文】

治手足皲冻欲脱方。

椒　芎䓖各半两　白芷一分　防风一分　姜一分,作盐

上五味,以水四升煎令浓,涂洗之三数遍,即瘥。

【白话解】

治手足皴冻快要脱掉的方。

椒　芎蒡各半两　白芷一分　防风一分　姜一分,作盐

以上五味药,用水四升煎成浓汁,涂洗患处三数遍,马上就好了。

【原文】

治冻伤十指欲堕方。

取马屎三升,煮令麻沸,渍,冷易之,半日愈。

【白话解】

治冻伤十指快要掉下来的方。

取三升马屎煮到将沸(刚刚有极小气泡冒出),将手浸入其中,冷了再换热的,半天就会好。

熏衣澡衣香第六

【原文】

熏衣香方。

薰陆香八两　藿香　览探各三两,一方无　甲香二两　詹糖五两　青

桂皮五两

上六味末，前件干香中，先取硬者黏湿难碎者，各别捣，或细切㕮咀，使如黍粟，然后一一薄布于盘上，自余别捣，亦别布于其上，有须筛下者，以纱，不得木，细别煎蜜，就盘上以手搜搦令匀，然后捣之，燥湿必须调适，不得过度，太燥则难丸，太湿则难烧，湿则香气不发，燥则烟多，烟多则惟有焦臭，无复芬芳，是故香须复粗细燥湿合度，蜜与香相称，火又须微，使香与绿烟而共尽。

【白话解】

熏衣香方。

薰陆香八两　藿香　览探各三两，一方无　甲香二两　詹糖（詹糖香）五两　青桂皮五两

以上六味药研成末，取干香中硬的黏湿难捣碎的，分别捣碎或细细切碎碾成小米大小，然后一一薄薄地平铺在盘子上，其他的药也各自捣碎，也分别铺在盘子上，有需要过筛的，用纱筛，不能有木屑，所得细末另外用蜜煎熬，就着盘子用手揉按均匀，然后捣研，干湿必须合适，不要过度，太干则难以做成丸，太湿则难烧着，湿的话香气不容易发散，干的话烟很多，烟多则只有焦臭气味，而无芬芳香气，因此做香需要粗细燥湿合适，蜜与香适度，火又必须是微火，使香与绿色的烟一起燃尽。

【原文】

浥衣香方。

沉香　苜蓿香各五两　丁香　甘松香　藿香　青木香　艾纳香　鸡舌香　雀脑香[1]各一两　麝香半两　白檀香三两　零陵香十两

上一十二味，各捣令如黍粟麸糠等物令细末[2]，乃和令相得，若

置衣箱中,必须绵裹之,不得用纸,秋冬犹著,盛热暑之时令香速渇。凡诸草香不但须新,及时乃佳。若欲少作者,准此为大率也。

【注释】

[1] 雀脑香:《外台秘要》卷三十二《渇衣干香方》作"雀头香"。雀头香即香附子。

[2] 各捣令如黍粟麸糠等物令细末:《外台秘要》卷三十二《渇衣干香方》作"各捣令如黍粟麸糠,勿令细末"。

【白话解】

渇衣香方。

沉香　苜蓿香各五两　丁香　甘松香　藿香　青木香　艾纳香　鸡舌香　雀脑香各一两　麝香半两　白檀香三两　零陵香十两

以上十二味药,分别捣成如粟米麸糠一样的细末,和在一起搅拌均匀,若放在衣箱中,必须用棉布包裹住,不能用纸,尤其是秋冬季节,盛夏暑热季节令香气迅速散发。凡是各种做香的药草不仅要新鲜,而且要应时节采摘才好。如果想要做的量少一些,依照上面药物的用量比例。

【原文】

干香方。

丁香一两　麝香　白檀　沉香各半两　零陵香五两　甘松香七两藿香八两

上七味,先捣丁香令碎,次捣甘松香,合捣讫,乃和麝香合和渇衣。

【白话解】

干香方。

丁香一两　麝香　白檀　沉香各半两　零陵香五两　甘松香七两　藿香八两

以上七味药,先把丁香捣碎,接着捣碎甘松香,两者在一起捣研完了才与麝香混合起来熏衣。

【原文】

五香丸并汤　主疗一切肿,下气散毒,心痛方。

丁香　藿香　零陵香　青木香　甘松香各三两　桂心　白芷　当归　香附子　槟榔各一两　麝香一铢

上一十一味捣筛为末,炼蜜和捣千杵,丸如梧子大,含咽令津尽,日三夜一,一日一夜用十二丸,当即觉香,五日身香,十日衣被香。忌食五辛。其汤法,取槟榔以前随多少皆等分,以水微微火上煮一炊久,大沸定,纳麝香末一铢,勿去滓,澄清,服一升。凡疗肿口中喉中脚底背甲下痈疽痔漏皆服之,其汤不瘥,作丸含之,数以汤洗之。一方有豆蔻,无麝香。

【白话解】

五香丸及汤是主治一切肿,下气散毒,心痛的方。

丁香　藿香　零陵香　青木香　甘松香各三两　桂心　白芷　当归　香附子　槟榔各一两　麝香一铢

以上十一味药捣碎过筛制成粉末,用炼制过的蜜调和,捣一千遍,做成如梧桐子大小的丸,含咽用唾沫化尽,白天三次,晚上一次,一日一夜服用十二丸,就开始觉得香了,五日后身体芳香,十日后衣被芳香。忌吃五

317

辛。做汤的方法是：取槟榔前面的药不论多少各等份，用水在微火上煮一顿饭工夫，等水完全沸腾，放入麝香末一铢，不要去渣，澄清后服用一升。一切疔疮肿痛，口中、喉中、脚底、背甲下的痈疽及痔疮瘘管，都可以服用，如果服汤不能痊愈，则做成丸药口含，并用汤多次洗涤患处。有的方中有豆蔻，没有麝香。

十香丸　令人身体百处皆香方。

沉香　麝香　白檀香　青木香　零陵香　白芷　甘松香　藿香　细辛　芎䓖　槟榔　豆蔻各一两　香附子半两　丁香三分

上一十四味捣筛为末，炼蜜和，绵裹如梧子大，日夕含之，咽津味尽即止，忌五辛。

【白话解】

十香丸是令人身体各处都香的方。

沉香　麝香　白檀香　青木香　零陵香　白芷　甘松香　藿香　细辛　芎䓖　槟榔　豆蔻各一两　香附子半两　丁香三分

以上十四味药捣碎过筛制成粉末，用炼制过的蜜调和，用棉纱裹住如梧桐子大的药丸，早晚口含，咽下津液，直到药丸味尽为止。忌吃五辛。

香粉方。

白附子　茯苓　白术　白芷　白蔹　白檀各一两　沉香　青木香
鸡舌香　零陵香　丁香　藿香各二两　麝香一分　粉英六升

上一十四味,各细捣筛绢下,以取色青黑者,乃粗捣纱下,贮粉囊
中,置大合子内,以粉覆之,密闭七日后取之,粉香至盛而色白。如本
欲为香粉者,不问香之白黑悉以和粉,粉虽香而色至黑,必须分别用
之,不可悉和之。粉囊以熟帛双纼[1]作之。

【注释】

[1] 纼(xún): 细带。

【白话解】

香粉方。

白附子　茯苓　白术　白芷　白蔹　白檀各一两　沉香　青木香
鸡舌香　零陵香　丁香　藿香各二两　麝香一分　粉英六升

以上十四味药,各自捣碎用绢筛,取其中青黑色的,再稍微捣一下
用纱筛,将过筛后的药粉装在囊中,放入大盒子内,用粉覆盖,密闭七
日后取出,粉就会变得很香且呈白色。如果本来想做香粉的,不论香是
白的黑的全和粉混合,做出来的粉虽然香但颜色是黑的,因此必须分别
使用,不能全部放在一起混合。装粉的囊用经过加工的帛和两条细带
做成。

令身香第七

香身方。

甘草五分,炙　芎劳一两　白芷三分

上三味捣筛为散,以饮服方寸匕,日三服。三十日口香,四十日身香。

【白话解】

香身方。

甘草五分,炙　芎劳一两　白芷三分

以上三味捣碎过筛制成散,用水送服方寸匕,每日三次。三十日后口
气清新,四十日后身体芳香。

又方　瓜子　松根白皮　大枣各一两。

上三味为散,酒服方寸匕,日二服,百日衣被皆香。

【白话解】

又方:瓜子　松根白皮　大枣各一两。

以上三味药制成散,每次用酒送服方寸匕,每日两次,一百日后衣服
和被子都香。

又方　瓜子　芎䓖　藁本　当归　杜蘅　细辛　防风_{各一分}。

上七味捣筛为散,食后以饮服方寸匕,日三服。五日口香,十日身香,二十日肉香,三十日骨香,五十日远闻香,六十日透衣香。_{一方有白芷。}

【白话解】

又方:瓜子　芎䓖　藁本　当归　杜蘅　细辛　防风_{各一分}。

以上七味药捣碎过筛制成散,饭后用水送服方寸匕,每日服三次。五日后口气清新,十日后身体芳香,二十日后肌肉香,三十日后骨头香,五十日很远都闻着香,六十日后隔着衣服都香。另一个方中有白芷。

【原文】

治诸身体臭方。

竹叶_{十两}　桃白皮_{四两}

上二味以水一石二斗煮取五斗,浴身即香也。

【白话解】

治各种身体臭方。

竹叶_{十两}　桃白皮_{四两}

以上两味药用一石二斗水煮成五斗,洗澡后就香。

治诸腋臭方　伏龙肝为末,和作泥敷之,瘥。

【白话解】

治各种腋臭的方:将伏龙肝研成粉末,调和成泥敷在腋下,就会
痊愈。

又方　牛脂和胡粉三合煎令可丸,涂之。

【白话解】

又方:牛脂和胡粉三合煎到可做成丸的程度,涂在腋下。

又方　三年苦酒和石灰涂之。

【白话解】

又方:用三年的苦酒和石灰调和在一起涂在腋下。

又方　赤铜屑以大醋和铜器中,炒令极热,以布裹熨腋下,冷则易之,瘥。

【白话解】
又方:将赤铜屑和大醋放入铜器中调和,炒到很热,然后用布包裹敷在腋下,冷却再换,就能痊愈。

又方　青木香二两　附子　石灰各一两　矾石半两,烧　米粉一升。
上五味捣筛为散,如常粉腋,良。

【白话解】
又方:青木香二两　附子　石灰各一两　矾石半两,烧　米粉一升。
以上五味药捣碎过筛制成散,像平常一样搽在腋下,效果良好。

又方　马齿草一束捣碎,以蜜和作团,纸裹之,以泥纸上厚半寸,曝干,以火烧熟,破取,更以少许蜜和,仍令热勿使冷也,先以生布揩之,然后药夹腋下,令极痛亦忍不能得,然后以手巾勒两臂著身,即瘥。

【白话解】

又方：将一束马齿草（马齿苋）捣碎，用蜂蜜调和做成团，用纸包裹，然后用泥裹住厚半寸，晒干，用火烧熟，破开取出，再用少许蜜调和，一定要趁热不要让其冷却，先用生布擦拭腋下，然后将药放在腋下夹紧，感觉很痛也要忍住不能松开，然后用手巾勒住两只胳膊贴着身体，就好了。

【原文】

石灰散方。

石灰一升　青木香　枫香　薰陆香　丁香　阳起石各二两　橘皮二两　矾石四两

上八味并熬，捣筛为散，以绵作袋，粗如四指，长四寸，展使著药，先以布揩令痛，夹之也。

【白话解】

石灰散方。

石灰一升　青木香　枫香　薰陆香　丁香　阳起石各二两　橘皮二两　矾石四两

以上八味药一起熬，捣烂过筛制成散，用棉布做个袋子，四个手指宽，四寸长，展开来沾满药散，先用生布擦拭腋下至疼痛，然后夹住布袋。

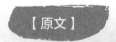

【原文】

又方　石灰五合　马齿草二两　矾石三两,烧　甘松香一两。

上四味合捣筛，先以生布揩病上令黄汁出，拭干，以散敷之，满三日瘥，永除。

又方：石灰五合　马齿草二两　矾石三两,烧　甘松香一两。

以上四味药混合在一起捣碎过筛,先用生布擦拭一下病灶令里面的黄汁流出来,拭干,然后用药散敷上,三日后就会好,永远根除。

生发黑发第八

【原文】

治发薄不生方　先以醋泔清洗秃处,以生布揩令火热,腊月脂并细研铁生煎三沸,涂之日三遍。

【白话解】

治头发稀薄不生的方：先用发酸的淘米水清洗秃处,再用生布擦拭秃处至火热,用腊月的油脂和研细的铁锈一起煎,沸腾三次,然后涂在秃处,每日三遍。

【原文】

生发须膏方。

附子　荆实各二两　松叶　柏叶各三两　乌鸡脂三合

上五味吹咀，合盛新瓦瓶中，阴干百日出，捣以马鬐膏和如薄粥，涂头发如泽法裹絮中，无令中风，三十日长。

【白话解】

生发须膏方。

附子　荆实各二两　松叶　柏叶各三两　乌鸡脂三合

以上五味药切细，盛在新的瓦瓶中，阴干一百日拿出，用马鬐膏一起捣烂成稀粥状，然后如同润发一样涂在头发上，用头巾裹住，不要被风吹，三十日后头发就会长出来。

【原文】

生发膏　令发速长而黑，敷药时特忌风方。

乌喙　莽草　续断　皂荚　泽兰　白术　细辛　竹叶各一两　防风　辛夷各一两　柏叶细切，四两　杏仁别捣　松叶各三两　猪脂三升

上一十四味切，先以三年大醋三升渍令一宿，纳药脂中煎，三上三下，膏成去滓，涂发及顶上。《千金》有石楠。

【白话解】

生发膏是令头发快速生长而黑，敷药时特别忌风的方。

乌喙　莽草　续断　皂荚　泽兰　白术　细辛　竹叶各一两　防风　辛夷各一两　柏叶细细切碎，四两　杏仁另外捣　松叶各三两　猪脂三升

以上十四味药切细，先用三年的大醋三升泡一夜，把药加入猪脂中煎，沸腾取下，冷却后再煎，反复三次，膏制成后去掉渣滓，然后涂在头发和头顶上。《千金要方》中有石楠。

生发膏　主发鬓秃落不生方。

升麻　荠苨各二两　莽草　白芷　防风各一两　蜣螂四枚　马鬐脂　驴鬐脂　雄鸡脂一云熊脂　猪脂　狗脂各五合

上十一味，药五味，脂取成煎者，并切，以醋渍一宿，晓合煎之，沸则停火，冷更上，一沸停，三上三下，去滓敷头，以当泽用之，三十日生矣。

【白话解】

生发膏是主发鬓秃落不生的方。

升麻　荠苨各二两　莽草　白芷　防风各一两　蜣螂四枚　马鬐脂　驴鬐脂　雄鸡脂一云熊脂　猪脂　狗脂各五合

以上十一味，取五味已经煎好的脂类药，一起切细，并用醋浸泡一夜，天亮时和前面的药合煎，沸腾就停火，冷却后再煎，沸腾一次停一下，反复三次，去掉渣滓，拿来当作润发一样使用，三十日就会生发。

治落发方。

柏叶切，一升　附子二两

上二味捣筛，猪脂和，作三十丸，洗发时即纳一丸沐中，发不落。其药以布裹密器贮，勿令泄气。

【白话解】

治落发方。

柏叶切，一升　附子二两

以上两味药捣碎过筛,用猪脂调和做成三十丸,洗头发时在淘米水中放一丸,头发就不会掉。用布包裹住药并密封贮存,不能泄气。

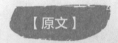【原文】

长发方。

蔓荆子三升　大附子三枚

上二味㕮咀,以酒一斗二升渍之,盛瓷瓶中,封头二十日,取鸡肪煎以涂之,泽以汁栉发,十日长一尺,勿逼面涂。

【白话解】

长发方。

蔓荆子三升　大附子三枚

以上两味药切细,用一斗二升酒浸泡,装在瓷瓶中,密封二十日,用时取鸡油煎来涂在头发上,润发时用药汁梳理头发,十日就能长一尺,不要贴近脸涂药。

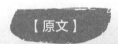【原文】

又方　麻子仁三升　秦椒三升。

上二味合,以泔渍一宿,以沐发长矣。

【白话解】

又方:麻子仁三升　秦椒三升。

以上两味药混合在一起,用淘米水浸泡一夜,用它来洗头就会长发。

又方　麻子二升　白桐叶一把。

上二味以米泔汁煮,去滓,适寒温,沐二十日,长矣。

【白话解】

又方:麻子二升　白桐叶一把。

以上两味药用淘米水煮,然后去掉渣滓,等到温度合适用来洗头,洗二十日头发就会长。

治发落方。

石灰三升水拌令湿,炒令极焦,停冷,以绢袋贮之,以酒三升渍之,密封,冬二七日,春秋七日,取酒温服一合,常令酒气相接,七日落止,百日服之终身不落,新发生也。

【白话解】

治发落方。

用水搅拌三升石灰令其湿润,然后炒到非常焦,冷却后用绢袋贮存,再用三升酒浸泡,密封,冬天十四日,春秋七日,取酒温后服用一合,常喝令酒气相连接,七日后头发停止脱落,服一百日后终身不会掉头发,而且会生出新发。

又方 桑白皮一石以水一石煮三沸，以沐发三过，即止。

【白话解】

又方：桑白皮一石用一石水煮沸三次，然后用来洗头发三遍，就停止掉发了。

令白发还黑方。

陇西白芷 旋覆花 秦椒各一升 桂心一尺

上四味捣筛为散，以井花水服方寸匕，日三服，三十日还黑，禁房室。

【白话解】

令白发变黑方。

陇西白芷 旋覆花 秦椒各一升 桂心一尺

以上四味药捣碎过筛制成散，用早晨第一次汲取的井泉水送服方寸匕，每日服三次，三十日头发就变回黑色，禁行房事。

又方 乌麻九蒸九曝，捣末，枣膏和丸，久服之。

【白话解】

又方：乌麻九蒸九晒，捣成末，用枣膏调和成丸，长期服用。

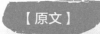

又方　八角附子一枚　大醋半升。

上二味于铜器中煎取两沸，纳好矾石大如棋子一枚，消尽纳脂三两，和令相得，下之搅至凝，纳竹筒中，拔白发，以膏涂上，即生黑发。

【白话解】

又方：八角附子一枚　大醋半升。

以上两味药在铜器中煮沸两次，放入一枚棋子大的上好矾石，完全熔化后放入三两油脂，搅拌使两者相融合，然后从火上取下，搅拌至凝固，放入竹筒中，拔掉白发用膏涂抹，就会生黑发。

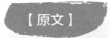

发黄方。

腊月猪膏和羊屎灰蒲灰等分敷之，三日一为，取黑止。

【白话解】

发黄方。

用腊月的猪膏调和羊屎灰、蒲灰各等份，敷在头发上，三日一次，到头发变黑为止。

又方　以醋煮大豆烂,去豆,煎冷稠涂发。

【白话解】

又方:用醋将大豆煮烂,去掉豆渣,煎后让其冷却变稠,用来涂抹头发。

又方　熊脂涂发梳之,散头床底,伏地一食顷即出,形尽当黑。用之不过一升。

【白话解】

又方:用熊的油脂抹头发并梳头,然后把头发披散躲到床底下,趴在地上一顿饭的工夫就出来,头发就会变黑。用的量还不到一升。

染发方　石榴三颗,皮叶亦得,针沙如枣核许大,醋六升、水三升和药合煮,得一千沸即熟,灰汁洗干染之。

染发方：三颗石榴，石榴皮和叶子也可以，将针砂（制钢针时磨下的细屑，置于炭火上煅红醋淬，反复六七次，研成粉末）如枣核大，用六升醋、三升水与药合煮，煮沸一千次就熟了，用灰汁来洗头，头发干后用药汁染发。

【原文】

瓜子散　治头发早白，又主虚劳脑髓空竭，胃气不和，诸脏虚绝，血气不足，故令人发早白，少而筹发，及忧愁早白，远视䀮䀮[1]，得风泪出，手足烦热，恍惚忘误，连年下痢，服之一年后大验。

瓜子一升　白芷去皮　当归　芎劳　甘草炙,各二两

上五味捣筛为散，食后服方寸匕，日三，酒浆汤饮任性服之。一方有松子二两。

【注释】

[1] 䀮䀮（máng máng）：目不明也。

【白话解】

瓜子散治疗头发早白，又主治因虚劳脑髓空虚，胃气不和，各个脏腑虚弱，气血不足，因此使人头发早白，头发稀少而枯槁，以及因忧愁使头发早白，远处的事物看不清，迎风流泪，手脚心烦热，恍惚健忘，常年下痢，服用一年后效果非常好。

瓜子一升　白芷去皮　当归　芎劳　甘草炙,各二两

以上五味药捣碎过筛制成散，饭后服方寸匕，每日三次，可随意用酒或水送服。一方中有松子二两。

卷第十二养性

养性禁忌第一

【原文】

论曰：张湛称：养性缮写经方，在于代者甚众，嵇叔夜论之最精，然辞旨远不会近。余之所言，在其义与事归，实录以贻后代。不违情性之欢，而俯仰可从；不弃耳目之好，而顾眄可行。使旨约而赡广，业少而功多，所谓易则易知，简则易从。故其大要：一曰啬神，二曰爱气，三曰养形，四曰导引，五曰言论，六曰饮食，七曰房室，八曰反俗，九曰医药，十曰禁忌。过此以往，未之或知也。

【白话解】

有言道：张湛（字处度，东晋学者，善养生）称，养生的人抄录经方，在那个时代很多，嵇康论述得最为精辟，然而他的文辞旨意深远不甚切实可行。我所说的，在于使它的理论意义与实际相结合，真实记录它来流传后世。这些养生之道不违背人的性情喜好，可以方便地实行；不用舍弃感官的喜好，可以轻松地施行。使意旨简约而应用广泛，做起来容易而功效很多。所谓的容易就是容易理解，简单就是容易跟着学。所以养生的要旨：一是收敛心神，二是爱惜元气，三是养护身体，四是气功导引，五是言语合度，六是调理饮食，七是节制房事，八是反对恶习陋俗，九是合理使用医药，十是谨遵禁忌。除此之外，不知道还有什么重要的了。

列子曰：一体之盈虚消息，皆通于天地，应于物类。故阴气壮则梦涉大水而恐惧，阳气壮则梦涉大火而燔焫，阴阳俱壮则梦生杀，甚饱则梦与，甚饥则梦取。是以浮虚为疾者则梦扬，沉实为疾者则梦溺，藉带而寝者则梦蛇，飞鸟衔发者则梦飞，心躁者梦火，将病者梦饮酒歌舞，将衰者梦哭。是以和之于始，治之于终，静神灭想，此养生之道备也。

【白话解】

列子说：一个人身体的充盈、亏虚、衰退、旺盛，都与天地相通，与万物相应。因此阴气过盛就会梦见渡过大河而恐惧，阳气过盛就会梦见遇到大火而被炙烤焚烧，阴阳二气都过盛就会梦见生死残杀，很饱就梦见给予他人，很饿就梦见从他人索取。所以因元气浮虚而致病的人就会梦见身体飞扬，因元气沉实而致病的人就会梦见身体被淹没，躺在带子上睡觉的人会梦见蛇，飞鸟衔住头发的人会梦见飞翔，心情急躁的人会梦见火，即将生病的人会梦到饮酒歌舞，身体将要衰弱的人会梦到哭泣。所以要始终保持精神和洽安定，精神静守消除杂念，这样养生的道理就完备了。

【原文】

彭祖曰：每施泻讫，辄导引以补其虚，不尔，血脉髓脑日损，犯之者生疾病，俗人不知补泻之义故也。饮酒吐逆，劳作汗出，以当风卧湿，饱食大呼，疾走举重，走马引强，语笑无度，思虑太深，皆损年寿。是以为道者务思和理焉。口目乱心，圣人所以闭之；名利败身，圣人所以去之。故天老曰：丈夫处其厚不处其薄，当去礼去圣，守愚以自养，斯乃德之源也。

【白话解】

彭祖说：每次房事后，就做导引来弥补身体的亏虚，否则血脉、骨髓、大脑会一天天地虚损，违背的人会生疾病，这是一般人不知道补泻的意义的缘故。饮酒后呕吐，劳动后出汗，在有风或潮湿的地方躺卧，吃饱之后大声叫喊，快速行走，背负重物，骑马过于颠簸，拉过硬的弓，谈笑无度，思虑太深，都有损寿命。所以修道的人一定要处事和洽而得当。多说多看扰乱心神，圣人因而少说少看；名利损害身体，圣人因而摒弃名利。所以天老（黄帝的臣子）说：大丈夫要立身敦厚，而不浅薄浮华，摒弃世俗礼仪的束缚，保持愚拙、不做讨巧虚伪的事而清静自养，这才是道德的根本。

【原文】

彭祖曰：上士别床，中士异被；服药百裹，不如独卧。色使目盲，声使耳聋，味使口爽。苟能节宣其宜适，抑扬其通塞者，可以增寿。一日之忌者，暮无饱食，一月之忌者，暮无大醉；一岁之忌者，暮须远内；终身之忌者，暮常护气。夜饱损一日之寿，夜醉损一月之寿，一接损一岁之寿，慎之。清旦初以左右手摩交耳，从头上挽两耳，又引发，则面气通流，如此者令人头不白，耳不聋。又摩掌令热以摩面，从上向下二七过，去皯气，令人面有光，又令人胜风寒，时气寒热头痛百疾皆除。真人曰：欲求长生寿考，服诸神药者，当须先断房室，肃斋沐浴熏香，不得至丧孝家及产乳处，慎之慎之。古之学道者所以山居者，良以此也。

　　彭祖说：上等人夫妻分床而睡，中等人夫妻分被而眠；与其常服各种药物，不如独自睡寝。各种刺激视觉的形象使人眼花缭乱，各种刺激听觉的声音使人听力减退，各种刺激口感的美味使人味觉丧失。如果能调节宣泄适度，身体开合有度可以增加寿命。一日的禁忌，忌晚上进食过饱；一月的禁忌，忌晚上酩酊大醉；一年的禁忌，忌晚上男女交合；终身的禁忌，须晚上常常护气。晚上吃得过饱损一日的寿命，宿醉一次损一个月的寿命，交合一次损一年的寿命，要谨慎对待。早晨起床后，先用左右手交叉按摩耳朵，从头上绕过牵拉两耳，并牵拉头发，那么面部气血流通顺畅，这样做可以使人头发不白，耳朵不聋。又用摩擦两掌使之发热来按摩面部，从上向下做十四次，可以去除面部黑气，使人面有光泽，又使人不怕风寒，流行疫病、寒热、头痛等百病消除。修道之人说：想要追求长生长寿，服用各种药物，必须先禁绝房事，吃素、沐浴、熏香，不可以到有丧事和有妇女生产的地方，一定要当心。古代学道之人之所以居住在山里，正是出于这样的考虑。

【原文】

　　老子曰：人欲求道，勿起五逆六不祥，凶。大小便向西一逆，向北二逆，向日三逆，向月四逆，仰视日月星辰五逆。夜半裸形一不祥，旦起嗔心二不祥，向灶骂詈三不祥，以足内火四不祥，夫妻昼合五不祥，盗师父物六不祥。旦起常言善事，天与之福。勿言奈何及祸事，名请祸。慎勿床上仰卧，大凶。卧伏地，大凶。饱食伏地，大凶。以匙箸击盘，大凶。大劳行房室露卧，发癫病。醉勿食热，食毕摩腹能除百病。热食伤骨，冷食伤肺。热无灼唇，冷无冰齿。食毕行步踟蹰，则长生。食勿大言大饱,血脉闭。卧欲得数转侧。冬温夏凉,慎勿冒之。大醉神散越,大乐气飞扬,大愁气不通。久坐伤筋,久立伤骨。凡欲坐,先解脱右靴履,大吉。用精令人气乏,多睡令人目盲,多唾令人心烦,贪美食令人泄痢。

【白话解】

老子说:人想要求道,不要做五逆六不祥之事,凶。大小便向西一逆,向北二逆,向日三逆,向月四逆,仰视日月星辰五逆。半夜裸露身体一不祥,早晨起来发怒二不祥,向灶骂詈三不祥,用脚近火四不祥,夫妻白天行房五不祥,偷盗师父物品六不祥。早晨起来常说好事,天赐予他福气。不要说无可奈何和祸事,这叫请祸。小心不要在床上仰卧,大凶。卧伏地上,大凶。吃饱了伏地,大凶。用勺子筷子敲击盘子,大凶。劳累太过行房、裸露睡卧,会发癫病。醉酒不要吃热的食物,进食完按摩腹部能消除百病。吃热的食物伤骨,吃冷的食物伤肺。不要吃热到烧灼口唇的食物,不要吃冷到冰冷牙齿的食物。吃完饭慢慢散步则能长寿。进食不要大声说话、吃得过饱,否则令人血脉闭塞不通。睡卧时应当翻身几次。冬天要温暖夏天要凉快,注意不要过分追求。酩酊大醉导致神气散越,高兴过头导致神气飞扬,忧愁过度导致气机不通。久坐伤筋,久立伤骨。凡要坐下,先解脱右脚的鞋子,大吉。用精过度令人气短乏力,睡得多令人目盲,唾沫吐得多令人心烦,贪吃美食令人泻痢。

【原文】

日月薄蚀,大风大雨,虹霓地动,雷电霹雳,大寒大雾,四时节变,不可交合阴阳,慎之。凡夏至后丙丁日,冬至后庚辛日,皆不可合阴阳,大凶。凡大月十七日,小月十六日,此名毁败日,不可交会,犯之伤血脉。凡月二日、三日、五日、九日、二十日,此生日也,交会令人无疾。凡新沐,远行及疲,饱食醉酒,大喜大悲,男女热病未瘥,女子月血新产者,皆不可合阴阳。热疾新瘥,交者死。

【白话解】

日食月食,暴风骤雨,虹霓地震,电闪雷鸣,大寒大雾,四季节气变化的时候,不能行房事,一定要当心。凡是夏至后的丙丁日,冬至后的庚辛日,都不可行房,大凶。凡是大月的十七日,小月的十六日,这些日子叫毁败日,不可行房,违背了会伤血脉。凡是每月的二日、三日、五日、九日、二十日,这些是生日,行房令人不患疾病。凡是刚洗完头发,走远路到了疲惫的程度,吃饱醉酒,大喜大悲,男女患热病未痊愈,女子月经期间和刚生产不久,都不能行房事。患热病刚痊愈,行房者死。

养性服饵第二

【原文】

茯苓酥　主除万病,久服延年方。

取山之阳茯苓,其味甘美。山之阴茯苓,其味苦恶。拣得之,勿去皮,刀薄切,曝干,蒸令气溜,以汤淋之。其色赤味苦。淋之不已,候汁味甜便止。曝干捣筛,得茯苓三斗。取好酒大斗一石、蜜一斗,和茯苓,未令相得,纳一石五斗瓮中,熟搅之百遍,密封之,勿令泄气,冬月五十日,夏月二十一日,酥浮于酒上。接取酥,其味甘美如天甘露,可作饼大如手掌,空屋中阴干,其色赤如枣。饥食一饼,终日不饥,此仙人度荒世药,取酒封闭以下药,名茯苓酥。

【白话解】

茯苓酥是消除万病,长期服用可以延年益寿的方。

选取生长在山上向阳处的茯苓,它的味道甘美。山背阴处的茯苓,它的味道苦,品质不好。采摘之后,不要去皮,用刀切成薄片,晒干,蒸之使之冒气,再用开水浇淋。此时茯苓色赤味苦。继续浇淋,等到汁的味道变甜为止。再晒干,捣碎过筛,得到茯苓三斗。取好酒大斗一石、蜜一斗,与茯苓相和,先不要搅拌均匀,放入一石五斗的瓮中,再反复搅拌百遍,密封,不要使它泄气,冬天放置五十日,夏天放置二十一日,就有酥浮在酒上。将酥取出,其味道甘美如同自然的甘露,可以做成手掌大的饼,在空屋中阴干,它的颜色红得像枣。饿的时候吃一块饼,可以一整天不饿,这是仙人度过荒年的药物,名茯苓酥,另外封存酥下面的酒来送服药物。

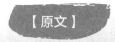
【原文】

杏仁酥　主万病,除诸风虚劳冷方。取家杏仁,其味甜香。特忌用山杏仁。山杏仁慎勿用,大毒害人也。

家杏仁一石,去尖皮两仁者,拣完全者。若微有缺坏,一颗不得用。微火炒,捣作细末,取美酒两石研杏仁,取汁一石五斗

上一味,以蜜一斗拌杏仁汁,煎极令浓,与乳相似,纳两硕瓮中搅之,密封泥,勿令泄气,与上茯苓酥同法,三十日看之,酒上出酥也。接取酥纳瓷器中封之,取酥下酒,别封之。团其药如梨大,置空屋中作阁安之,皆如饴铺[1]状,甚美,服之令人断谷。

【注释】

[1] 饴馇(bù):饴糖渍的干果。

【白话解】

杏仁酥是主治万病,消除各种风虚劳冷的方。选用家杏仁,其味道甜香。特别忌用山杏仁。小心山杏仁,不要使用,此药非常毒,会损害人体。

家杏仁一石,去掉尖皮两仁的,挑选完好的。如果稍微有缺坏,一颗也不能用。微火炒,捣成细末,用两石美酒研杏仁,得一石五斗汁

以上一味药,用蜜一斗与杏仁汁搅拌,用火煎至汁变浓,与乳汁相似,放入两个大瓮里搅拌,用泥密封口,不要使它泄气,与上述茯苓酥的做法相同。过三十日查看,酒上就会出酥。取出酥,放入瓷器中封存,酥下面的酒另外封存。将酥团成梨那么大,在空屋中架空安放,都像饴糖渍的干果样,很美,服用后可以使人断绝五谷。

【原文】

地黄酒酥 令人发白更黑,齿落更生,髓脑满实,还年却老,走及奔马,久服有子方。

粗肥地黄十石,切,捣取汁三石 麻子一石,捣作末,以地黄汁研取汁二石七斗
杏仁一石,去皮尖两仁者,捣作末,以麻子汁研取汁二石五斗 曲末三斗

上四味以地黄等汁浸曲七日,候沸,以米三石分作三分投[1],下馈[2]一度,以药汁五斗和馈酿酒,如家酝酒法。三日一投,九日三投,熟讫,密封三七日。酥在酒上,其酥色如金,以物接取,可得大升九升酥。然后下笮[3]取酒封之。其糟令服药人食之,令人肥悦,百病除愈。食糟尽,乃服药酒及酥,一服酒一升、一匙酥,温酒和服之。惟得

吃白饭芜菁,忌生冷醋滑猪鸡鱼蒜。其地黄滓曝使干,更以酒三升和地黄滓捣之,曝干作饼服之。

【注释】

[1]投:通"酘",酒酿一遍为一酘。

[2]馈(fēn):蒸饭。

[3]篘(chōu):一种竹制的滤酒的器具。

【白话解】

地黄酒酥是令人白发变黑,牙齿脱落后重新长出,髓脑满实,返老还童,跑起来赶得上快马,长时间服用能有子的方。

粗大肉质多的地黄十石,切细,捣烂取汁三石　麻子一石,捣作末,用地黄汁研取汁二石七斗　杏仁一石,去掉皮尖两仁的,捣作末,用麻子汁研取汁二石五斗　曲末三斗

以上四味药用地黄等汁浸曲七日,等到沸腾时,将三石米分作三份来酿酒,下蒸饭一次,用药汁五斗混合蒸饭一起酿酒,和平常家里酿酒的方法一样。三日酿一次,九日酿三次,酒熟后,密封二十一日。酒上有酥,酥的颜色如金子般,用器皿接取,可得九大升酥。然后将酒过滤封存。酒糟让服药的人吃,可使人丰满光润,百病消除。酒糟吃完后,再服药酒和酥。每次服酒一升、酥一匙,将酒温热调和服。只可以吃白饭和芜菁,忌吃生冷、醋、滑、猪、鸡、鱼、蒜。那些地黄渣晒干,再用三升酒混合一起捣烂,晒干之后做成饼服用。

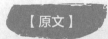

造草酥方。

杏仁一斗,去皮尖两仁者,以水一斗研绞取汁　粗肥地黄十斤,熟捣,绞取汁

一斗　麻子一斗，末之，以水一斗研绞取汁

上三味汁凡三斗，著曲一斤、米三斗，酿如常酒味是正熟，出以瓮盛之，即酥凝在上。每服取热酒和之，令酥消尽服之弥佳。

【白话解】

造草酥方。

杏仁一斗，去掉皮尖两仁的，以水一斗研绞取汁　粗大肉质多的地黄十斤，反复捣烂，绞取汁一斗　麻子一斗，研成末，以水一斗研绞取汁

以上三味药汁共三斗，加曲一斤、米三斗，酿到和平常的酒味道一样就熟了，取出用瓮盛取，就有酥凝结在酒上。每次用热酒调和服用，使酥完全消融再服就更好了。

【原文】

真人服杏子，丹玄隐士学道断谷以当米粮方。

上粳米三斗，净淘沙，炊作饭，干曝，砲，纱筛下之　杏仁三斗，去尖皮两仁者，曝干捣，以水五升研之，绞取汁，味尽止

上二味，先煎杏仁汁令如稀面糊，置铜器中，纳粳米粉如稀粥，以煻火煎，自旦至夕[1]，搅勿停手，候其中水气尽则出之，阴干纸贮。欲用以暖汤二升纳药如鸡子大，置于汤中，停一炊久，啖食任意取足服之。

【注释】

[1] 夕：原作"久"，据明本改。

真人服杏仁,丹玄隐士学道断绝五谷来当米粮的方。

上好粳米_{三斗,淘洗干净,做成饭,晒干,磨碎,用纱筛过筛} 杏仁_{三斗,去掉尖皮两仁的,晒干捣碎,用水五升研磨,绞取汁,味尽为止}

以上两味,先煎杏仁汁使其如稀面糊,放置在铜器中,放入粳米粉,搅拌后如稀粥,用灰火煎。从早到晚,不停地搅拌,等到其中的水汽没有了就取出来,阴干后用纸包好贮藏。要用的时候,将鸡蛋大小的药置于二升热水中,过一顿饭工夫就可以服用,随意吃多少,吃够为止。

服天门冬丸方。

凡天门冬苗作蔓有钩刺者是,采得,当以醋浆水煮之,湿去心皮,曝干捣筛,以水蜜中半和之,仍更曝干。又捣末,水蜜中半和之,更曝干。每取一丸含之,有津液辄咽之。常含勿绝,行亦含之,久久自可绝谷。禁一切食,惟得吃大麦。

【白话解】

服天门冬丸方。

凡是天门冬苗有蔓有钩刺的是真品,采到后,应当用醋浆水煮,趁湿去掉心皮,晒干捣碎过筛,用水和蜜各半调和成丸,接着晒干。再捣成末,用水和蜜各半调和成丸,再晒干。每次取一丸含在口里,有唾液就咽下。经常口含不要中断,走路也含着,时间久了自然可以不吃五谷。禁止一切食物,只可以吃大麦。

服黄精方　凡采黄精，须去苗下节，去皮，服^[1]一节，隔二日增一节，十日服四节，二十日服八节，空腹服之，服讫不得漱口。百日以上节食，二百日病除，二年四体调和。忌食酒肉五辛酥油，得食粳米糜粥淡食，除此之外，一物不得入口。山居无人之地法^[2]，服时卧食勿坐食，坐服即入头，令人头痛。服讫经一食顷乃起，即无所畏。

凡服乌麻，忌枣栗胡桃，得食淡面，余悉忌。行道持诵作劳远行，端坐三百日，一切病除。七日内宜数见秽恶，于后即不畏损人矣。

【注释】

[1] 服：原作"取"，据明本改。

[2] 法：明本作"服法"。

【白话解】

服黄精方：凡采黄精，必须去掉苗以下的枝节，去皮，服一节，隔二日增加一节，十日服用四节，二十日服用八节，空腹服用，服完后不要漱口。服用一百日以上可以节食，两百日百病消除，两年身体调和。忌食酒、肉、五辛、酥油，可以吃粳米、粥、清淡的食物，除此之外，其他食物一概不可以吃。如果居住在山中无人之地，服用的时候躺着吃，不要坐着吃，坐着吃药容易进入头部，令人头痛。服用后过一顿饭时间才起身，就不用担心了。

凡服乌麻，忌枣、栗、胡桃，可以吃清淡的面食，其他的都不要吃。修道持诵劳作远行，端坐过三百日，一切病能好。七日内应当会多次排出污秽恶浊之物，过后就不用担心其损害身体了。

服芜菁子主百疾方。

芜菁一斗四升　薤白十两

上二味,煮芜菁子,曝干,捣筛,切薤白和蒸半日,下捣一千一百三十杵,捻作饼,重八两。欲绝谷,先食乃服,三日后食三饼,以为常式。尽更合食,勿使绝也。

【白话解】

服芜菁子主治各种疾病方。

芜菁一斗四升　薤白十两

以上两味,煮芜菁子,晒干,捣碎过筛,切薤白一起蒸半日,取下,捣一千一百三十杵,捏成饼,重八两。想要不吃五谷,在饭前服用,三日后食用三饼,以此为常法。吃完了就再做来吃,不要间断。

【原文】

华佗云母圆子三人丸方。

云母粉　石钟乳炼　白石英　肉苁蓉　石膏　天门冬去心　人参 续断　菖蒲　菌桂　泽泻　秦艽　紫芝　五加皮　鹿茸　地肤子 薯蓣　石斛　杜仲炙　桑上寄生　细辛　干地黄　荆花　柏叶　赤箭　酸枣仁　五味子　牛膝　菊花　远志去心　草薢　茜根　巴戟天　赤石脂　地黄花　枸杞　桑螵蛸　菴䕡子　茯苓　天雄炮,去皮 山茱萸　白术　菟丝子　松实　黄芪　麦门冬去心　柏子仁　荠子 冬瓜子　蛇床子　决明子　薪蓂子　车前子上五十三味皆用真新好者,并等分,随人多少,捣下细筛,炼白蜜和为丸如梧子。先食服十丸,可至二十丸,日三。药无所忌,当勤相续,不得废缺。百日满愈疾,久服延年益寿,身体轻强,耳目聪明,流通荣卫,补养五脏,调和六腑,颜色充壮,不知衰老。茜根当洗去土阴干;地黄、荆花至时多采曝干,欲用时相接取二石许乃佳也。吾尝服一两剂,大得力,皆家贫不济乃止。又时无药足,缺十五味,仍得服之。此药大有气力,当须预求,使足服而勿缺。又香美易服,不比诸药。

【白话解】

华佗云母圆子三人丸方。

云母粉　石钟乳炼　白石英　肉苁蓉　石膏　天门冬去心　人参　续断　菖蒲　菌桂　泽泻　秦艽　紫芝　五加皮　鹿茸　地肤子　薯蓣　石斛　杜仲炙　桑上寄生　细辛　干地黄　荆花　柏叶　赤箭　酸枣仁　五味子　牛膝　菊花　远志去心　萆薢　茜根　巴戟天　赤石脂　地黄花　枸杞　桑螵蛸　菴䕡子　茯苓　天雄炮,去皮　山茱萸　白术　菟丝子　松实　黄芪　麦门冬去心　柏子仁　荠子　冬瓜子　蛇床子　决明子　菥蓂子　车前子

以上五十三味,都用真品新鲜质量好的,各等份,随意多少,捣下细筛,炼白蜜调和成梧桐子大的药丸。饭前服十丸,可至二十丸,一日三次。服药没有什么禁忌,应当连续服用,不要间断。服药满一百日疾病可以痊愈,长期服用可以延年益寿,身体轻快强健,耳聪目明,气血运行通畅,补养五脏,调和六腑,面色好,身体健壮,不容易衰老。茜根应该洗去土阴干;地黄、荆花按时多采晒干,要用的时候大约取二石多就好。我曾经服用一两剂,非常有效,都是因为家里经济困难才停止服用的。又有时药物不齐全,哪怕缺十五味,仍然可以服用。此药功效很大,应当预先准备好,使之足够服用不要短缺。而且此药味道香,容易服用,不像别的药那么难吃。

周白水侯散　主心虚劳损,令人身轻目明。服之八十日,百骨间寒热除,百日外无所苦,气力日益,老人宜常服之,大验方。

远志五分,去心　白术七分　桂心一两　人参三分　干姜一两　续断五分　杜仲五分,炙　椒半两,汗　天雄三分,炮　茯苓一两　蛇床仁三分　附子三分,炮,去皮　防风五分　干地黄五分　石斛三分　肉苁蓉三分　栝楼根三分　牡蛎三分,熬　石韦三分,去毛　钟乳一两,炼　赤石脂一两　桔梗一两　细辛一两　牛膝三分

上二十四味捣筛为散,酒服钱五匕[1],服后饮酒一升,日二,不知,更增一钱匕,三十日身轻目明。

【注释】

[1] 钱五匕:计量单位。药物盖住汉代五铢钱上的"五"字,药物不落为度,为一钱匕的四分之一。

【白话解】

周白水侯散主治心虚劳损,令人身轻目明。服用八十日后,骨节间寒热消除,百日后没有什么外邪能入侵,气力日益,老人宜常常服用,非常灵验的方。

远志五分,去心　白术七分　桂心一两　人参三分　干姜一两　续断五分　杜仲五分,炙　椒半两,汗　天雄三分,炮　茯苓一两　蛇床仁三分　附子三分,炮,去皮　防风五分　干地黄五分　石斛三分　肉苁蓉三分　栝楼根三分　牡蛎三分,熬　石韦三分,去毛　钟乳一两,炼　赤石脂一两　桔梗一两　细辛一两　牛膝三分

以上二十四味药捣碎过筛做成散,每次用酒送服钱五匕,服后饮酒一升,一日二次。效果不明显再增加一钱匕,服后三十日身轻目明。

济神丸方。

茯神　茯苓　桂心　干姜各四两　菖蒲　远志去心　细辛　白术
人参各三两　甘草二两,炙　枣膏八两

上一十一味皆捣筛,炼蜜和,更捣万杵。每含一丸如弹丸,有津咽
之,尽更含之。若食生冷宿食不消,增一丸;积聚结气,呕逆,心腹绞
痛,口干胀,醋咽吐呕,皆含之。绝谷者服之学仙,道士含之益心力,
神验。

【白话解】

济神丸方。

茯神　茯苓　桂心　干姜各四两　菖蒲　远志去心　细辛　白术
人参各三两　甘草二两,炙　枣膏八两

以上十一味药全都捣碎过筛,用炼制过的蜜调和,再捣一万杵。每
次含服如弹丸大的一丸,有唾液就咽下,含尽了接着再含。若吃了生冷食
物宿食不消化,增加一丸;积聚结气,呕吐上逆,心腹绞痛,口干胀,吞酸
吐呕,都可以含服。不吃五谷的人服用来学仙,道士含之有益心力,非常
有效。

彭祖松脂方。

松脂五斤,灰汁煮三十遍,浆水煮三十遍,清水煮三十遍　茯苓五斤,灰汁煮
十遍,浆水煮十遍,清水煮十遍　生天门冬五斤,去心皮,曝干,捣作末　真牛

酥三斤,炼三十遍　　白蜜三斤,煎令沫尽　　蜡三斤,炼三十遍

上六味捣筛,以铜器重汤上,先纳酥,次下蜡,次下蜜。候消讫,次下诸药,急搅之勿住手,务令大匀。讫,纳瓷器中密封,勿令泄气。先一日不食,欲服须吃好美食,令大饱,然后绝食。即服二两,二十日后服四两,又二十日服八两。细丸之,以得咽中下为度。第二度服四两为初,二十日又服八两,又二十日服二两。第三度服八两为初,以后二十日服二两,又二十日服四两,合一百八十日[1]药成。自余服三丸将补,不服亦得,常以酥蜜消息美酒一升为佳。又合药须取四时王相,特忌刑杀厌及四激休废等日,大凶。

【注释】

[1] 一百八十日:原作"二百八十日",非。《备急千金要方》卷二十七《茯苓酥方》作"一百八十日",可参。

【白话解】

彭祖松脂方。

松脂五斤,灰汁煮三十遍,浆水煮三十遍,清水煮三十遍　　茯苓五斤,灰汁煮十遍,浆水煮十遍,清水煮十遍　　生天门冬五斤,去心皮,曝干,捣作末　　真牛酥三斤,炼三十遍　　白蜜三斤,煎尽泡沫　　蜡三斤,炼三十遍

以上六味药捣碎过筛,把铜器放在热水上,先在铜器里放入酥,再放入蜡,再放入蜜。等到消融了,再下其他的药,快速搅拌不要停手,一定要非常均匀。之后放入瓷器中密封,不要让它泄气。头一日不进食,服药之前必须吃饱美食,然后绝食。当下服二两,二十日后服四两,又二十日服八两。制成细小的药丸,以能咽下为度。第二度起初服四两,二十日再服八两,又二十日服二两。第三度起初服八两,以后二十日服二两,又二十日服四两,共一百八十日为一疗程。此后服三丸调理补益,不服也可以。经常用酥蜜调和美酒一升为佳。另外合药须取四季中的王相日,特忌刑杀厌及四激休废等日,大凶。

守中方。

白蜡一斤,炼之,凡二升酒为一度,煎却恶物,凡煎五遍　　丹砂四两,细研　　蜜一斤,炼之极净

上三味合丸之如小枣大,初一日服三丸,三日服九丸。如此至九日止。

守中方。

白蜡一斤,炼过,配二升酒为标准,煎去废物,共煎五遍　　丹砂四两,研细　　蜜一斤,炼到非常纯净

上三味药合成如小枣大的丸,第一日服三丸,三日服九丸。这样至第九日停止。

茅山仙人服质多罗方出益州导江县并茂州山中。

此有三种,一者紫花根八月采,二者黄花根亦黄四月采,三者白花九月采。上三种功能一种不别,依法采根,干已捣筛,旦[1]暖一合酒和方寸匕,空腹服之,待药消方食,日一服,不可过之。忌昼日眠睡。三十匕为一剂,一月服。

[1] 旦:原作“且”,据明本改。

茅山仙人服质多罗(全名"波利质多罗树",即印度菩提树)方出自益州导江县和茂州山中。

此树有三种,第一种是紫花根_{八月采},第二种是黄花根亦黄_{四月采},第三种是白花_{九月采}。以上虽是三种,但功能相同没有差别,按常规方法采根,干了之后捣碎过筛,早晨温一合酒调和方寸匕,空腹服用,等到药物吸收之后再进食,一日服一次,不可多服。白天不要睡觉。三十匕为一剂,服一个月。

【原文】

第二方　蜜_{半合}　酥_{半合}。

上二味暖之,和方寸匕服之。一法蜜多酥少,一方以三指撮为定。主疗诸风病,禁猪肉豉等,食之即失药力。

【白话解】

第二方:蜜_{半合}　酥_{半合}。

以上两味药加热,调和方寸匕服用。有一种方法是蜜多酥少,有一种方法是以三个指头捏取为标准。主治各种风病,禁吃猪肉、豉等,吃了就会失去药力。

第三方　取散五两,生胡麻脂三升半投之,微火暖之勿令热。旦接取上油一合,暖,空肚服之。日一服,油尽取滓服之。主偏风半身不遂并诸百病,延年不老。

【白话解】

第三方:取散五两,放入生胡麻油三升半,用微火加热但不要太热。早晨接取上面的油一合,加热,空腹服用。一日一次,油吃后取渣滓服用。主治偏风、半身不遂和各种疾病,可以延年不老。

第四方　暖水一合和三指撮,空腹日一服。主身羸瘦及恶疮癣疥并诸风。

【白话解】

第四方:加热一合水,调和三个手指捏取的散,空腹服用,一日一次。主治身体瘦弱及恶疮癣疥,还有各种风疾。

第五方　暖牛乳一升,和方寸匕服之,日一服。主女人绝产无子,发白更黑。

卷第十二养性

第五方:加热一升牛乳,调和服用方寸匕,一日一次。主治女人不孕,可以使白发变黑发。

【原文】

第六方　暖浓酪浆一合,和方寸匕服之,日一服。主膈上痰饮,水气诸风。

【白话解】

第六方:加热一合浓乳浆,调和方寸匕服用,一日一次。主治膈上痰饮、水气、各种风疾。

【原文】

第七方　以牛尿一合,暖,和方寸匕服之,遣四人搦脚手,令气息通流,主五种癫。若重者从少服,渐加至一匕。若候身作金色,变为少年,颜若桃李,延年益寿。

【白话解】

第七方:用牛尿一合,加热,调和方寸匕服用,让四人按摩手脚,使气息通畅,主治五种癫。如果严重,就从少量开始服,逐渐加到一匕。如果观察到身体呈金色,变为少年,面色若桃李,就可以延年益寿。

上件服药时皆须平旦空腹服之。以静密室中,不得伤风及多语戏笑作务等事。所食桃李粳米及新舂[1]粟,禁一切鱼肉豉陈臭等物,得食乳酪油。其药功说不能尽,久服神仙,八十老人状如少年。若触药发时身体胀满,四肢强直俱赤,脱却衣裳,向火炙身得汗出,瘥。

【注释】

[1]舂:原作"春",据明本改。

【白话解】

以上服药时,都必须在清晨空腹服。在安静的密室中,不要被风吹,不要多语调笑、劳作等。食用桃李、粳米及新舂的粟,禁食一切鱼、肉、豉、陈臭等物,可以吃乳酪油。这种药的功效不能尽言,久服像神仙,八十岁的老人有少年人的样子。如果遇到药性发作,身体胀满,四肢强直,全身赤色,就要脱去衣服,向火炙烤身体,出汗便痊愈。

【原文】

服地黄方。

生地黄五十斤

上一味捣之,以水三升绞取汁,澄去滓,微火上煎减半。即纳好白蜜五升、枣脂一升,搅令相得乃止。每服鸡子大一枚,日三服。令人肥白美色。

服地黄方。

生地黄五十斤

以上一味捣烂,用三升水绞取汁,澄清去掉渣滓,放在微火上煎至减半,接着放入好的白蜜五升、枣脂一升,搅拌使药物均匀为止。每次服用鸡蛋大的一枚,一日服三次。可以使人肥白面色好。

【原文】

又方 生地黄十斤。

上一味细切,以淳酒二斗浸,经三宿,出曝令干。又浸酒中直令酒尽。又取甘草、巴戟天、厚朴、干漆、覆盆子各一斤,各捣下筛和之,饭后酒服方寸匕,日三服,加至二匕。使人老者还少,强力,无病延年。《千金》无甘草。

【白话解】

又方:生地黄十斤。

以上一味药细细切碎,用淳酒二斗浸泡三夜,取出晒干。再浸泡酒中直至酒被吸收尽。又取甘草、巴戟天、厚朴、干漆、覆盆子各一斤,分别捣细过筛混合,饭后用酒送服方寸匕,一日服三次,加至二匕。使人返老还童,强健有力,无病延年。《千金要方》无甘草。

作熟干地黄法　别采地黄,去须叶及细根[1],捣绞取汁,以渍肥者,著甑中,土及[2]米无在以盖其上,蒸之一时出,曝燥,更纳汁中,又蒸之一时,出曝,以汁尽止便干之。亦可直切地黄,蒸之半日,数数以酒洒之,使周匝,至夕出曝干。可捣蜜丸服之。

【注释】

[1] 根:原作"杨",据明本改。

[2] 及:《备急千金要方》卷二十七《作熟干地黄法》作"若"。

【白话解】

作熟干地黄法:另外采地黄,去掉须叶及细根,捣烂绞取汁,用来浸泡肥大的地黄,放入蒸锅中,用土或米盖在上面,蒸两小时取出晒干,再纳放入汁中,又蒸两小时取出晒干,直到汁全部被吸干为止,便晒干它。也可只切开地黄,蒸半天,频频用酒洒,使地黄表面全都被酒淋到,到傍晚取出晒干。可捣烂做成蜜丸服用。

【原文】

种地黄法并造。

先择好肥地黄赤色虚软者,选取好地深耕之,可于腊月预耕冻地弥佳。择肥大地黄根切断,长三四分至一二寸许,一斛可种一亩。二月、三月种之,作畦時相去一尺,生后随后锄壅及数芸之。至九月、十月视其叶小衰乃掘取,一亩得二十许斛。择取大根水净洗,其细根及蔫头尾辈亦洗之。日曝令极燥小胎，乃以刀切长寸余，白茅覆甑下蒸之，密盖上，亦可囊盛土填之，从旦至暮。当日不尽者，明日又择取蒸之。先时已捣其细碎者，取汁于铜器中煎之，可如薄饧，将地黄纳汁中，周匝，出，曝干，又纳之，汁尽止。率百斤生者合得三十斤。取初八月、九月中掘者，其根勿令太老强，蒸则不消尽，有筋脉。初以地黄纳甑中时，先用铜器承其下，以好酒淋洒地黄上，令匝汁后，下器中，取以并和煎汁最佳也。

【白话解】

种地黄法兼加工的方法。

先选择色赤虚软肉质多的地黄，选取好地深耕，能在腊月时提前耕冻地更好。选择肥大的地黄根切断，每段长约三四分至一二寸，一斛可种一亩。二三月种植，地垄之间相距一尺。长出之后锄草培土，并常常除草。到九月、十月，看到叶子稍微衰败就挖出来，一亩地可收二十多斛。挑选大根，用水洗净，那些细根和剪掉的头尾也要洗。日晒令其非常干燥且稍微皱缩，然后用竹刀切成一寸多长的小段，用白茅覆盖在蒸锅里面蒸，上面盖严实，也可用袋子装土将蒸锅填满，从早蒸到晚。当天蒸不完的，次日再拣取接着蒸。先前已捣碎的那些地黄，取汁置于铜器中煎，可以煎出像薄薄的糖浆一样的汁，这时将地黄放入汁中，待地黄全部裹上汁后取出，晒干，再放进去，直到汁尽为止。大概一百斤生地黄可得三十斤。选择八月、九月中挖取的地黄，其根不至于太老硬，否则大火蒸也会蒸不烂，有筋脉。开始将地黄放入蒸锅中时，先用铜器承接在蒸锅的下面，用好酒浇淋到地黄上，全部地黄表面都被酒淋到后，放入铜器中，取来和细根煎的汁一起煎最好了。

王乔轻身方。

茯苓一斤　桂心一斤

上二味捣筛,炼蜜和,酒服如鸡子黄许大,一服三丸,日一服。

【白话解】

王乔(即王子乔,传说中的仙人)轻身方。

茯苓一斤　桂心一斤

以上两味药捣碎过筛,用炼制过的蜜调和,用酒送服如鸡蛋黄大,每次服三丸,每日一次。

【原文】

不老延年方。

雷丸　防风　柏子仁

上三味等分,捣筛为散,酒服方寸匕,日三。六十以上人亦可服二匕,久服延年益精补脑,年未六十太盛勿服。

【白话解】

不老延年方。

雷丸　防风　柏子仁

以上三味药等份,捣碎过筛做成散,用酒送服方寸匕,每日三次。六十岁以上的人也可服二匕,长期服用可以延年益精补脑,年未满六十的气太盛不要服用。

饵黄精法　取黄精,以竹刀剔去皮,自仰卧生服之,尽饱为度,则不头痛。若坐服则必头痛难忍。少食盐及一切咸物佳。

【白话解】

饵黄精法:取黄精用竹刀剔去皮,自然仰卧服用生的,以饱为度,则不会头痛。如果坐着服用必定会头痛难忍。少食盐及一切咸的食物为好。

饵术方　取生术削去皮,炭火急炙令热,空肚饱食之,全无药气,可以当食,不假山粮,得饮水,神仙,秘之勿传。

【白话解】

饵术方:取生术削去皮,用炭火快速炙烤令热,空肚吃到饱,完全没有药气,可以当成食物来吃,不用借助山粮,只要饮水就行,此法非常有效,秘而不传。

服齐州长石法　主羸瘦不能食,疗百病方。

马牙石一名乳石,一名牛脑石,本草名长石

上取黄白明净无瑕颗者，捣，密绢下，勿令极筛，恐太粗。以一石米合纳一石水中，于铜器中极搅令浊。澄少时，接取上汁如清浆水色，置一大器中澄如水色，去水，纳滓于白练袋中盛，经一宿，沥却水如造烟脂法，出，日中曝令干。仍白练袋盛之，其袋每一如掌许大，厚薄亦可，于三斗[1]米下蒸之再遍，曝干，以手挼之，令众手研之即成，擎出。每以酒服一大匙，日三服，即觉患瘥。若觉触，以米汁煮滓石一鸡子大，煮三沸，去滓顿服之。夏月不能服散者，服汤亦佳。石出齐州历城县。药疗气，痰饮，不下食，百病赢瘦皆瘥。

【注释】
　　[1] 三斗："斗"字下原衍"斗"字，据明本删。

【白话解】
　　服齐州长石法是主身体瘦弱不能食，治疗百病的方。
　　马牙石（马牙硝）一名乳石，一名牛脑石，本草名长石
　　取黄白明净没有瑕疵的，捣碎用密绢过筛，不要多筛，恐粗的漏下。将一石米和一石水放入铜器中，用力把水搅浑。澄清一会儿，接取上面如清浆水色的汁，放置在一个大器皿中澄清，等到澄如水色，去掉水，将渣滓装入白绢袋中，经过一夜，将水沥去，和造胭脂法一样，取出，白天晒干。再用白绢袋装起来，每个袋子如手掌大，厚薄都可以。在三斗米下蒸两遍，晒干，用手揉搓，让大家一起研磨就做成了，托出。每次用酒送服一大匙，一日服三次，便觉疾病痊愈了。如果觉得不舒服，用米汁煮如鸡蛋大的滓石，煮沸三次，去掉渣滓，一顿服完。夏季不能服散的人，煎成汤服用也可以。马牙石出自齐州历城县。此药可调理气机，治疗痰饮、噎食，百病瘦弱都能治愈。

服杏仁法　主损心吐血,因即虚热,心风,健忘,无所记忆,不能食,食则呕吐,身心战掉,萎黄羸瘦,进服补药入腹呕吐并尽,不服余药,还吐至死,乃得此方,服一剂即瘥,第二剂色即如初也。

杏仁一升,去尖皮及两仁者,熬令色黄,末之　茯苓一斤,末之　人参五两,末之　酥二斤　蜜一升半

上五味纳铜器中微火煎,先下蜜,次下杏仁,次下酥,次下茯苓,次下人参,调令均和,则纳于瓷器中。空肚服之一合,稍稍加之,以利为度,日再服。忌鱼肉。

服杏仁法主治心脏受损吐血,及因此导致的虚热、心风、健忘、失忆,不能进食,吃完就吐,身心颤抖,萎黄瘦弱,进服补药入腹就全部吐出,也不能服用其他的药,呕吐得快要死去,如果得到此方,服完一剂就会病愈,服完第二剂面色就会恢复原样。

杏仁一升,去掉尖皮及两仁的,炒到颜色变黄,研成末　茯苓一斤,研成末　人参五两,研成末　酥二斤　蜜一升半

以上五味药放入铜器中用微火煎,先下蜜,再下杏仁,再下酥,再下茯苓,再下人参,调和均匀,然后放入瓷器中。空肚服一合,渐渐增加,以大便通利为标准,一日服二次。忌鱼肉。

有因读诵思义,坐禅及为外物惊恐,狂走失心方。

酥二两　薤白一握,切

上二味，捣薤千杵，温酥和搅，以酒一盏服之，至三七日服之佳。得食枸杞菜羹薤白。亦得作羹。服讫而仰卧，至食时乃可食也。忌面。得力者非一。

治因读诵揣摩文意，坐禅（闭目端坐，凝志静修）及受外物惊吓，而导致狂走失心的方。

酥二两　薤白一握，切

以上两味药，捣薤白千杵，加热酥一起搅和，用一盏酒送服，连续服用二十一日为佳。可以食用枸杞、菜羹、薤白。也可以做成羹服用。服完后仰卧，到进食时间才可以再吃。忌面食。服用后效果好的人不少。

【原文】

镇心丸　主损心不能言语，心下悬急苦痛，举动不安，数数口中腥，客热心中，百病方。

防风五分　人参五分　龙齿五分　芎䓖一两　铁精一两　当归一两干地黄五分　黄芪一两　麦门冬五分，去心　柏子仁一两　桂心一两远志五分，去心　白鲜皮三分　白术五分　雄黄一两，研　菖蒲一两　茯苓一两　桔梗一两　干姜五分　光明砂一两，研　钟乳半两，研

上二十一味捣筛，炼蜜和，饮服梧子大五丸，渐加至十五丸，日二服，稍加至三十丸。慎腥臭等，常宜小进食为佳，宜吃酥乳，倍日将息。先须服汤，汤方如下：

玄参三两　干地黄三两　黄芪三两　地骨皮三两　苁蓉三两　丹参五两　牛膝三两　五味子三两　麦门冬三两，去心　杏仁二两，去皮尖细辛三两　磁石五两　生姜三两，切　茯苓三两　橘皮二两　韭子半升

柴胡二两，去苗

上一十七味哎咀，以水三斗煮取三升，分为三服，后三日乃更进丸。时时食后服。服讫即仰卧少时，即左右卧及数转动。须腰底安物令高，亦不得过久，斟酌得所。不得劳役身心气力。服药时干食即且停一日，食讫用两三口浆水饮压之。服药时有异状貌起，勿怪之。服丸后二日风动，药气冲头，两眼赤痛。久而不瘥者，依状疗之。法取枣根直入地二尺者白皮一握，水一升煮取半升，一服即愈。

【白话解】

镇心丸是主治心脏受损，不能言语，心下紧缩疼痛，举止不安，经常口中腥，心口发热，各种疾病的方。

防风五分　人参五分　龙齿五分　芎䓖一两　铁精一两　当归一两　干地黄五分　黄芪一两　麦门冬五分，去心　柏子仁一两　桂心一两　远志五分，去心　白鲜皮三分　白术五分　雄黄一两，研　菖蒲一两　茯苓一两　桔梗一两　干姜五分　光明砂一两，研　钟乳半两，研

以上二十一味药捣碎过筛，用炼制过的蜜调和为丸，用水送服如梧桐子大的五丸，渐渐加至十五丸，一日服二次，渐渐加至三十丸。忌食腥臭之物，最好进食时少吃，宜吃酥乳，特别注意多调养休息。在此之前须先服汤，汤方如下：

玄参三两　干地黄三两　黄芪三两　地骨皮三两　苁蓉三两　丹参五两　牛膝三两　五味子三两　麦门冬三两，去心　杏仁二两，去皮尖　细辛三两　磁石五两　生姜三两，切　茯苓三两　橘皮二两　韭子半升　柴胡二两，去苗

以上十七味药切细，加水三斗煮成三升，分为三次服用，过三日后再服药丸。经常食后服用。服后即仰卧片刻，然后左右卧多多转身。腰部需要放置物品垫高，也不可以躺太久，适当斟酌。不要劳神伤体。服药时一日之内不要吃干食，服药后用两三口浆水饮压。在服用药物过程中有异状出现，不要惊讶。服药丸后两日体内风动，药气上冲头部，两眼赤痛。时间长不能痊愈的，根据症状治疗。方法是取入地二尺的枣根白皮一把，加水一升煮成半升，一服即愈。

五参丸　主治心虚热，不能饮食，食即呕逆，不欲闻人语方。

人参一两　苦参一两半　沙参一两　丹参三分　玄参半两

上五味捣筛，炼蜜和为丸。食讫饮服十丸如梧子大，日二，渐加至二十丸。

【白话解】

五参丸是主治心虚热，不能饮食，吃了就呕吐呃逆，不想听人说话的方。

人参一两　苦参一两半　沙参一两　丹参三分　玄参半两

以上五味药捣碎过筛，用炼制过的蜜调和为丸。饭后用水送服如梧桐子大的十丸，一日两次，渐加至二十丸。

治损心吐血方。

芎劳二两　葱白二两　生姜二两，切　油五合　椒二合，汗　桂心一两

豉三合　白粳米四合

上八味㕮咀，芎桂二味，以水四升煮取二升，纳米油，又煎取一升，去滓，顿服。慎面。

【白话解】

治损心吐血方。

芎劳二两　葱白二两　生姜二两，切　油五合　椒二合，汗　桂心一两

豉三合　白粳米四合

以上八味药切细，芎藭、桂心二味，用水四升煮成二升，放入米油，又煎成一升，去掉渣滓，一次服完。忌面食。

【原文】

服菖蒲方　二月八日采取肥实白色节间可容指者，多取阴干，去毛距，择吉日捣筛百日，一两为一剂。以药四分、蜜一分半，酥和如稠糜，柔弱[1]令极匀，纳瓷器中，密封口，埋谷聚中一百日。欲服此药，须先服泻药，吐利讫，取王相日旦空肚服一两，含而咽之，有力能消，渐加至三二两。服药至辰巳间药消讫，可食粳米乳糜，更不得吃饮食，若渴，惟得饮少许熟汤。每日止一服药，一顿食。若直治病，瘥止；若欲延年益寿，求聪明益智者，宜须勤久服之。修合服食，须在静室中，勿喜出入及昼睡，一生须忌羊肉熟葵。又主癫癖，咳逆上气，痔漏病，最良。又令人肤体肥充，老者光泽，发白更黑，面不皱，身轻目明，行疾如风，填骨髓，益精气，服一剂寿百岁。天竺摩揭陀国王舍城邑陀寺三藏法师跋摩米帝以大业八年与突厥使主，至武德六年七月二十三日为洛州大德护法师净土寺主矩师笔译出。

【注释】

[1] 柔弱：明本作"揉搦"。

【白话解】

服菖蒲方：二月八日采摘肥实、白色、节间像手指那么粗的菖蒲，多多采摘阴干，去除须根，选择好日子捣烂过筛百日，一两为一剂。按药四分、蜜一分半，用酥调和如稠粥，按揉得非常均匀，放入瓷器中，将口密封，埋进谷堆中一百日。想服此药,须先服泻药,吐泻完毕然后选择吉日在早晨空腹服一两,含而咽之,有能力消化的,渐渐加至二三两。服药至辰时(上午 7 点至 9 点)巳时(上午 9 点至 11 点)间,药已消化完,可以进食粳米乳酪,不可以吃别的食物,如果口渴,只可以喝少量开水。每日只服一次,一次服完。如果只是治病,病好了就可以停止服药,如果想要延年益寿、聪明益智的,应该长期服用。修制药物以及服食药物,须在清净的房间中,不要频繁出入以及白天睡觉,一生须忌食羊肉熟葵。又可治癥癖、气机上逆咳喘、痔病漏病,效果最好。又令人身体肥硕健壮,老人肌肤有光泽,白发变黑,面无皱纹,身轻目明,健步如飞,能填骨髓,益精气,服一剂可活百岁。以上药方由天竺摩揭陀国(古印度国名)王舍城邑陀寺的三藏法师跋摩米帝,在大业八年(公元 612 年,大业为隋炀帝杨广年号)给予突厥使主,至武德六年(公元 623 年,武德为唐高祖李渊年号)七月二十三日,由洛州大德护法师净土寺主矩师笔译出。

养老大例第三

【原文】

论曰:人之在生,多诸难遘,兼少年之时,乐游驰骋,情敦放逸,不至于道,倏然白首,方悟虚生,终无所益。年至耳顺之秋,乃希[1]餐饵,然将欲颐性,莫测据依。追思服食于此二篇中求之,能庶几于道,足以延龄矣。语云:人年老有疾者不疗,斯言失矣。缅寻圣人之意,本为老人设方,何则?年少则阳气猛盛,食者皆甘,不假医药,悉得肥壮,至于年迈,气力稍微,非药不救。譬之新宅之与故舍,断可知矣。

[1]希:同"稀",少。

【白话解】

有言道:人生在世,会遭遇许多困难,加上少年时代,喜欢到处玩乐,崇尚放纵情怀,不涉足养生之道,等到忽然白了头发,才醒悟虚度了此生,最终没有什么收益。到了六十岁,才少量服食药物,然而想要养生,却不懂得依据什么方法。想服食药物的人探究这两篇,差不多能了解养生之道,足够借此延年益寿了。俗话说:人年纪大了有病不必治疗,这种说法是错误的。遥想圣人的养生之意,本来就是为老人设置的方药,为什么呢?因为年少时阳气极其旺盛,吃什么都好,不借助医药,都可以健壮,等到年迈时,气力渐渐衰微,非药物不能补救。就好比新房子和老房子的区别,一定可以知晓。

【原文】

论曰:人年五十以上,阳气日衰,损与日至,心力渐退,忘前失后,兴居怠堕,计授皆不称心,视听不稳,多退少进,日月不等,万事零落,心无聊赖,健忘嗔怒,情性变异,食饮无味,寝处不安。子孙不能识其情,惟云大人老来恶性,不可咨谏。是以为孝之道,常须慎护其事,每起速称其所须,不得令其意负不快。故曰:为人子者,不植见落之木。《淮南子》曰:木叶落,长年悲。夫栽植卉木,尚有避忌,况俯仰之间,安得轻脱乎。

【白话解】

有言道:人到了五十岁以上,阳气一天天衰减,身体一天天受损,心力渐渐消退,忘这忘那,起居懒散,什么都不合心意,视力听力下降,觉得来日不多,事事无成,心中没有寄托,健忘易怒,性情改变,饮食没有滋味,坐卧不安。子孙们无法理解他们的心情,只是说老人年纪大了脾气不好,规劝不了。所以尽孝道,就是要常常谨慎护理老人,每当老人说有需要,就要立刻满足他们,不要让他们不开心。所以说:作为子女,不种快要凋零的树木。《淮南子》说:树叶凋落,老人看了会悲伤。连栽种花卉树木都有所避忌,何况行为举动,哪能轻佻呢?

【原文】

论曰:人年五十以去,皆大便不利,或常苦下痢,有斯二疾,常须预防。若秘涩,则宜数食葵菜等冷滑之物;如其下痢,宜与姜韭温热之菜。所以老人于四时之中,常宜温食,不得轻之。老人之性,必恃其老,无有藉在,率多骄恣,不循轨度,忽有所好,即须称情。既晓此术,当宜常预慎之。故养老之要,耳无妄听,口无妄言,身无妄动,心无妄念,此皆有益老人也。又当爱情,每有诵念,无令耳闻,此为要妙耳。又老人之道,常念善无念恶,常念生无念杀,常念信无念欺。养老之道,无作博戏,强用气力,无举重,无疾行,无喜怒,无极视,无极听,无大用意,无大思虑,无吁嗟,无叫唤,无吟吃,无歌啸,无啼啼,无悲愁,无哀恸,无庆吊,无接对宾客,无预局席,无饮兴。能如此者,可无病长寿,斯必不惑也。又常避大风大雨,大寒大暑,大露霜霰雪,旋风恶气,能不触冒者,是大吉祥也。凡所居之室,必须大周密,无致风隙也。夫善养老者,非其书勿读,非其声勿听,非其务勿行,非其食勿食。非其食者,所谓猪豚鸡鱼蒜鲙生肉生菜白酒大醋大咸也,常学淡食。至如黄米小豆,此等非老者所宜食,故必忌之。常宜轻清甜淡之物,大小麦面粳米等为佳。又忌强用力咬啮坚硬脯肉,反致折齿破龈之弊。人凡常不饥不饱,不寒不热,善。行住、坐卧、言谈、语笑、寝食,造次之间,能行不妄失者,则可延年益寿矣。

【白话解】

有言道:人到了五十岁以后,都会大便不通利,或者常患腹泻,这两种疾病需要常常预防。如果便秘,就适宜多吃葵菜之类冷滑的食物;如果腹泻,适合吃生姜、韭菜之类温热的食物。所以老人一年四季都应当吃温的食物,不能轻视这一点。老人的性情,一定会仗着自己年老,无所顾忌,大多任性,不循规矩,突然有喜欢的,就必须要立刻满足。既然知道养生之术,就应该常常预先当心。所以养老的要点,在于耳不要乱听,口不要乱说,身不要乱动,心不要乱想,这些都对老人有好处。还应该照顾到情绪,每当有抱怨、唠叨的话,都不要去听,这点非常重要。另外老人的养生之道,要常想着善不要想着恶;常想着爱惜生命,不要想着杀害生命;常想着诚信,不要想着欺骗。养老的方法,在于不要赌博,不勉强用力,不要举重物,不要走太快,不要过喜过怒,不要用眼极力看,不要用耳极力听,不要对事情太用心,不要过度思虑,不要长吁短叹,不要高声叫喊,不要低声吟笑,不要歌吟长啸,不要放声啼哭,不要悲伤忧愁,不要哀恸,不要庆贺吊唁,不要大宴宾客,不要参加宴席,不要饮酒尽兴。能做到这样的人,可以健康长寿,这一点是毋庸置疑的。还要经常避开大风大雨、严寒酷暑、霜露霰雪、旋风等恶劣天气,能不触犯的人,就会大吉大利。凡是居住的房屋必须要非常严密,不会让风气从缝隙中吹入。善于养老的人,懂得不适合他的书不读,不适合他的声音不听,不是适合他的事情不做,不是适合他的食物不吃。不适合他的食物,是指猪、鸡、鱼、蒜、细细切碎的鱼肉、生肉、生菜、白酒、非常酸非常咸的食物,常常要学着清淡饮食。至于像黄米、小豆,这类不适合老人吃的食物,一定要忌口。老年人适合常吃轻清甜淡的食物,大麦小麦磨的面粉、粳米等为好。另外忌用力撕咬坚硬的肉干,否则会招来折断牙齿损伤牙龈的弊害。人平常能饥饱适中,寒热适中,就很好。一举一动、起居、言谈、睡眠、饮食等方面,仓猝之间也能行为不失常的,就可以延年益寿了。

养老食疗第四

论曰：卫汜称扁鹊云：安身之本，必须于食；救疾之道，惟在于药。不知食宜者，不足以全生；不明药性者，不能以除病。故食能排邪而安脏腑，药能恬神养性以资血气[1]。故为人子者，不可不知此二事。是故君父有疾，期先命食以疗之。食疗不愈，然后命药。故孝子须深知食药二性，其方在《千金方》第二十六卷中。

【注释】

[1] 血气：原作"四气"，据明本改。

【白话解】

有言道：卫汜（疑为卫汛）称扁鹊说：安身的根本，在于饮食；治疗疾病的方法，在于药物。不知道合理饮食的人，不能够用食物保全生命；不了解药性的人，不能够用药物祛除疾病。所以食物能够祛邪而使脏腑安定，药物能安神养性而滋补血气。因此为人子女，不可以不知道这两点。所以老人如果有病，希望可以先用食物来治疗，食疗无法治愈的，再用药物。所以孝子必须熟知食物、药物的性能，食疗方、药方在《千金要方》第二十六卷中。

论曰：人子养老之道，虽有水陆百品珍馐，每食必忌于杂，杂则五味相挠，食之不已，为人作患。是以食唵[1]鲜肴，务令简少。饮食当令节俭，若贪味伤多，老人肠胃皮薄，多则不消，彭亨短气，必致霍乱。夏至以后，秋分以前，勿进肥浓羹臛酥油酪等，则无他矣。夫老人所以多疾者，皆由少时春夏取凉过多，饮食太冷，故其鱼脍生菜生肉腥冷物多损于人，宜常断之。惟乳酪酥蜜常宜温而食之，此大利益老年。虽然，卒多食之，亦令人腹胀泄痢，渐渐食之。

【注释】

[1] 唵：原作"敢"，据文义改。

【白话解】

有言道：子女奉养老人的方法是，即使有山珍海味美味佳肴，每次进餐食物都不要太杂，太杂就会五味相冲，经常这样吃，就会使人生病。所以吃美味佳肴，务必从简从少。饮食应该有节制，如果贪图美味吃得过多，老人肠胃功能较弱，吃多了就会不消化，腹胀气短，必然导致上吐下泻。夏至之后秋分之前这段时间，不要吃肥腻肉羹酥油乳酪等食物，就不容易生病了。老人之所以多病，都是年少时春夏贪凉，饮食太冷的缘故，因为那些细细切碎的鱼肉、生菜、生肉、腥冷的食物大多对人有害，应该少吃。像乳酪酥蜜之类常常适合加热之后吃，这对老年人是大有裨益的。尽管如此，如果一次吃太多，也会使人腹胀腹泻，所以应当每次吃少量。

论曰: 非但老人须知服食将息节度, 极须知调身按摩, 摇动肢节, 导引行气。行气之道, 礼拜一日勿住, 不得安于其处以致壅滞。故流水不腐, 户枢不蠹, 义在斯矣。能知此者, 可得一二百年。故曰: 安者非安, 能安在于虑亡; 乐者非乐, 能乐在于虑殃。所以老人不得杀生取肉以自养也。

【白话解】

有言道: 老人不仅要知道饮食起居调养休息的规则, 还非常有必要知道调理按摩, 活动身体, 导引行气的方法。行气的方法, 应该像拜神一样一日都不停, 不能待着不动导致气机滞塞不通。所以说流动的水不会腐臭, 经常转动的门轴不会被虫蛀, 意义就在这里啊。能够了解这点的人, 可以长寿。所以说: 平安或不平安, 在于安于平安的人会提前考虑到死亡; 快乐或不快乐, 在于满足于快乐的人会有忧患意识。所以老人不可以杀生吃肉来调养自己。

耆婆汤 主大虚冷风羸弱, 无颜色方。一云酥蜜汤。

酥一斤,炼 生姜一合,切 薤白三握,炙令黄 酒二斤 白蜜一斤,炼 油一升 椒一合,汗 胡麻仁一升 橙叶一握,炙令黄 豉一升 糖一升

上一十一味, 先以酒渍豉一宿, 去滓, 纳糖蜜油酥于铜器中, 煮令匀沸, 次纳薤姜, 煮令熟, 次下椒橙叶胡麻煮沸, 下二升豉汁, 又煮一沸, 出, 纳瓷器中密封。空腹吞一合, 如人行十里更一服, 冷者加椒。

【白话解】

耆婆（印度古代神医）汤是主治非常虚冷怕风羸弱，面色不佳的方。一云酥蜜汤。

酥一斤，炼　生姜一合，切　薤白三握，炙令黄　酒二斤　白蜜一斤，炼　油一升　椒一合，汗　胡麻仁一升　橙叶一握，炙令黄　豉一升　糖一升

以上十一味药，先用酒浸泡豉一夜，去掉渣滓，把糖、蜜、油、酥放入铜器中，煮到均匀沸腾，接着放入薤、姜，煮熟，再下椒、橙叶、胡麻煮沸，放入二升豉汁，再煮沸一次取出，放入瓷器中密封。空腹吞一合，隔人走十里路那么长的时间再服一次，怕冷的人加大椒的量。

【原文】

服乌麻方　纯黑乌麻及黪檀色者任多少，与水拌令润，勿使太湿，蒸令气遍即下，曝干再蒸，往返九蒸九曝讫，捣去皮作末。空肚水若酒服二方寸匕，日二服，渐渐不饥绝谷。久服百病不生，常服延年不老，耐寒暑。

【白话解】

服乌麻方：乌麻纯黑及檀香色的不拘多少，与水搅拌使之湿润，不要太湿，然后拿去蒸，蒸汽充满了就拿出，晒干再蒸，反复九蒸九晒后，捣去皮制成末。空腹用水或酒送服二方寸匕，一日服二次，渐渐不感到饥饿，不吃五谷。久服百病不生，常服延年不老，耐受寒热。

蜜饵　主补虚羸瘦乏气力方。

白蜜二升　腊月猪肪脂一升　胡麻油半升　干地黄末一升

上四味合和，以铜器重釜煎令可丸，下之。服如梧桐子三丸，日三，稍加，以知为度，久服肥充益寿。

【白话解】

蜜饵是主补虚弱、瘦弱缺乏气力的方。

白蜜二升　腊月猪肪脂一升　胡麻油半升　干地黄末一升

以上四味药一起调和，放入铜器中，再放到锅里煮，到可以制成丸的程度取出。服用如梧桐子大的三丸，一日三次，逐渐增加，以有疗效为度，久服能肥硕健壮益寿。

服牛乳补虚破气方。

牛乳三升　荜茇半两，末之，绵裹

上二味，铜器中取三升水，和乳合煎取三升，空肚顿服之，日一，二七日除一切气。慎面猪鱼鸡蒜生冷。张澹云：波斯国及大秦甚重此法，谓之悖散汤。

【白话解】

服牛乳补虚破气方。

牛乳三升　荜茇半两，研成末，用棉纱包裹

以上两味药放入铜器中,取三升水,和牛乳调和,煎成三升,空腹一次服下,一日一次,十四日后可消除一切胀气。忌面、猪、鱼、鸡、蒜、生冷之物。张澹说:波斯国(今伊朗)及大秦(古时称罗马帝国)特别注重这个方法,称之为悖散汤。

【原文】

猪肚补虚羸乏气力方。

肥大猪肚一具,洗如食法　人参五两　椒一两,汗　干姜一两半　葱白七两,细切　粳米半升,熟煮

上六味下筛合和相得,纳猪肚中缝合,勿令泄气,以水一斗半微火煮令烂熟,空腹食之,兼少与饭,一顿令尽,可服四五剂,极良。

【白话解】

猪肚补虚羸乏气力方。

肥大猪肚一具,像食用的方法清洗　人参五两　椒一两,汗　干姜一两半　葱白七两,细细切碎　粳米半升,熟煮

以上六味过筛混合搅拌均匀,放入猪肚中缝合,不要漏气,用水一斗半微火煮至烂熟,空腹食用,配少点饭,一顿吃完,可服四五剂,效果极佳。

论曰:牛乳性平,补血脉,益心,长肌肉,令人身体康强润泽,面目光悦,志气不衰。故为人子者,须供之以为常食,一日勿缺,常使恣意充足为度也。此物胜肉远矣。

【白话解】

有言道:牛乳性平,补血脉,益心,长肌肉,令人身体健康强壮润泽,面部润泽气色好,精神不衰。所以做人子女的,应该供应牛乳作为平常饮食,一日也不要缺少,使父母可以任意喝饱为准。牛乳远比肉类要好。

【原文】

服牛乳方。

钟乳一斤,上者,细研之如粉　人参三两　甘草五两,炙　干地黄三两黄芪三两　杜仲三两,炙　苁蓉六两　茯苓五两　麦门冬四两,去心　薯蓣六两　石斛二两

上一十一味捣筛为散,以水五升先煮粟米七升为粥[1],纳散七两搅令匀,和少冷水,牛渴饮之令足,不足更饮水,日一。余时患渴,可饮清水。平旦取牛乳服之,生熟任意。牛须三岁以上七岁以下,纯黄色者为上,余色者为下。其乳常令犊子饮之,若犊子不饮者,其乳动气,不堪服也。其乳牛净洁养之,洗刷饮饲,须如法用心看之。慎蒜猪鱼生冷陈臭等物。

【注释】

[1] 以水五升先煮粟采七升为粥：此句前"升"字疑为"斗"之讹，"采"疑为"米"之讹。

【白话解】

服牛乳方。

钟乳一斤,质量好的,细研成粉　人参三两　甘草五两,炙　干地黄三两　黄芪三两　杜仲三两,炙　苁蓉六两　茯苓五两　麦门冬四两,去心　薯蓣六两　石斛二两

以上十一味药,捣碎过筛做成散,先用五斗水和七升粟米煮成粥,放入七两散搅拌均匀,加少量冷水调和,牛渴了让它喝足,不够再饮水,一日一次。其他时间口渴,可以饮清水。清晨取牛乳来喝,生熟任意。牛须三岁以上、七岁以下,纯黄色的为上等,其他颜色的为下等。这些牛乳常让牛犊来饮,如果牛犊不饮,说明这些牛乳动气,不可服用。那些乳牛要饲养得干干净净,洗刷饮饲都要按照适宜的方法,用心照管。忌蒜、猪、鱼、生冷、陈臭等食物。

【原文】

有人频遭重病,虚羸不可平复,以此方补之甚效,其方如下：

生枸杞根细切,一大斗,以水一大石煮取六斗五升,澄清　白羊骨一具

上二味合之,微火煎取五大升,温酒服之,五日令尽,不是小小补益。一方单用枸杞根。慎生冷醋滑油腻七日。

【白话解】

有人频遭重病,虚弱不能恢复健康,用此方补身体很有效,其方如下：

生枸杞根细细切碎，一大斗，用水一大石煮成六斗五升，澄清　白羊骨一具

以上两味混合，用微火煎成五大升，用温酒送服，五日内服完，大补。有一方单用枸杞根。忌生冷、酸滑、油腻之物七日。

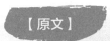

补五劳七伤虚损方。

白羊头蹄一具，以草火烧令黄赤，以净绵急塞鼻　　胡椒一两　　荜茇一两　干姜一两　　葱白一升，切　　香豉二升

上六味，先以水煮羊头蹄骨半熟，纳药更煮令大烂，去骨，空腹适性食之，日食一具，满七具止。禁生冷铅丹瓜果肥腻及诸杂肉湿面白酒粘食大蒜一切畜血，仍慎食大醋滑五辛陈臭猪鸡鱼油等七日。

【白话解】

补五劳七伤虚损方。

白羊头蹄一具，用草火烧至黄赤，用干净的棉纱紧紧塞住鼻孔　　胡椒一两　　荜茇一两　　干姜一两　　葱白一升，切　　香豉二升

以上六味，先用水煮羊头蹄骨至半熟，放入药后再煮，煮到非常烂，剔去骨头，空腹随性食用，每日食用一具，满七具停止。禁生冷、铅丹、瓜果、肥腻及各种杂肉、湿面、白酒、黏食、大蒜、一切动物的血，还要不吃酸滑、五辛、陈臭之物及猪、鸡、鱼、油等物七日。

疗大虚羸困极方。

取不中水猪肪一大升,纳葱白一茎,煎令葱黄止,候冷暖如人体,空腹平旦顿服之令尽,暖盖覆卧,至日晡后乃食白粥稠糜,过三日后服补药,其方如下:

羊肝一具,细切　羊脊骨膈肉[1]一条,细切　曲末半升　枸杞根十斤,切,以水三大斗煮取一大斗,去滓

上四味合和,下葱白豉汁调和羹法,煎之如稠糖,空腹饱食之,三服。时慎食如上。

【注释】

[1]膈(yín)肉:夹脊肉。

【白话解】

治疗非常虚弱疲困的方。

取未沾水的猪肪一大升,放入葱白一根,煎到葱发黄为止,待冷却到如人体的温度,空腹清晨一次服完。盖暖躺下,到申时(下午3点至5点)才食白粥稠粥,过三日再服补药,其方如下:

羊肝一具,细细切碎　羊脊骨夹脊肉一条,切细　曲末半升　枸杞根十斤,切细,用水三大斗煮成一大斗,去掉渣滓

以上四味混合调和,放入葱白、豉汁调和成羹,煎成如稠糖状,空腹吃到饱,服用三次。服用时忌吃的食物同上。

补虚劳方。

羊肝肚肾心肺一具,以热汤洗肚,余细切之　胡椒一两　荜茇一两　豉
心半升　葱白两握,去心,切　犁牛酥一两

上六味合和,以水六升缓火煎取三升,去滓,和羊肝等并汁皆纳
羊肚中,以绳急系肚口,更别用一绢袋,稍小于羊肚,盛肚煮之。若熟
乘热出,以刀子并绢袋刺作孔,沥取汁,空肚顿服令尽,余任意分作食
之。若无羊五脏,羊骨亦可用之。其方如下:

羊骨两具,碎之

上以水一大石微火煎取三斗,依食法任性作羹粥面食。

【白话解】

补虚劳方。

羊肝肚肾心肺一具,用热水洗肚,其余的切细　胡椒一两　荜茇一两　豉心
半升　葱白两握,去心,切　犁牛酥一两

以上六味(不包含羊肚)混合调和,用水六升以缓火煎成三升,去掉
渣滓,和羊肝等及汁液全部放入羊肚中,用绳紧紧将肚口系住,再另外用
一个绢袋,稍小于羊肚,将羊肚装进去煮。待熟乘热捞出,将羊肚连同绢
袋用刀子刺破作孔,沥出汁,空腹一次服尽,其余的任意分餐食用。如没
有羊五脏,羊骨也可以用,其方如下:

羊骨两具,碎之

以上用水一大石,微火煎成三斗,按照饮食烹饪之法随意做成羹粥
面食。

不食肉人油面补大虚劳方。

生胡麻油一升　浙粳米泔清一升

上二味微火煎尽泔清乃止，出贮之，取三合，盐汁七合，先以盐汁和油令相得，溲面一斤，如常法作馎饦，煮五六沸出，置冷水中，更漉出盘上令干，乃更一叶叶掷沸汤中，煮取如常法，十度煮之，面熟[1]乃尽，以油作臛浇之，任饱食。

【注释】

[1] 熟：原作"热"，据明本改。

【白话解】

不吃肉的人油面补大虚劳方。

生胡麻油一升　浙粳米泔清一升

以上两味，微火煎至泔清尽为止，取出贮藏，取三合，盐汁七合，先将盐汁与油调和均匀，用来拌和面粉一斤，像平常的方法一样做成面片，煮沸五六次后捞出，置冷水中，再滤出水放在盘上晾干，然后再一片片掷入沸水中，像平常那样煮，煮十次，面熟之后，用油做浇头浇淋在面片上，任意吃饱。

【原文】

乌麻脂　主百病虚劳，久服耐寒暑方。

乌麻油一升　薤白三升

上二味,微火煎薤白令黄,去滓,酒服一合,百日充肥,二百日老者更少,三百日诸病悉愈。

【白话解】

乌麻脂是主百病虚劳,长期服用能耐寒暑的方。

乌麻油一升　薤白三升

以上两味,微火煎薤白令其变黄,去掉渣滓,用酒送服一合,百日后身体健硕丰满,二百日后返老还童,三百日后各种病都痊愈。

【原文】

服石英乳方。

白石英十五两,捣石如米粒,以绵裹密帛盛

上一味,取牛乳三升、水三升煎取三升,顿服之,日一度。可二十遍煮乃一易之。捣筛,以酒三升渍二七日服之。常令酒气相接,勿至于醉,以补人虚劳,更无以加也,有力能多服一二年弥益。凡老人旧患眼暗者,勿以酒服药,当用饮下之。目暗者,能终不与酒蒜,即无所畏耳。

【白话解】

服石英乳方。

白石英十五两,捣成米粒大,用棉纱裹住密帛装好

以上一味,用牛乳三升、水三升煎成三升,一次服完,一日一次。可煮二十遍换一次白石英。白石英捣碎过筛,用酒三升浸泡十四日后服用。常常喝一点酒令酒气相接,又不至于醉,以补人虚劳,效果好到没有别的能超过它了,有条件的人多服一两年更有好处。凡是以前患眼视物不清的老人,不要用酒服药,应当用水送服。视物不清的人,如能始终不食酒蒜,就没什么害怕的了。

论曰:上编皆是食疗而不愈,然后命药,药食两攻,则病无逃矣。其服饵如下。

大黄芪丸 主人虚劳百病,夫人体虚多受劳,黄芪至补劳,是以人常宜将服之方。

黄芪 柏子仁 天门冬去心 白术 干地黄 远志去心 泽泻 薯蓣 甘草炙 人参 石斛 麦门冬去心 牛膝 杜仲炙 薏苡仁 防风 茯苓 五味子 茯神 干姜 丹参 肉苁蓉 枸杞子 车前子 山茱萸 狗脊 萆薢 阿胶炙 巴戟天 菟丝子 覆盆子

上三十一味各一两,捣筛,炼蜜丸。酒服十丸,日二[1],稍加至四十丸。性冷者,加干姜、桂心、细辛二两,去车前子、麦门冬、泽泻;多忘者,加远志、菖蒲二两;患风者,加独活、防风、芎䓖二两;老人,加牛膝、杜仲、萆薢、狗脊、石斛、鹿茸、白马茎各二两。无问长幼,常服勿绝。百日以内慎生冷醋滑猪鸡鱼蒜油腻陈宿郁泹,百日后惟慎猪鱼蒜生菜冷食,五十以上虽暑月三伏时亦忌冷饭,依此法可终身常得药力不退。药有三十一味,合时或少一味两味亦得,且服之。

【注释】

[1] 日二:"二"字原本脱,据明本补。

【白话解】

话说上编都是用食物治疗,如果病不能痊愈,接着再用药物,药食两攻,那么疾病就痊愈了。其服药如下。

大黄芪丸主人虚劳百病,人体虚多因劳累,黄芪最补虚劳,所以这是适合经常服用的方。

黄芪 柏子仁 天门冬去心 白术 干地黄 远志去心 泽泻 薯蓣 甘草炙 人参 石斛 麦门冬去心 牛膝 杜仲炙 薏苡仁 防风

茯苓　五味子　茯神　干姜　丹参　肉苁蓉　枸杞子　车前子　山茱萸　狗脊　萆薢　阿胶炙　巴戟天　菟丝子　覆盆子

　　以上三十一味药各一两，捣碎过筛，用炼制过的蜜制成丸。用酒送服十丸，一日二次，逐渐加至四十丸。寒性体质的人，加干姜、桂心、细辛二两，去掉车前子、麦门冬、泽泻；健忘的人，加远志、菖蒲二两；被风邪所伤的人，加独活、防风、芎劳二两；老人加牛膝、杜仲、萆薢、狗脊、石斛、鹿茸、白马阴茎各二两。无论长幼，经常服用不要间断。百日以内忌生冷、酸滑、猪、鸡、鱼、蒜、油腻、陈久腐败的食物，百日后只要忌猪、鱼、蒜、生菜、冷食。五十岁以上的人，即使是暑月三伏（从夏至后第三个庚日起，每十日为一伏，分别为初伏、中伏、末伏）时也不要吃冷饭，依此法可终身常得药力不减退。药有三十一味，合药时有时少一两味也可以，姑且服用。

【原文】

　　彭祖延年柏子仁丸　久服强记不忘方。

　　柏子仁五合　蛇床子　菟丝子　覆盆子各半升　石斛　巴戟天各二两半　杜仲炙　茯苓　天门冬去心　远志各三两，去心　天雄一两，炮，去皮　续断　桂心各一两半　菖蒲　泽泻　薯蓣　人参　干地黄　山茱萸各二两　五味子五两　钟乳三两，成炼者　肉苁蓉六两

　　上二十二味捣筛，蜜和，丸如桐子大。先食服二十丸，稍加至三十丸。先斋五日乃服药。服后二十日齿垢稍去，白如银；四十二日面悦泽；六十日瞳子黑白分明，尿无遗沥；八十日四肢遍[1]润，白发更黑，腰背不痛；一百五十日意气如少年。药尽一剂，药力周至，乃入房内。忌猪鱼生冷醋滑。

【注释】

[1] 遍:原作"偏",据明本改。

【白话解】

彭祖延年柏子仁丸是长期服用记忆力强不健忘的方。

柏子仁五合　蛇床子　菟丝子　覆盆子各半升　石斛　巴戟天各二两半　杜仲炙　茯苓　天门冬去心　远志各三两,去心　天雄一两,炮,去皮　续断　桂心各一两半　菖蒲　泽泻　薯蓣　人参　干地黄　山茱萸各二两　五味子五两　钟乳三两,已经炼好的　肉苁蓉六两

以上二十二味药捣碎过筛,用蜜调和成如梧桐子大的丸。饭前服二十丸,逐渐加至三十丸。先斋戒五日后再服药。服药后二十日,齿垢逐渐消失,齿白如银;四十二日后面色润泽;六十日后瞳子黑白分明,尿无遗沥;八十日后四肢遍润,白发变黑,腰背不痛;一百五十日后意气风发如同少年。服药一剂,药力散布全身,才可以行房事。忌猪、鱼、生冷、酸滑。

【原文】

紫石英汤　主心虚惊悸,寒热百病,令人肥健方。

紫石英十两　白石英十两　白石脂三十两　赤石脂三十两　干姜三十两

上五味㕮咀,皆完用,二石英各取一两,石脂等三味各取三两,以水三升合,以微火煎,宿勿食,分为四服,日三夜一,服后午时乃食。日日依前秤取,昨日药乃置新药中共煮,乃至药尽常然。水数一准新药,尽讫常添水,去滓服之,满四十日止。忌酒肉。药水皆用大升秤取,汁亦用大升。服汤讫即行,勿住坐卧,须令药力遍身,百脉中行。

若大冷者,春秋各四十九日服,令疾退尽。极须澄清服之。

论曰:此汤补虚除痼冷,莫过于此,能用之有如反掌,恐学者谓是常方,轻易而侮之。若一剂得瘥即止,若服多令人大热,即须服冷药压之,宜审而用之。

【白话解】

紫石英汤是主治心虚惊悸、寒热百病,令人肥健的方。

紫石英十两　白石英十两　白石脂三十两　赤石脂三十两　干姜三十两

以上五味药,干姜切细,石药都完整地使用,二石英各取一两,石脂等三味各取三两,加水三升混合,用微火煎,服药前一晚不要进食,分为四次服,白天服三次晚上服一次,服后午时(上午11点至下午1点)再进食。每日按照前面的药量秤取,前一日的药放入新的药物中一起煮,这样操作直到药用完。水的量按照新药来添加,尽了常添水,去掉渣滓服用,满四十日止。忌酒肉。药和水都用大升秤取,药汁也用大升秤取。服汤后马上行走,不要坐着或躺着,必须使药力散遍全身,行于百脉中。如体内大冷的人,春秋各服四十九日,可令疾病根除。一定要澄清后服用。

话说此汤补虚祛除多年顽固的寒疾,没有超过它的了,能服用的话效果非常好,唯恐学医的人认为这是普通方,太简单易行反而看不起。如果服一剂就病愈,应该立即停服,如果服用太多会使人过热,就需要服用寒性的药物去压制,所以要谨慎使用。

卷第十三辟谷

服茯苓第一

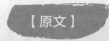

服茯苓方。

茯苓粉五斤　白蜜三斤　柏脂七斤,炼法在后

上三味合和,丸如梧桐子,服十丸,饥者增数服之,取不饥乃止服。吞一丸,不复服谷及他果菜也,永至休粮。饮酒不得,但得饮水。即欲求升仙者,常取杏仁五枚,㕮咀,以水煮之为汤令沸,去滓以服药,亦可和丹砂药中令赤服之。又若却欲去药食谷者,取硝石葵子等熟治之,以粥服方寸匕,日一,四日内日再服,药去,稍稍食谷葵羹,大良。

【白话解】

服茯苓方。

茯苓粉五斤　白蜜三斤　柏脂七斤,炼法在后

以上三味药混合调和做成梧桐子大的丸,每次服十丸,仍然觉得饥饿的加量服用,直至不饿为止。吞服一丸,就不用再吃五谷和其他果蔬了,一直服用可以断绝粮食。不能饮酒,只能饮水。想要长寿的人,经常拿五枚杏仁,捣碎,用水煮成汤,沸腾后去掉渣滓,用来服药。也可搅拌在丹砂药中等到其发红后服用。如果不想吃药而想吃谷物者,可取硝石、葵子等反复熬制,用粥送服方寸匕,一日一次,前四日每日服两次,待药消化后稍微吃点谷葵羹,效果非常好。

又方　茯苓三斤　白蜡二斤　大麻油三升　松脂三斤。

上四味,微火先煎油三沸,纳松脂令烊,次纳蜡,蜡烊纳茯苓,熟搅成丸乃止。服如李核大一丸,日再。一年延年,千岁不饥。

【白话解】

又方:茯苓三斤　白蜡二斤　大麻油三升　松脂三斤。

以上四味药,微火先煎油沸腾三次,放入松脂使其熔化,再放入蜡,蜡熔化后再放入茯苓,反复搅拌到可以制成丸为止。吃如李核大的药丸一丸,一日两次。吃一年可以延年益寿,永远不会感觉到饥饿。

又方　茯苓二斤　云母粉二斤　天门冬粉二斤　羊脂五斤　麻油三斤　蜜五斤　白蜡三斤　松脂十斤,白者。

上八味,纳铜器中,微火上煎令相得,下火和令凝紫色乃止。欲绝谷,先作五肉稻粮食五日,乃少食,三日后丸此药大如弹丸,日三服,一日九丸,不饥,饥则食此止。却百二十日复食九丸,却三岁复食九丸,却十二年复食九丸,如此寿无极。可兼食枣脯,饮水无苦。还下药取硝石一升,葵子一升,以水三升煮取一升,日三,服八合,亦可一升。药下乃食一合米粥,日三。三日后日中三合。

【白话解】

又方:茯苓二斤　云母粉二斤　天门冬粉二斤　羊脂五斤　麻油三斤

蜜五斤　白蜡三斤　松脂十斤,白色的。

以上八味药,放入铜器中,用微火煎至药物相融合,从火上取下,搅和到凝固成紫色为止。若打算不吃五谷,先吃五日肉类和粮食,然后少吃,三日后将该药制成弹丸大小的药丸,一日服三次,一日服九丸,就不会感觉饥饿,饿了再服直到不饿。过一百二十日再食九丸,过三年再食九丸,过十二年再食九丸,这样服下去就会寿命无限。可同时吃些枣脯,饮水也没关系。想要不继续服药,取硝石一升、葵子一升,用水三升煮成一升,一日服三次,服八合,也可服一升。药消化后吃一合米粥,一日三次。三日后中午服用三合。

又方　茯苓去皮。

上以淳酒渍令淹,密封十日,出之。如饵可食,甚美,服方寸匕,日三,令人肥白,除百病,不饥渴,延年。

【白话解】

又方:茯苓去皮。

用淳酒浸泡没过茯苓,密封十日,取出。可以像糕饼一样食用,很美味,每次服方寸匕,一日三次,可使人肥胖白嫩,消除百病,使人不感到饥渴,延年益寿。

又方　茯苓粉五斤　白蜜三升。

上二味渍铜器中，瓷器亦得，重釜煎之，数数搅不停，候蜜竭出，以铁臼捣三万杵，日一服三十丸如梧子，百日病除，二百日可夜书。

【白话解】

又方：茯苓粉五斤　白蜜三升。

以上两味药，浸泡在铜器中，瓷器也可以，放在锅中熬，频繁搅拌不要停止，等到蜂蜜被完全吸收后取出，用铁臼捣三万杵，一日服一次，每次服如梧桐子大的药丸三十丸，一百日后百病消除，二百日后可在夜里写字。

辟谷延年千岁方。

松脂　天门冬去心　茯苓　蜡　蜜各一升

上五味，以酒五升先煎蜜蜡三沸，纳羊脂三沸，纳茯苓三沸，纳天门冬相和，服三丸如李子，养色还白，以杏仁一升纳之为良。

【白话解】

辟谷延年千岁方。

松脂　天门冬去心　茯苓　蜡　蜜各一升

以上五味药，用五升酒先煎蜜和蜡至沸腾三次，再放入羊脂一起煎至沸腾三次，再放入茯苓煎至沸腾三次，然后放入天门冬相调和，每次服如李子大的药丸三丸，可以使气色好且白皙，如果能加入一升杏仁效果会最好。

服松柏脂第二

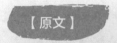
【原文】

采松脂法。

常立夏日伐松横枝指东南者,围二三尺,长一尺许,即日便倒顿于地,以器其下承之,脂自流出三四过,使以和药。此脂特与生雄黄相宜。若坚强者,更著酒中火上消之,汁出,著冷酒中引之,乃暖和雄黄。衡山松脂膏,常以春三月入衡山之阴,取不见日月之松脂,炼而食之,即不召自来,服之百日耐寒暑,二百日五脏补益,服之五年即王母见[1]。诸名山所生三百六十五山,其可食者独满谷阴怀中耳。其谷正从衡山岭直东四百八十里,当横揵正石[2],横其岭东北,行过其南,入谷五十里,穷穴有石城白鹤,其东方有大石四十余丈,状如白松,下二丈有小穴,可入山,有丹砂,可食也。其南方阴中有大松,大三十余围,有三十余株,不见日月,皆可服也。

【注释】

[1] 即王母见:《备急千金要方》卷二十七《服松脂方》作"即见西王母"。

[2] 石:《备急千金要方》卷二十七《服松脂方》作"在"。

【白话解】

采松脂法。

常在立夏这天砍伐松树指向东南方向的横枝,周长约二三尺,长约一尺,当天就砍倒在地,在树枝下面放置器皿接取流出来的松脂三四次,用来和药。这种松脂和生雄黄在一起使用特别好。如果松脂特别坚硬,就放到酒中用炉火烧至熔化有汁出,放入冷酒中提出纯的松脂,再加热后和雄黄调和在一起。衡山松脂膏,常常在春季到衡山北面,取不见天日的松脂,提炼后食用,就会不召自来,服用一百日后能耐寒暑,服用两百日后可补益五脏,服用五年就可以看见西王母了。有名的山有三百六十五座,但只有山谷背阴处的松脂才可食用。其山谷正好从衡山岭向东四百八十里,有大石横出其岭东北,绕过大石向南走,入谷中五十里,深洞处有石城白鹤,其东方有大石四十余丈,状如白松,松下二丈有小山洞,可以进入山中,有丹砂,可以食用。其南方背阴处有大松,粗有三十余围,有三十多棵,不见天日,都可服用。

【原文】

取破松脂法。

以日入时,破其阴以取其膏,破其阳以取其脂,等分食之,可以通神灵。凿其阴阳为孔,令方寸深五寸[1],还以皮掩其孔,无令风入,风入不可服也。以春夏时取之,取之讫,封塞勿泄,以泥涂之。东北行至丹砂穴下有阴泉水,可饮之。此弘农[2]车君以元封元年入此山食松脂,十六年复下,居长安东市,又在上谷、牛头谷,时往来至秦岭上,年常如三十者。

【注释】

[1] 方寸深五寸:《备急千金要方》卷二十七《采松脂法》作"方五寸深五寸"。

[2] 弘农:原作"洪农",据明本改。

【白话解】

取破松脂法。

在日落时分,凿其背阴面取膏,凿其向阳面取脂,等份食用,可以通神灵。在它的正面和背面打孔,孔方五寸深五寸,再用皮盖住孔,不要让风进入,有风进入就不能服用。在春夏之时收取,取完之后,密封不要泄气,用泥涂上。向东北走,到丹砂穴,其下有阳泉水,可以饮用。弘农车君在元封元年进入此山食用松脂,过了十六年又下山,居住在长安东市,又在上谷、牛头谷,时常往来于秦岭上,他的年纪常像三十岁。

取松脂法。

斫取老枯肥松,细擘长尺余,置甑中蒸之,满甑,脂下流入釜中,数数接取脂,置水中凝之,尽更为,一日可得数十斤。枯节益佳。

【白话解】

取松脂法。

砍下枯老粗壮的松树,劈成一尺多长的小段,放在蒸锅中蒸煮,放满一蒸锅,松脂向下流入锅中,频频接取松脂,放到冷水中凝固,反复这样做,一日可得到松脂数斤。干枯的枝节更好。

【原文】

又法　取枯肥松细破,于釜中煮之,其脂自出,接取置冷水中凝之,引之则成。若以五月就木取脂者,对刻木之阴面为二三刻,刻可得数升。秋冬则依煮法取,勿煮生松者,少脂。

　　另一种方法：选取干枯粗壮的松树细细劈开，放到锅里煮，松脂自然就会流出来，接取松脂放在冷水中凝固，提取出就可以了。如果在五月时于松树上取松脂，在松树的背阴面用刀划两三道，每道口子可以得到松脂数升。秋冬时就按照煮法来取，不要煮生松枝，因其松脂少。

【原文】

　　炼松脂法。

　　松脂二十斤为一剂，以大釜中著水，加甑其上，涂际勿泄，加茅甑上为藉，复加生土茅上，厚一寸，乃加松脂于上，炊以桑薪，汤减添水，接取停于冷水中凝，更蒸之如前法，三蒸毕，止。脂色如白玉状，乃用和药，可以丸菊花茯苓服之。每更蒸易土如前法。以铜锣承甑下，脂当入锣中如胶状，下置冷水中，凝更蒸。欲出铜器于釜中时，预置小绳于脂中，乃下停于水中凝之，复停于炭须臾，乃四过，皆解乃可举也。尽更添水，以意斟酌，其火勿太猛。常令不绝而已。

【白话解】

　　炼松脂法。

　　以松脂二十斤为一剂，在大锅中加水，在上面放蒸锅，大锅与蒸锅之间要紧密没有缝隙，在蒸锅上放白茅为垫，然后在茅草上放一寸厚的生土，才将松脂放在上面，用桑枝当柴烧，汤少的时候加水，接取松脂后放置在冷水中凝固，之后再用前面的方法蒸，蒸三次后停止。松脂色白如玉，才用来调和药物，可以调和菊花、茯苓制成药丸服用。每次蒸的时候换土，方法如前。用铜锣在蒸锅下承接，松脂流入锣中如胶状，取下置于冷水中，凝固之后再蒸。要从锅里将铜器取出时，预先将小绳放于松脂中，取下放于水中凝固,再放到炭火上一会儿,这样重复四次之后,都融解了就可以将铜器拿出来了。汤没了就再添水,根据情况调整,火势不要太猛,只要火不灭就行了。

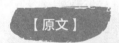

【原文】

又方　治松脂以灰汁煮之,泻置盆水中,须臾凝,断取,复置灰中煮之,如此三反,皆易水成矣。

【白话解】

又方:提炼松脂用灰汁来煮,然后倒在一盆水中,一会儿就凝固,全部取出,再放在灰汁中煮,这样反复三次,每次都换水,就好了。

【原文】

一法　炼松脂十二过易汤,不能者,五六过亦可服之。

【白话解】

另一种方法:用水煮的方法提炼松脂,要换水煮十二次,做不到的话,换水煮五六次也可以服用。

炼松脂法。

薄淋桑灰汁，以煮脂一二沸，接取投冷水中引之，凝复更煮，凡十过脂则成。若强者复以酒中煮三四过则柔矣。先食服一两，日三。十日不复饥，饥更服之。一年后夜如白日，久服去百病。禁一切肉咸菜鱼酱盐等。

【白话解】

炼松脂法。

在松脂上薄薄地淋上一层桑灰汁，将松脂煮沸一两次后，接取松脂投入冷水中提取，凝固之后再煮，反复十次松脂就炼成了。如果松脂比较硬，用酒煮三四次就变柔软了。饭前吃一两，一日吃三次。十日都不会再觉得饿，饿了再吃。一年后夜里看东西如同白天一样，长期服用可消除百病。禁一切肉、咸菜、鱼、酱、盐等。

又方　松脂十斤。

上用桑薪灰汁二石纳釜中，加甑于上，甑中先铺茅，次铺黄砂土可三寸，蒸之，脂少间流入釜中，寒之凝，接取复蒸如前，三上。更以清水代灰汁，复如前，三上。去水，更以阴深水一石五斗煮甘草三斤，得一石汁，去滓，纳牛酥二斤，加甑釜上，复炊如前，令脂入甘草汁中凝，接取复蒸，夕下。如此三上即成。苦味皆去，甘美如饴。膏服如弹丸，日三，久服神仙不死。

又方：松脂十斤。

在锅中放入桑灰汁二石，在上面放蒸锅，蒸锅中先铺白茅，再铺约三寸厚的黄砂土，将松脂放在上面蒸煮。松脂一会儿就流入锅中，冷却后凝固，接取，再像前面那样蒸三次。再用清水代替灰汁，用前面的方法蒸三次。倒掉水，再用一石五斗阴深水煮三斤甘草，煮成一石药汁，去掉渣滓，加入二斤牛酥，把蒸锅放在上面，再如前法蒸，令松脂流入甘草汁中凝固，接取后再蒸，傍晚时分取下。这样反复三次就做成了。苦味全部去除，甘甜美味如饴糖。每次服一颗如弹丸大的药丸，每日三次，长期服用可以长寿。

【原文】

又方　好松脂一石　石灰汁三石。

上二味，于净处为灶，加大釜，斩白茅为藉，令可单[1]止，以脂纳甑中炊之，令脂自下入釜，尽，去甑，接取纳冷水中，以扇扇之。两人引之三十过，复蒸如前，满三遍，三易灰汁。复以白醋浆三石炼之三过，三易醋浆也。复以酒炼之一过，亦如上法。讫以微火煎之，令如饴状。服之无少长。

【注释】

[1] 单：疑当作"箪"。箪，用来遮蔽甑底部小孔的竹屉。

【白话解】

又方：好松脂一石　石灰汁三石。

以上两味药，在干净的地方作灶，上面放一口大锅，斩取白茅作垫,能够遮蔽蒸锅底部的小孔就可以,将松脂放入蒸锅中蒸,使松脂自然流下流入锅内,流完之后去掉蒸锅,接取松脂放入冷水中,用扇子扇。两人轮流提取三十次,再如前法蒸三遍,中间更换三次灰汁。再用三石白醋浆提炼三遍,换三次醋浆。再用酒提炼一次,也和上面的方法一样。最后用微火煎,煎到像糖浆一样。无论年纪长幼都可以服用。

【原文】

又方　松脂二斤半,水五升煎之。汁黄浊,出投冷水中,如是百二十上,不可以为率。四十入汤辄一易汤,凡三易汤且成,软如泥,其色白,乃可用治。下茯苓一斤,纳药中搅令相得,药成。置冷地,可丸,丸如杏核。日吞三丸,十日止,自不欲饮食。当炼松脂无令苦乃用耳。

【白话解】

又方:松脂二斤半,用水五升煎。等到药汁黄浊后取出,投入冷水中,像这样做一百二十次,但不能以此为标准。煮四十次就要换一次水,共换三次水就炼成了,松脂柔软如泥,颜色为白色,就可以入药了。放入一斤茯苓,和松脂搅拌均匀融合在一起即成。冷却后可以做成药丸,丸如杏核大。一日服三丸,十日后停止,自然就不想饮食了。应当把松脂炼得没有苦味才用。

又方　松脂七斤,以桑灰汁一石煮脂三沸,接置冷水中凝,复煮之,凡十遍,脂白矣。为散三两,分为三服。十两以上不饥,饥复服之。一年以后夜视目明,久服不死。

【白话解】

又方:七斤松脂,用一石桑灰汁煮沸腾三次,接取后放在冷水中凝固,再煮,共十遍,松脂就会变白。制成三两散剂,分三次服。服十两以上就不会感觉饥饿,如果饿就再服。一年以后晚上也能看得清楚事物,长期服用可以长寿。

【原文】

论曰:炼松脂,春夏可为,秋冬不可为。绝谷治癞第一。欲食即勿服。亦去三尸[1]。

【注释】

[1] 三尸:又名三尸虫、三尸神、三彭,道家称人体内的三种虫害。

【白话解】

有言道:春夏可以提炼松脂,秋冬不可以。它是不吃五谷以及治疗麻风病最好的药物。想要饮食就不服用。也可祛除三尸。

【原文】

　粉松脂法　松脂十斤。

　丹黍灰汁煮沸,接置冷水中二十过,即末矣。亦可杂云母粉丸以蜜,服之良。

【白话解】

　粉松脂法:松脂十斤。

　松脂用红高粱灰汁煮沸,接取后放在冷水中,像这样做二十次,就可以做成粉末了。也可以掺杂云母粉用蜜调和成丸,服用效果很好。

【原文】

　服松脂法。

　欲绝谷服三两,饥复更服,取饱而止,可至一斤。不绝谷者服食一两。先食,须药力尽乃余。食错者,即食不安而吐也。久服延年,百病除。

【白话解】

　服松脂法。

　想要不吃五谷,可吃三两,饥饿时再服,吃饱为止,可吃一斤。不想不吃五谷的人服用一两。饭前服,必须等到药力完全消失才能吃别的食物。服用不当的人,食后会感到不适而呕吐。长期服用可以延年益寿,消除百病。

又方　松脂十斤　松实三斤　柏实三斤　菊花五升。

上四味下筛,蜜和,服如梧子三十丸,分为三服。一百日以上不复饥,服之一年,百岁如三十四十者。久服寿同天地。

【白话解】

又方:松脂十斤　松实三斤　柏实三斤　菊花五升。

以上四味药过筛,用蜜调和成丸,服用如梧桐子大的药丸三十丸,分为三次服。一百日以后不会有饥饿感,服用一年,一百岁的人也会像三四十岁一样。长期服用可以长寿。

又方　桑寄生蒸之令熟,调和以炼松脂,大如弹丸,日一丸即不饥。服法:以夏至日取松脂,日食一升,无食他物,饮水自恣,令人不饥。长服可以终身不食。河南少室山有大松,取阴处断之,置器中蒸之,膏自流出。炼出去苦气,白蜜相和食之,日一升,三日后服如弹丸,渴饮水,令人不老,取无时。

【白话解】

又方:把桑寄生蒸熟,用炼好的松脂调和成弹丸大的药丸,每日一丸,就不会感到饥饿。服用的方法如下:在夏至这天取松脂,每日吃一升,不吃其他食物,可随意饮水,这样可以令人不感到饥饿。长期服用可以终身不用进食。河南的少室山有一棵大松树,取其背阴处截断,放到器皿中蒸,松脂自然流出。把苦味炼去,用白蜜调和食用,每日一升,三日后服如弹丸大的药丸,渴了饮水,可以使人不衰老,取用不分时节。

【原文】

又方 松脂五斤 羊脂三斤。

上二味,先炼松脂令消,纳羊脂,日服博棋一枚,不饥,久服神仙。

【白话解】

又方:松脂五斤 羊脂三斤。

以上两味药,先炼松脂令其融化,再放入羊脂,每日服如博戏棋子大小的一枚,就不会感到饥饿,长期服用可以长寿。

【原文】

守中方与前别。

白松脂七斤,三遍炼 白蜡五斤 白蜜三升 茯苓粉三斤

上三味合蒸一石米顷,服如梧子十丸,饥复取服,日一丸,不得食一切物,得饮酒,不过一合,斋戒。咬咀五香,以水煮一沸,去滓,以药投沸中。

【白话解】

守中方与前篇的守中方不同。

白松脂七斤，三遍炼　白蜡五斤　白蜜三升　茯苓粉三斤

以上三味药合在一起蒸，蒸的时间和煮一石米的时间差不多，服如梧桐子大的药丸十丸，饿了再服。每日服一丸，不可以吃其他食物，可以饮酒，但不要超过一合，斋戒。捣碎五香，用水煮沸一次，去掉渣滓，将药投入沸水中。

【原文】

又方　松脂桑灰炼百遍，色正白，复纳之饴蜜中，数反出之，服二丸如梧子，百日身轻。

【白话解】

又方：将松脂用桑灰提炼百遍，颜色变为正白，放入饴蜜中，再拿出来，这样反复数次，服如梧桐子大的药丸二丸，百日后身体轻便。

【原文】

取柏脂法。

五月六日刻其阳二十株，株可得半升，炼服之。欲绝谷者增之至六两，不绝谷者一两半。禁五辛鱼肉菜盐酱。治百病，久服炼形延年。炼脂与炼松脂法同。

取柏脂法。

五月六日在二十棵柏树的向阳处划口子,每棵树可以取到半升柏脂,提炼后服用。想要不吃五谷的人,每日服用六两,不想不吃五谷的人服用一两半。禁五辛、鱼、肉、菜、盐、酱。可治疗百病,长期服用可修炼形体延年益寿。炼柏脂和炼松脂的方法相同。

服松柏实第三

【原文】

凡采柏子以八月,过此零落,又喜蠹虫,顿取之又易得也,当水中取沉者。八月取,并房曝干,末,服方寸匕,稍增至五合,或日一升半。欲绝谷,恣口取饱,渴饮水。一方柏子服不可过五合。

【白话解】

凡是采柏子最好在八月,过了这个时间柏子就凋落,又容易生蛀虫,八月一次可采完又容易采得,放入水中取沉在水底的。八月采摘,晒干后做成粉末,每次服用方寸匕,逐渐增加到五合,或者每日吃一升半。想要不吃五谷,可以任意吃到饱,渴了喝水。还有一方说服用柏子不可以超过五合。

凡采松实,以七月未开时采之。才开口,得风便落,不可见也。松子宜陈者佳。

【白话解】

凡是采松实,最好在七月松实未裂开的时候采。刚开口遇到风吹就会落,难以找到。松子以陈的为好。

绝谷升仙不食法。

取松实末之,服三合,日三,则无饥。渴饮水,勿食他物,百日身轻,日行五百里,绝谷升仙。

【白话解】

不吃五谷升仙不食法。

取松实做成粉末,每次服三合,一日三次,就不会感到饥饿。渴了喝水,不要吃其他食物,一百日后就会感觉身体轻健,一日能行五百里,可以不吃五谷长寿。

服松子法。

治下筛,服方寸匕,日三四,或日一升半升,能多为善。二百日以上日行可五百里。一法服松子不过三合。

【白话解】

服松子法。

把松子碾碎过筛,每次服用方寸匕,一日服三四次,或一日一升半升,多服为好。二百日以后可一日行五百里。还有一种说法,服用松子不可以超过三合。

【原文】

松子丸　松子味甘酸,益精补脑,久服延年不老,百岁以上颜色更少,令人身轻悦泽方。

松子、菊花等分,以松脂若蜜丸,服如梧子十丸,日三,可至二十丸。亦可散服二方寸匕,日三,功能与前同。

【白话解】

松子丸:松子味甘、酸,能益精补脑,长期服用可以延年不老,一百岁以后容颜变年轻,是使人身体轻盈,皮肤润泽的方。

松子、菊花等份,用松脂或蜜调和做成药丸,每次服用如梧桐子大的十丸,一日三次,可增加至二十丸。也可以服散剂二方寸匕,一日三次,功能与前者相同。

又方　松柏脂及实各等分,丸以松脂,服之良。

服松叶令人不老,身生毛皆绿色,长一尺,体轻气香,还年变白,久服以绝谷不饥,渴饮水。服松叶,亦可粥汁服之。初服如恶,久自便。亦可干末,然不及生服。

【白话解】

又方:松柏脂和松柏实等份,用松脂制成药丸,服用之后效果好。

服松叶使人不易衰老,身上长的毛都是绿色的,一尺长,身体轻盈气味芳香,恢复年轻肤色变白,长期服用可以不吃五谷,不会感到饥饿,渴了喝水。服松叶,也可做成粥汁服用。起初服用会有不适感,时间久了就习惯了。也可以干燥后做成粉末服用,但是不如生服的效果好。

【原文】

服松叶法　细切餐之,日三合,令人不饥。

【白话解】

服松叶法:细细切碎后食用,一日吃三合,令人不觉饥饿。

又方　细切之如粟,使极细,日服三合,四时皆服。生叶治百病,轻身益气,还白延年。

【白话解】

又方:将药细细切碎如粟米大小,每日服三合,四季都要服。生的叶子可治百病,使身体轻健补益精气,皮肤变白,延年益寿。

【原文】

又方　四时采,春东夏南秋西冬北方,至治,轻身益气,令人能风寒,不病痹,延年。

【白话解】

又方:四季都可以采摘,春天在东方采,夏天在南方采,秋天在西方采,冬天在北方采,治疗后使身体轻健补益精气,使人耐受风寒,不生痹病,延年益寿。

【原文】

高子良服柏叶法。

采无时,以叶切置甑中令满,覆盆甑,著釜上蒸之三石米顷,久久益善。蒸讫,水淋百余过,讫,阴干。若不淋者,蒸讫便阴干。服一合,后食,日三服。势力少,稍增,从一合始至一升。令人长生益气,可辟谷不饥,以备厄还山隐无谷。昔庞伯宁、严君平、赵德凤、唐公房等修道佐时也,世遭饥运,又避世隐峨眉山中,饥穷欲死,适与仙人高子良、五马都相遭,以此告之,皆如其言,尽共服之,卒赖其力皆度厄。后以告道士进,同得其方,遂共记之。

【白话解】

高子良服柏叶法。

柏叶随时采,将叶细细切碎后放在蒸锅里,放满,蒸锅上盖个盆,放在锅上蒸如煮熟三石米那么长的时间,越久越好。蒸完后用水淋一百多次,然后阴干。如果不用水淋,蒸完就阴干。饭后吃,每次吃一合,一日三次。药效弱时,可稍增加药量,从一合增加到一升。令人长寿益气,可以辟谷不觉饥饿,可以用来预备灾害躲隐山中无粮食时用。以前的庞伯宁、严君平、赵德凤、唐公房等修道辅佐君主治理国家的时候,遭遇荒年,避世隐居在峨眉山中,几乎要饿死,正好遇到仙人高子良、五马都,告诉他们这个方法,大家都按照这个方法一起服用,最终依靠药力全部度过了饥荒。后来把这事告诉了道士进,一样得到这个方,就都将其记录了下来。

【原文】

又方　取大盆,纳柏叶著盆中,水渍之,一日一易水,易水者状瓮出水也。如是七日以上,若二七日为佳。讫,覆盆蒸之,令气彻便止。曝干下筛,末一石,以一斗枣膏溲,如作干饭法。服方寸二匕,日三,以水送,不饥,饥即服之,渴饮水。以山居读诵,气力不衰,亦可济凶年。

又方:取大盆,将柏叶放入盆中,用水浸泡,一日换一次水,换水时要像倒空瓮里的水一样。这样做七日以上,如果是十四日就更好。完成后倒扣盆放到火上蒸,使水汽蒸发完为止。晒干过筛,得一石粉末,用一斗枣膏搅拌,和做干饭的方法一样。每次服方寸二匕,一日三次,用水送服,不会感觉饥饿,饿了再吃,渴了喝水。适用于居住在山中诵读时,气力不衰,也可救济灾年。

【原文】

仙人服柏叶减谷方。

柏叶取近上者,但取叶,勿杂枝也。三十斤为一剂,常得好不津器,纳柏叶于中,以东流水渍之,使上有三寸,以新盆覆上,泥封之,三七日出,阴干,勿令尘入,中干便治之下筛。以三升小麦净择,纳著柏叶汁中,须封五六日乃出,阴干,燥复纳之,封五六日出,阴干令燥,磨之下筛。又取大豆三升,炒令熟取黄,磨之下筛。合三物搅调相得,纳韦囊中盛之,一服五合,用酒水无在,日三,食饮无妨。治万病,病自然消,冬不寒,颜色悦泽,齿脱更生,耳目聪明,肠实。服此,食不食无在。

【白话解】

仙人服柏叶减谷方。

摘取柏树顶上的叶子,只摘叶不要摘杂枝。三十斤为一剂的量,选择不渗漏的器皿,将柏叶放入其中,用东流水浸泡,使水面淹过三寸。用新盆覆盖在上面,用泥密封,二十一日后取出阴干,不要让尘土落入,干了之后便过筛。将三升小麦捡择干净,放入柏叶汁中,密封五六日再取出,阴干,干了后再放入,密封五六日再取出,阴干令其干燥,研磨过筛。另取三升大豆,炒熟变成黄色,研磨过筛。将以上三种药物搅拌至完全融合,装入皮袋子中,每次服五合,用酒或水送服都可以,一日三次,进食饮水都无妨。可以治万病,疾病自然消除,冬天不感觉寒冷,皮肤润泽,牙齿脱落了可再生出来,耳聪目明,肠内充实。服用此方,吃不吃食物都没有关系。

又方　取柏叶三石,熟蒸曝干,下籭。大麦一升熬令变色,细磨之,都合和,服多少自任,亦可作粥服之,可稍稍饮酒。

【白话解】

又方:取柏叶三石,蒸熟晒干后捣碎过筛。将大麦一升炒至变色,细细研磨,和柏叶搅和在一起,服用时多少随意,也可以做成粥服用,可以稍稍喝点酒。

又方　取柏叶二十斤著盆中,以东流水渍三七日,出曝干。以小麦一斗渍汁三四日,出曝干,熬令香。柏叶亦然。盐一升亦熬之令黄。三味捣下筛,以不中水猪膏二斤细切,著末中搅,复筛之。先食服方寸匕,日三匕,不用食良,亦可兼服之。

又方：取柏叶二十斤放入盆中，用东流水浸泡二十一日后取出晒干。将一斗小麦浸泡三四日，取出晒干，炒至香。柏叶也一样。将一升盐也炒至色黄。以上三味药共捣碎过筛，将未沾水的二斤猪膏细细切碎，放入碎末中一起搅拌，再过筛。饭前服用方寸匕，一日三匕，不吃食物比较好，也可以同时服用。

【原文】

又方　取阴地柏叶，又取阴面皮，咬咀，蒸之，以釜下汤灌之，如是至三。阴干百日，下筛，大麦末大豆末三味各一斤，治服方寸匕，日三。以绝谷不食，除百病，延年。

【白话解】

又方：取背阴处的柏叶和背阴面的树皮捣碎后蒸，用锅里的水浇灌，这样做三次。阴干一百日后捣碎过筛，加大麦粉、大豆粉，三味各一斤，服用方寸匕，每日三次。可以不吃五谷，祛除百病，益寿延年。

【原文】

又方　柏叶三石熟煮之，出置牛簹中以汰之，令水清乃止。曝干，以白酒三升溲叶，微火蒸之，熟一石米顷熄火，复曝干。治大麦三升熬令变色，细治曝捣叶，下筛，合麦屑中，日服三升，以水浆若酒送之，止谷疗病，避温疠恶鬼，久久可度世。

又方：柏叶三石反复熬煮，取出后放在竹筐中淘洗，直到水清为止。晒干，用三升白酒浸泡柏叶，用微火蒸，经过煮熟一石米那么长的时间熄火，再晒干。取大麦三升炒至变色，将晒干的柏叶捣碎过筛，混合到麦屑中，每日服三升，用水浆或酒送服，能不吃五谷，治疗疾病，预防瘟疫，时间长了可以长寿。

【原文】

又方　柏叶十斤以水四斗渍之一宿，煮四五沸，漉出去汁，别以器搁之干。以小麦一升渍柏叶汁中，一宿出，曝燥，复纳之，令汁尽。取盐一升、柏叶一升、麦一升，熬令香，合三味末之，以脂肪一片合溲。酒服方寸匕，日三，病自消减，十日以上便绝谷。若乘骑，取一升半水饮之，可以涉道路不疲。

【白话解】

又方：柏叶十斤用四斗水浸泡一夜，煮沸四五次，过滤去汁，另外用器皿搁置晾干。将一升小麦浸泡在柏叶汁中，经过一夜取出，晒干，再放入浸泡，至汁完全被吸收。取盐一升、柏叶一升、麦一升，炒香，三味混合制成粉末，用一片脂肪混合搅拌。用酒送服方寸匕，一日三次，病情自然减轻，十日以后便可断绝五谷。如果骑马，取一升半水饮用，可以长途跋涉不觉疲劳。

休粮散方　侧柏一斤,生　乌豆　麻子各半升,炒。

上三味捣拌,空心冷水服方寸匕。

【白话解】

休粮散方:侧柏一斤,生　乌豆　麻子各半升,炒。

以上三味药捣碎搅拌,空腹用冷水送服方寸匕。

酒膏散第四

【原文】

仙方凝灵膏。

茯苓三十六斤　松脂二十四斤　松仁十二斤　柏子仁十二斤

上四味炼之捣筛,以白蜜两石四斗纳铜器中,微火煎之,一日一夜,次第下药,搅令相得,微微火之,七日七夕止。可取丸如小枣,服七丸,日三。若欲绝谷,顿服取饱,即不饥,身轻目明,老者还少,十二年仙矣。

【白话解】

仙方凝灵膏。

茯苓三十六斤　松脂二十四斤　松仁十二斤　柏子仁十二斤

以上四味药提炼后捣碎过筛,把两石四斗白蜜放入铜器中,用微火煎一日一夜,依次放下诸药,搅拌令其互相融合,用文火微微加热,七日七夜停止。可做成小枣大小的药丸,每次服七丸,一日三次。如果想要不吃五谷,一次服用到饱,就不会感到饥饿了,身轻目明,返老还童,吃十二年可长寿。

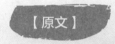
【原文】

初精散方。

茯苓三十六斤　松脂二十四斤　钟乳一斤

上三味为粉,以白蜜五斗搅令相得,纳埚[1]器中,固其口,阴干百日,出而粉之。一服三方寸匕,日三服。一剂大佳,不同余药。

【注释】

[1] 埚(jī):陶器。

【白话解】

初精散方。

茯苓三十六斤　松脂二十四斤　钟乳一斤

以上三味药做成粉,用五斗白蜜搅拌使药物融合,放入陶器中,密封住口,阴干一百日后取出做成粉。每次服用三方寸匕,一日服三次。服一剂就很好,不同于其他药。

论曰：凡欲服大药，当先进此一膏一散，然后乃服大药也。

【白话解】

有言道：凡是想要服用养生大方的，应该先吃此一膏一散，然后再服大方。

五精酒　主万病，发白反黑，齿落更生方。

黄精四斤　天门冬三斤　松叶六斤　白术四斤　枸杞五斤

上五味皆生者，纳釜[1]中，以水三石煮之一日，去滓，以汁渍曲如家酝法，酒熟取清，任性饮之，一剂长年。

【注释】

[1] 釜：原作"金"，据文义改。

【白话解】

五精酒是主治万病，白发变黑，牙齿脱落再长出来的方。

黄精四斤　天门冬三斤　松叶六斤　白术四斤　枸杞五斤

以上五味药都用生药，放入锅中，用水三石煮一日，去掉渣滓，用此汁浸泡曲就像家常酿酒那样，酒熟后取清的任意饮用，服一剂就可以延年益寿。

白术酒方。

白术二十五斤

上一味㕮咀,以东流水两石五斗不津器中渍之二十日,去滓,纳汁大盆中。

如是五夜,汁当变如血,取以渍曲如家酝法。酒熟取清,任性饮之。十日万病除,百日白发反黑,齿落更生,面有光泽,久服长年。

【白话解】

白术酒方。

白术二十五斤

以上一味药切碎,放入不渗漏的器皿中用东流水两石五斗浸泡二十日,去掉渣滓,将汁放到大盆中。

这样经过五夜,药汁的颜色应该变得和血一样红,用此汁浸泡酒曲,如同家常酿酒那样。酒熟后取清的随意饮用。十日后万病皆可除,百日后白发变黑发,牙齿脱落再长出来,面部有光泽,久服延年益寿。

枸杞酒方。

枸杞根一百斤

上一味切,以东流水四石煮之一日一夕,去滓,得一石汁,渍曲酿之如家酝法。酒熟取清,置不津器中。取:

干地黄末—升　桂心末—升　干姜末—升　商陆根末—升　泽泻末—升　椒末—升

上六味盛以绢袋,纳酒中,密封口,埋入地三尺,坚覆上二十日。沐浴,整衣冠,向仙人再拜讫开之,其酒当赤如金色。平旦空肚服半升为度,十日万病皆愈,二十日瘢痕灭。恶疾人以一升水和半升酒,分五服,服之即愈。若欲食石者,取河中青白石如枣杏仁者二升,以水三升煮一沸,以此酒半合置中,须臾即熟可食。

【白话解】

枸杞酒方。

枸杞根—百斤

以上一味药切碎,用东流水四石煮一日一夜,去掉渣滓,可得一石汁。用此汁浸泡酒曲如家常酿酒那样。酒熟后取清的,放到不渗漏的器皿中。取:

干地黄末—升　桂心末—升　干姜末—升　商陆根末—升　泽泻末—升　椒末—升

以上六味药,用绢袋装后放入酒中,密封住口,埋入地下三尺,地面覆盖严实,放二十日。沐浴净身,衣冠整齐,向神灵数次叩拜后开封,酒应该为赤色好像铜的颜色。清晨空腹服半升为度,十日后万病都痊愈,二十日瘢痕消除。麻风病人用一升水和半升酒,分五次服用,服后病就会痊愈。如果想服石药的,可取河中像枣杏仁那样大的青白石二升,用水三升煮沸一次,将此酒半合倒入其中,片刻之后熟了就可以服用。

灵飞散方。

云母粉一斤　茯苓八两　钟乳七两　柏仁七两　桂心七两　人参七两
白术四两　续断七两　菊花十五两　干地黄十二两

上一十味捣筛，以生天门冬十九斤取汁溲药，著铜器中蒸之一石二斗黍米下，出曝干捣筛。先食服方寸匕，日一服。三日力倍，五日血脉充盛，七日身轻，十日面色悦泽，十五日行及奔马，三十日夜视有光，七十日头发尽落，故齿皆去。更取二十匕，白蜜和捣二百杵，丸如梧子，作八十一丸，皆映彻如水精珠。欲令发齿时生者，日服七丸，三日即生。若发未白不落者，且可服散如前法，已白者，饵药至七年乃落。入山日服七丸，则绝谷不饥。

【白话解】

灵飞散方。

云母粉一斤　茯苓八两　钟乳七两　柏仁七两　桂心七两　人参七两
白术四两　续断七两　菊花十五两　干地黄十二两

以上一十味药捣碎过筛，用生天门冬十九斤取汁来浸泡药物，放入铜器中，蒸如煮熟一石二斗黍米的时间，然后取出晒干捣碎过筛。饭前服方寸匕，一日一次。三日后力气倍增，五日后血脉充盈，七日后身体轻盈，十日后面色润泽，十五日后走路追得上快马，三十日后夜里都可以看清，七十日后白发落光，旧齿脱落。再取二十匕，用白蜜调和捣二百杵，做成如梧子大的药丸八十一丸，这些药丸都晶莹剔透如水晶珠。如果想要让头发牙齿即时长出来，每日服七丸，三日即生。如果头发没有变白而且不脱落，暂且可以像前面那样服散剂；头发已经变白的，服药七年才会掉落。入山每日服七丸，就可不吃五谷且不感到饥饿。

服云母第五

云母粉法。

云母取上上白泽者细擘,以水净淘,漉出蒸之,一日一夜下之,复更净淘如前,去水令干。率云母一升,盐三升,硝石一斤,和云母捣之,一日至暮,取少许掌上泯著,不见光明为熟。出安盆瓮中,以水渍之令相得,经一炊久,澄去上清水,徐徐去之尽,更添水如前,凡三十遍易水,令淡如水味,即漉出。其法一如研粉,澄取淀。然后取云母淀,徐徐坐绢袋中,滤著单上,曝令干即成矣。云母味甘平,无毒,主治死肌,中风寒热,如在船车上,除邪气,安五脏,益子精,明目下气,坚肌续绝,补中,五劳七伤,虚损少气,止利。久服轻身延年,强筋脉,填髓满,可以负重,经山不乏,落齿更生,瘢痕消灭,光泽人面,不老,耐寒暑,志高,可至神仙。此非古法,近出东海卖盐女子,其女子年三百岁,貌同笄女,常自负一笼盐重五百余斤。如斯得效者,其数不一,可验神功矣。

【白话解】

云母粉法。

取上等洁白有光泽的云母,细细擘开,用水淘洗干净,滤干水后蒸一日一夜,取出,再像前面那样淘洗干净,滤干水。按照云母一升、盐三升、硝石一斤的比例,一起捣拌一个白天,取少量在掌上涂抹,以不见光泽为熟。取出放于盆瓮中,用水浸泡使其相互融合,经过煮一顿饭那么长时间,澄清后倒去上层清水,慢慢倒完,再添水浸泡,共换水三十遍,使味淡如水,就过滤取出。方法完全像研粉那样,澄清后取沉淀物。然后取沉淀的云母,慢慢放入绢袋中,滤到布单上,晒干即成。云母味甘,性平,无毒,主治肌肉坏死、中风寒热、眩晕如坐车船上,祛除邪气,安和五脏,补益子精,明目下气,坚实肌肉,接续断骨,补益中焦,治五劳七伤,虚损少气,止痢疾。长期服用可以使身体轻便延年益寿,强壮筋脉,充盈骨髓,能负重,爬山不劳乏,牙齿脱落后再生,消除瘢痕,润泽肤色,延缓衰老,耐受寒暑,志向高远,可至长生。这不是古法,近代有个东海卖盐的女子,这个女子三百岁,却有着少女的容貌,经常背一笼重五百余斤的盐。像这样有效的例子,数不胜数,可以证明此药功效神奇。

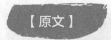
【原文】

又方　云母擘薄,淘净去水余湿,沙盆中研万万遍,以水淘澄取淀。见此法即自保爱,修而服之。勿泄之,勿泄之。

【白话解】

又方:将云母薄薄擘开,淘洗干净沥去水保持湿润,在沙盆中研磨万遍,用水淘洗,澄清后取沉淀物。请大家看到这个方法要珍藏,长时间服用。不要泄漏,不要泄漏。

【原文】

凡服云母秘涩不通者,以芜菁菹汁下之即通,秘之。

凡是服用云母后便秘的,用芜菁腌汁服下即通,请保密。

【原文】

用云母粉法。

热风汗出心闷,水和云母浴之,不过再,瘥。劳损汗出,以粉摩之,即定,以粳米粥和三方寸匕服之。痦湿蟨[1]疮,月蚀,粳米粥和三方寸匕服之,以一钱匕纳下部中,取瘥。止下脱病,粳米粥和三方寸匕,服之七日,慎血食五辛房室重作务。赤白痢积年不瘥,服三方寸匕,不过一两即瘥。寸白虫者,服一方寸匕,不过四服。带下,服三方寸匕,三五服瘥。金疮,一切恶疮,粉涂之,至瘥止,疤疥癣亦然。风疠者,服三方寸匕,取瘥。痔病,服三方寸匕,慎房室、血食、油腻。淋病,服三方寸匕。又一切恶疮,粉和猪脂涂之。头疮秃癣,醋酒洗去痂,以粉涂之,水服三方寸匕百日,慎如前。

【注释】

[1]蟨:原作"慝",据文义改。

【白话解】

用云母粉法。

吹到热风而出汗心闷,用水和云母混合洗浴,不超过两次就痊愈。劳损出汗,用云母粉按摩,立即安定,用粳米粥调和三方寸匕服食。痦湿、虫蚀疮、月蚀疮(约相当于现在的耳后湿疹),用粳米粥调和三方寸匕服食,把一钱匕的云母粉放入下部的患处,痊愈即止。治疗下脱病,用粳米粥调和三方寸匕,服用七日,忌血食、五辛、房事、重体力活。赤白痢长年不愈,服三方寸匕,不超过一两就痊愈。有寸白虫的人,服用一方寸匕,不超过四次就痊愈。带下病,服用三方寸匕,服三五次就痊愈。为兵刃所伤、一切恶疮,用粉涂抹,直到痊愈为止,治疗疽、疥、癣也是一样。麻风病人服用三方寸匕,痊愈即止。患痔疮的,服用三方寸匕,忌房事、血食、油腻食物。患淋病的,服用三方寸匕。一切恶疮,用云母粉和猪脂混合后涂抹。头疮秃癣,先用醋酒洗去痂,再用云母粉涂抹,用水送服三方寸匕,服用一百日,禁忌和前面相同。

论曰:凡服粉治百病,皆用粳米粥和服之,慎房室五辛油腻血食劳作。若得云母,水服之一升,长年飞仙。

【白话解】

有言道:凡是服用云母粉治疗各种疾病,都用粳米粥调和服用,忌房事、五辛、油腻、血食、劳作。如果得到云母,用水服一升,可以长寿。

云母水　主除万病,久服长年神仙方。

云母二十斤,细擘　芒硝十斤　露水一石　崖蜜二斤

上四味,先取露水八斗作沸汤,分半洮汰云母再遍,漉出,以露水

二斗温之，纳芒硝令消，置木器中，纳云母讫，经三七日出之令燥，以水渍之。粗皮令软作袋，纳云母袋中，急系口，两人揉挺之，从寅至午勿住，出之，密绢筛末。余不下者，更纳袋中，揉挺如初，筛下，总可得五斤。以崖蜜和搅令如粥，纳薄削筒中，漆固口，埋舍北阴中，深六七尺，筑土令平，一百二十日出之，皆成水。旦温水一合和云母一合，向东服，日三，水寒温自任。服十日小便当黄，此先除劳气风疢也。二十日腹中寒癖皆消，三十日龋齿除者更生，四十日不畏风寒，五十日诸病皆愈，颜色日少，久服不已，长年神仙。

【白话解】

云母水是除万病，长期服用可以长寿的方。

云母二十斤,细细擘开　芒硝十斤　露水一石　崖蜜（石蜜）二斤

以上四味药，先取八斗露水煮沸，分一半淘洗云母两遍，沥干水，将二斗露水加热，放入芒硝，待消融后放到木器中，放入云母后，用水浸泡，经过二十一日取出干燥。将粗皮加工柔软，做成袋子，放入云母，把口系紧，两个人搓揉，从寅时（凌晨3点至5点）一直到午时（上午11点至下午1点）不停手，然后取出，用密绢过筛。不能筛下的粗颗粒，再次放回袋中，像之前一样搓揉，过筛，一共可得五斤。用崖蜜混合搅拌如粥状，放入削薄的竹筒中，用漆把口封住，埋在房屋北边的背阴处，深六七尺，埋入后用土填平，一百二十日后取出，都化成了水。早晨加热一合水调和一合云母，面向东服下，一日三次，水温或凉自己随意。服用十日小便当变黄，这是先除去劳气风病，二十日后腹中的寒癖都消除了，三十日后龋齿脱落新齿生，四十日后不怕风寒，五十日后诸病痊愈，脸色一天天年轻，长期服用可延年益寿。

卷第十四退居

论曰：人生一世，甚于过隙，役役随物，相视俱尽，不亦哀乎。就中养卫得理，必免夭横之酷。若知进而不知退，知得而不知丧，嗜欲煎其内，权位牵其外，其于过分内热之损，胡可胜言，况乎身灭覆宗之祸，不绝于世哉。今撰退居养志七篇，庶无祸败夭横之事，若延年长生，则存乎别录，高人君子宜审思之。

【白话解】

有言道：人的一生有如白驹过隙，为身外之物所役使，在对视间就纷纷逝去，不是很悲哀吗？如果养生得法，就可以避免夭折横祸之苦，若只知道出仕而不知隐退，只想得到而不知道舍弃，内受嗜好欲望的煎熬，外为权力地位所牵绊，这些由于过度忧虑焦灼产生内热对身体所造成的伤害，怎么可以形容得尽。况且由于身体死亡导致家族断了香火的祸患，不断地在世间出现。现在撰写七篇退居养生之法，希望能够使人避免灾祸早亡等，若要得到延年益寿的方法，则记载于《别录》中，养生的高人对此应该思考周详。

择地第一

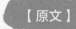

山林深远，固是佳境，独往则多阻，数人则喧杂。必在人野相近，

心远地偏,背山临水,气候高爽,土地良沃,泉水清美,如此得十亩平坦处,便可构居。若有人功,可至二十亩,更不得广。广则营为关心,或似产业,尤为烦也。若得左右映带,岗阜形胜,最为上地。地势好,亦居者安,非他望也。

【白话解】

　　山林远离人境,固然是人居住的好环境,但一个人去则多险阻,人多了又非常喧闹。一定要在人野相邻的地方,心远地自偏,背山临水,气候清爽,土地肥沃,泉水清美,在这样的地方得十亩平坦之处,建造居住的房子。若有本事则可以购买二十亩,但不要太大。太大就会费心经营,或者像是产业,尤其令人心烦。若是左右有景物互相衬托,山岗景色优美,则是上好的居住之所。地势好,居住的人也平安,不是有其他的企望。

服药第三

【原文】

　　人非金石,况犯寒热雾露,既不调理,必生疾疹,常宜服药,辟外气,和脏腑也。平居服五补七宣丸、钟乳丸,量其性冷热虚实,自求好方常服。其红雪三黄丸、青木香丸、理中丸、神明膏、陈元膏、春初水解散、天行茵陈丸散,皆宜先贮之,以防疾发,忽有卒急不备难求。腊日合一剂乌膏、楸叶膏,以防痈疮等。若能服食,尤是高人。世有偶学合炼，又非真好，或身婴朝绂，心迫名利，如此等辈，亦何足言。今退居之人，岂望不死羽化之事，但免外物逼切，庶几全其天年。然小小金石事，又须闲解神精丹，防危救急所不可缺耳。伏火丹砂保精养魂，尤宜长服。伏火石硫黄，救脚气，除冷癖，理腰膝，能食有力；小还丹，愈疾去风；伏火磁石，明目坚骨；火炼白石英、紫石英，疗结滞气块，强力坚骨；伏火水银，压热镇心；金银膏，养精神，去邪气。此等方药，固宜留心功力，各依本草。其余丹火，以冀神助，非可卒致。有心者亦宜精恳，傥遇其真。

【白话解】

人不是金石，况且还受到寒热雾露的侵犯，不调理身体必然会生病，因此要常服药以避邪气，安和脏腑。日常生活中服用五补七宣丸、钟乳丸，估量身体的寒热虚实，自己选一些好方常常服用。如红雪三黄丸、青木香丸、理中丸、神明膏、陈元膏、春初水解散、天行茵陈丸散等，都应该先贮存起来，以防疾病发作，忽然遇到紧急情况而没有备急之药一时难求。腊日合一剂乌膏、楸叶膏，以防痈疽等病。如果能服食，更是高人。世上有的人偶然学习炼丹，但那又不是他真正的爱好，或在朝做官，追求名利，如此之辈，哪里值得谈论呢？如今退居的人，哪里敢企望不死长生，只是避免外界事物的烦扰，或许可以尽其自然寿限。然而小小的金石之事，又必须通晓神精丹，这是防危救急不可缺少的。伏火丹砂具有保精养魂的作用，尤其适宜长期服用。伏火石硫黄，治脚气，祛除冷癖，调理腰膝，增强食欲和力气；小还丹，痊愈疾病祛风；伏火磁石，使人视力好筋骨强健；火炼白石英、紫石英，能治疗郁结气滞痞块，使人有力气筋骨强健；伏火水银，可除热镇定心神；金银膏，养精神，去邪气。这些方药，本来就应当留意其功效，各自依据本草使用。其他丹火，如果希望得到它们的神助，也不是能猝然有效的。有心的人应当专一诚恳，希望他们能得到真品。

饮食第四

身在田野，尤宜备赡。须识罪福之事，不可为食损命。所有资身在药菜而已，料理如法，殊益于人。枸杞、甘菊、术、牛膝、苜蓿、商陆、白蒿、五加，服石者不宜吃。商陆以上药，三月以前苗嫩时采食之，或煮或齑，或炒或腌，悉用土苏咸豉汁加米等色为之，下饭甚良。蔓菁作齑最佳。不断五辛者，春秋嫩韭，四时采薤，甚益。曲虽拥热，甚益气力，但不可多食，致令闷愦，料理有法，节而食之。百沸馎饦、蒸饼及糕、索饼、起面等法在《食经》中。白粳米、白粱、黄粱、青粱米常须贮积，支料一年，炊饭煮粥亦各有法，并在《食经》中。菉豆、紫苏、乌麻亦须宜贮，俱能下气。其余豉酱之徒，食之所要，皆须贮蓄。若肉食者，必不得害物命，但以钱买，犹愈于杀，第一戒慎勿杀。若得肉，必须新鲜，似有气息，则不宜食，烂脏损气，切须慎之戒之，料理法在《食经》中。

【白话解】

身处乡间，尤其应当准备充足。必须知道罪孽福德之事，不可为口腹之欲而杀生。所有能滋补身体的在于药物和蔬菜而已，如处理得法，对人身体非常有好处。枸杞、甘菊、术、牛膝、苜蓿、商陆、白蒿、五加，服石药的人不宜吃。商陆前面的几种药，三月以前发嫩芽时可以采摘食用，或煮或做酱菜，或烹炒或腌制，都用土苏咸豉汁调味拌饭，很下饭。蔓菁做酱菜最好。常吃五辛的人，春秋季节吃嫩韭菜，四季吃薤非常好。酒曲虽然性热，但颇能增益气力，只是不能多吃，会令人烦闷昏乱，要处理得法，有节制地食用。百沸馎饦、蒸饼、糕、面条及发面的方法在《食经》中。白粳米、白粱、黄粱、青粱米常须贮积一年的量,炊饭煮粥也各有做法,都在《食经》中。绿豆、紫苏、乌麻也应当贮存,这些都是能下气的食物。其余像酱、豆豉之类的佐料,是饮食中必要的,都需要储备。如果是吃肉的人,一定不能杀害动物,只可以用钱买,比杀生要好一些,第一戒就是不要杀生。如果得了肉,必须要新鲜的,好像有异味的,则不能吃,会使脏器损伤,气机耗损,一定要谨慎注意,肉的料理法在《食经》中。

【原文】

食后将息法。

平旦点心饭讫,即自以热手摩腹,出门庭行五六十步,消息之。中食后,还以热手摩腹,行一二百步,缓缓行,勿令气急,行讫还床偃卧,四展手足,勿睡,顷之气定,便起正坐,吃五六颗苏煎枣,啜半升以下人参、茯苓、甘草等饮,觉似少热,即吃麦门冬竹叶茅根等饮,量性将理。食饱不得急行,及饥不得大语远唤人,嗔喜卧睡。觉食散后,随其事业,不得劳心劳力。觉肚空即须索食,不得忍饥。必不得食生硬粘滑等物,多致霍乱。秋冬间暖裹腹,腹中微似不安,即服厚朴生姜等饮,如此将息,必无横疾。

【白话解】

饭后调养法。

早晨吃完饭后,就自己用热手揉摩腹部,出门外走五六十步以助消化。中午吃完饭后,又用热手揉摩腹部,走一两百步,缓慢地走,不要令气息急促,走完后躺在床上仰卧,伸开四肢,不要睡,一会儿气息安定下来，便起来正坐，吃五六颗苏煎枣，喝半升以内的人参、茯苓、甘草等药煮成的汤，觉得稍微有点热，就喝麦门冬、竹叶、茅根等煮成的汤，根据自己的情况调理。吃饱时不能快速行走，饥饿时不能大声喊人，发怒大喜或睡卧。自觉食物消化后，可以进行工作，但不得劳心劳力。自觉腹中饥饿时一定要赶快找食物吃，不能忍饥挨饿。一定不能吃生硬黏滑的食物，容易导致肠胃炎。秋冬季节腹部要注意保暖，腹中若稍有不舒服，立即服用厚朴、生姜煮成的汤，这样调理，就没有突发的疾病了。

养性第五

【原文】

鸡鸣时起，就卧中导引。导引讫，栉漱即巾，巾后正坐，量时候寒温，吃点心饭若粥等。若服药者，先饭食，服吃药酒。消息讫，入静，烧香静念。不服气者亦可念诵，洗雪心源，息其烦虑。良久事讫，即出徐徐步庭院间散气，地湿即勿行，但屋下东西步令气散。家事付与儿子，不得关心所营，退居去家百里五十里，但时知平安而已。应缘居所要。并令子弟支料顿送，勿令数数往来愦闹也。一物不得在意营之，平居不得嗔，不得大语大叫大用力，饮酒至醉，并为大忌。四时气候和畅之日，量其时节寒温，出门行三里二里及三百二百步为佳，量力行，但勿令气乏气喘而已。亲故邻里来相访问，携手出游百步，或坐，量力。宜谈笑简约其趣，才得欢适，不可过度耳。人性非合道者，焉能无闷，闷则何以遣之，还须蓄数百卷书，《易》《老》《庄子》等，闷来阅之，殊胜闷坐。衣服但粗缦，可御寒暑而已，第一勤洗浣，以香沾之。身数沐浴，务令洁净，则神安道胜也。浴法具《养生经》中。所将左右供使之人，或得清净弟子，精选小心少过谦谨者，自然事闲，无物相恼，令人气和心平也。凡人不能绝嗔，得无理之人，易生嗔喜，妨人道性。

【白话解】

鸡鸣时分起床，在床上练习导引术。导引做完了之后，梳洗并裹好头巾，然后正坐，根据当时天气的寒温，吃些点心、饭或粥等。如果是服药的人，则先吃饭再喝药酒。休息一会儿后，开始静修，烧香默念。不练呼吸吐纳的人也可以念经，涤荡心胸，除去烦恼忧虑。修炼多时后，就到庭院中缓缓步行散气，如院内地面潮湿就不要散步了，在屋里来回走动一下散气就可以了。家里的事交给儿子，不要再操心经营了，退居到离家五十至一百里的地方，只要常知道家里平安就行了。日常生活必需之品，让儿孙备好一并送过来，不要来往频繁以致喧闹杂乱。不要对一件事情耿耿于怀，平时不要乱发脾气，不要大喊大叫太过用力，或喝得伶仃大醉，都是大忌。四季气候温和的日子，根据天气的寒温，出门行走二里三里及二三百步为佳，量力而行，只是不要搞到乏力气喘罢了。亲戚朋友邻里来拜访，可一起出去走几百步，或坐下来，量力而行。谈笑生趣，开怀惬意就行，不可过度。人的性情难以处处满足，怎能没有烦闷，烦闷时怎样消遣呢？还需要藏书几百卷，如《易经》《老子》《庄子》等，烦闷时读这些书，要比闷坐好得多。衣服只要粗布能够御寒暑就行，最重要的是勤换洗，并用香料熏染。要常常沐浴，使身体洁净，就会心神安宁修道日进了，沐浴之法在《养生经》中。随身侍从，要选用心境清净、小心谨慎、少犯过错、谦卑恭敬的弟子，自然不会生事，也就没有烦恼，令人心平气和了。平常人不能做到一点气都不生，遇到无理的人，容易生气，妨碍人的修行。

69